PHYSICAL THERAPY PHARMACOLOGY

물리치료사를 위한
약 리 학

PHYSICAL THERAPY PHARMACOLOGY

LYNNE EDDY, Ph.D., P.T. 저

박찬의 · 김명철 역

도서출판 대학서림

This edition of ***Physical Therapy Pharmacology, 1e*** by **Lynne Eddy** is published by arrangement with Elsevier Inc.

Original Edition ISBN: 978-0-8151-3076-5
Translated Edition ISBN: 978-89-8016-966-5
Publication Date in Korea: 2012.06.28

Translated by Dae-Hak Publishing Co.
Printed in Korea

역자 머리말

물리치료가 재활분야에 중요한 역할을 감당할 뿐 아니라 보건 의료 분야에 폭넓게 기여하고 있다. 물리치료를 수행함에 있어 여러 전문인들과 통합적 접근(integrated approach)이 요구된다. 이러한 통합적 접근을 효과적으로 실행하기 위해 물리치료사는 의학적 지식은 물론 약리학에 대한 이해가 매우 중요하다. 다른 전문 의료인들과 협진을 위해서는 약리학을 정규과목으로 대학에서 배우고 임상에서도 약리학 연구가 진행되어야 할 것이다.

본 저자는 물리치료를 배우는 학생과 물리치료사에게 약리학의 기초 지식을 제공하기 위해 간략하고 쉽게 약리학을 저술하였다. 역자는 약품명을 구분하여 표기하였는데 성분명은 한글로 그리고 상품명은 영문으로 본문에 기술하였고 index에서는 한글과 영문을 모두 포함하여 약품명을 쉽게 이해하도록 고려하였다. 각 장마다 끝부분에 기술한 물리치료 시 약물 정보를 일차적으로 참고하고 본문의 약 효과와 부작용을 주의 깊게 읽으면 물리치료 시 약물의 영향을 이해하는데 도움이 될 것이다. 초판으로 번역의 미숙함과 실수가 있을 것인데 독자들의 이해와 충고를 기대한다.

끝으로 책의 번역에 도움을 준 을지대학교 보건대학원의 원미희, 강호균, 박선주, 한슬기, 현송이, 박부승 서홍원 님들께 고마움을 전한다.

대학서림의 편집진과 윤진영 회장의 배려에도 감사를 드린다.

PREFACE

이 책은 물리치료를 실시하는 현장에서 환자들에게 주로 사용되는 치료 약물에 관하여 개략적으로 기술하였다. 특히 심혈관계, 신장, 신경계, 호흡계, 내분비계 및 소화계 등에 작용하는 약물에 중점을 두어 설명하였다. 또한 주된 초점으로는 약물 치료의 의학적 근거, 치료 약물의 특별한 효과 및 부작용 등을 다루었다. 이 책은 특히 노인들에게 있어 다중 약물투여(polypharmacy)와 관련된 문제점을 강조하면서 대부분 만성 질환의 약물 치료도 포함하였다. 항생제는 내용에 포함하지 않았는데 중요한 부작용이 있기는 하지만, 주로 급성 질환(10일)에 처방하기에 물리 치료와 긴밀한 연관이 없어서이다. 물리치료 학생을 주된 독자로 생각하고 저술했지만 학부, 대학원에서 수학하는 학생은 물론 임상에서 일하는 치료사에게도 고려하여 저술하였다. 약리학에 대한 배경이 없다는 전제로 이 책을 저술하였으나 생리학이나 병리학에 대한 사전 지식이 필요하다고 여겨진다. 그러나 약리학과 함께 병태생리학을 다루고 있다. 이 책의 목적은 물리치료사가 물리치료를 수행하면서 물리치료에 영향을 주는 약물의 작용에 익숙해지도록 하는 것이다.

저자가 10년 동안 물리치료 학생들에게 약리학을 가르친 배경이 이 책을 쓰게 된 동기이다. 내 생각으로는 동일 계통의 약물 중 중요한 한 약물을 원형prototypical 약물 또는 가장 흔히 사용되는 약물을 선택하여 중요하게 다루는 것이 유익하다고 여겼다. 그리고 다른 약품들은 정보를 주는 차원에서 목록과 용량만을 언급하였다. 왜냐하면 물리치료사는 약물을 처방하지 않기에 구체적인 내용을 설명할 이유가 없다고 보았다. 약물의 성분명과 상품명을 함께 기술하였다. 약물에 따라 상품명이 더 자주 사용되는 경우는 상품명을 주로 사용하였고 반면 다른 약물들은 성분명으로 기술하였다.

Lynne Eddy, Ph.D., P.T.

Contents

Part Ⅳ 운동질환 _ 151

Part Ⅴ 염증·면역 질환 _ 177

Part I

약리학 개요

Introduction to Pharmacology

Chapter

01 일반적 개념

General Concepts

약리학은 약물에 대한 학문이다. 약물은 삶을 유지하는 과정에 영향을 주는 모든 화학 물질을 일컫는다. 약을 사용하는 목적은 질병의 과정을 예방하거나 회복시키기 위함이다. 약물은 세포적 작용을 개시하지는 않지만, 세포의 생화학적 또는 생리학적 기능을 수정(자극하거나 억제)한다. 약물은 체내 물질들의 작용을 모방하거나 또는 체내 물질들의 작용을 방해할 수 있다.

약물의 명칭에는 세단계가 있다. 첫째는 화학명(chemical name)으로 화학적 구조를 정의한다. 이 명칭은 실제 의술에는 거의 통용되지 않는다. 일반명(generic name) 또는 상품명이 없는 약은 USP(미국), KP(한국), JP(일본)에 의해 약물에 붙여진 일반적인 명칭이다. 등록명(proprietary name) 또는 상품명(trade name)은 특정한 제약회사에 의해 약물에 붙여진 명칭이다. 한 회사가 특정한 약에 대해 특허를 받을 때, 오직 그 회사만이 그것의 고유한 상품명으로 약을 시판할 수 있을 것이다. 특허권은 특허승인일로부터 17년 동안이다. 만약 약이 한 곳 이상의 회사에 의해 시판될 경우, 그 약은 한 개 이상의 등록명을 갖게 될지도 모른다. 약물의 조합형은 각각의 혼합물에 대한 별개의 상품명을 가지게 될 것이다.

미국에서는 식약청 FDA(Food and Drug Administration)가 사람의 사용을 위한 약물들의 승인 권한을 가지고 있다. 안정성과 효율성에 대한 임상 전(동물) 그리고 임상(사람)실험 이후에 제약회사는 새 약물에 대한 신청서를 FDA에 보낸다. FDA는 특정 적응증을 위한 약물로 승인한다. 그러나, 의사는 지정된 적응증이 아닌 다른 것을 위해 승인된 약물을 처방할 수 있다. 승인되지 않은 적응증에 대한 약물의 사용은 FDA가 검토할 수 있는 임상적인 자료를 제출한다. 아마도 새로운 적응증은 FDA에 의해 검토 후 승인될 수 있다. 다른 나라도 사람에게 사용하게 되는 약물의 승인은 비슷한 과정을 가지고 있다. 각 나라는 그들 자신만의 지침을 개발해 왔으므로 약물은 한 국가에서 승인될지라도 다른 나라에서는 승인이 안될 수도 있다.

약리학은 약동학(pharmacokinetics)과 약역학(pharmacodynamics)으로 크게 두 가지로 나누어 질 수 있다.

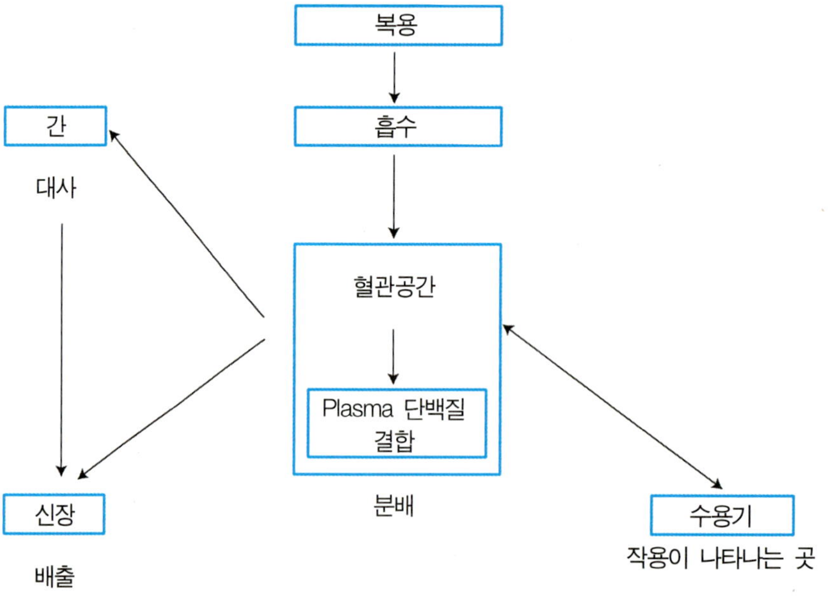

그림 1-1

복용부터 제거까지 기본적인 약동학의 구분에 대한 도식도는 혈액에 의해 효과가 나타나는 곳까지 분배되는 것과, 대사 장소, 그리고 제거 장소까지의 과정을 보여준다.

약동학(PHARMACOKINETICS)

약동학은 약물이 효능을 나타내는 목적지(target site)까지의 이동, 약물의 제거, 그리고 신체로부터의 대사산물을 포함하는 모든 과정을 포함한다. 이 과정들은 약물의 복용장소로부터의 흡수, 신체 내에서 조직까지의 분배, 활성 또는 비활성 산물들에 대한 대사작용, 그리고 약물과 대사산물의 배설, 또는 약물에 대해 신체가 어떻게 작용하는가를 포함한다. 이 과정은 세포막 사이의 능동, 그리고 수동운반, 단백질 결합, 그리고 약물에 대한 효소의 반응들을 포함한다. 약동학에 대한 여러 가지 다른 양상들은 그림 1-1에 그림으로 묘사되어 있다.

흡수(Absorption)

약물은 정맥투여를 제외한 모든 약물 투여경로는 혈류로 유입되고 이 약물은 반드시 지질막(lipid membrane)을 통과한다. 약물의 지질 용해성은 세포막 사이를 이동하는 속도를 증가시킨다. 약물은 몇 가지의 통로 중 어떤 한 가지에 의해 투여될 수 있다.

1. 경구 투여는 가장 일반적이고, 가장 편하며, 일반적으로 가장 경제적인 방법의 약물투여이다. 그러나 어떤 약물들은 경구적으로 투여될 수 없다. 이런 종류에는 장내의 단백질분해효소에 의해 분해되는 단백질과 장내 세균에 의해 대사되거나 또는 흡수되지 않는 복합체를 형성하여 내장계로 흡수되지 않는 화학물질들이다. 경구 투여 이후에 효과적인 약물들은 내장의 상피를 통해 흡수되고 내장관의 혈관으로 들어간다. 그런 다음 간문맥계(hepatic pontal system)를 통해 간으로 직접 이동된다. 만약 약물이 간에 의해 급격하게 대사되면 실질적으로 체순환으로 들어가는 것은 매우 적을 것이다. 이것을 일컬어, "first pass effect"라고 한다. 그러므로 만약 약물이 잘 흡수된다 하더라도, 그것의 혈장농도는 이 first-

pass효과에 의해 줄어들 수 있다. First-pass효과를 비켜가기 위하여 약물들이 체순환계로 들어가는 것을 허용하되, 간에서의 first-pass분해를 피하는 다른 경로로 투여 될 수 있다. First-pass 대사작용을 막는 투여경로의 예로는 정맥, 근육, 그리고 설하 투여가 있다. 또한, 화학적 구조의 변화들은 간에서의 대사작용을 바꿀 수 있지만 약물의 작용에는 효과가 없다.

빈번히, 화학자들은 first-pass 대사작용을 줄이기 위하여 약물의 화학구조를 바꿀 수 있다. 이것은 더 많은 약물이 체순환계에 도달하도록 하기 위함이다. 일정시간 후의 분해(timed release) 또는 천천히 분해되는(sustaine release) 제제는 투여된 약물이 천천히 일정하게 분해되도록 되어 있어서 8시간까지 또는 그 이상의 지속적인 약물의 흡수를 허용하도록 한다. 이는 환자가 밤중에 또 다른 복용을 위해 깨는 일이 없이 약물의 충분한 혈중농도를 밤새도록 유지시켜준다. 그러나 변동이 심한 분해는 약물의 불규칙한 분해를 초래할 수도 있다. 일정한 치료적 혈중 농도를 유지하기가 어려울 수도 있다. **장용정**(enteric coated tablet)은 바깥의 막이 산에 저항할 수 있도록 되어있지만, 장내의 알칼리성 pH에는 쉽게 분해된다. 이것은 위를 자극하지만 내장관에서 흡수가 되는 약물에서는 이점이 될 수도 있다. 이런 제제는 또한 위의 산성환경에서 분해되어버리지만 소장에서 흡수될 수 있는 약물들을 보호하는데 쓰여질 수 있다.

2. 정맥주사(intravenous injection)는 가장 빠른 작용을 제공한다. 그러나 약물은 반드시 수용액이어야 한다. 이 방법은 자가 투여하기가 어렵다. 근육 내 또는 경피 주사경로는 정맥주사보다 더 이용하기가 용이하고 약물이 꼭 수용성 용액일 필요도 없다. 제제는 근육이나 경피 주사 부위로부터의 흡수가 지속적(예로, 기름에서의 정착)이어야 한다.

3. 설하 경로(sublingual route)는 꽤 빠른 흡수와 약효 시작의 이점을 제공한다. 정맥을 통한 경로 때문에 혀 밑으로 투여된 약물은 간을 우회

하여 first-pass 대사작용을 피한다. 이 경로는 구강의 점막을 통해 흡수될 수 있는 약물들에 적합하다.

4. 국소 투여(topical administration)는 피부나 점막 같은 국소적인 상피부위의 치료에 적합하다. 일반적으로 국소투여는 약물의 전신작용을 피한다. 그러나 가끔 약물은 피부를 통해 흡수가 되고 전신 작용을 일으킨다. 특정한 표피부위 안구질환은 국소적인 접근에 의해 치료될 수 있다. 호흡기 질환을 치료하는데 사용되는 약물의 구강흡입은 국소투여의 한 방법이다. 이 방법으로 투여되는 약물은 기도에 직접적인 접근성이 있고, 전신 흡수가 거의 없으며 부작용도 거의 없다.

경피적인 접근은 전신질환 치료를 위해 피부를 통하여 흡수되는 특정 약물에 사용되는 국소 경로이다. 부착성 피부패치는 약물이 스며들어 있고, 투여량은 패치의 크기에 비례한다.

분배(Distribution)

서로 다른 조직에 대한 약물의 분배는 혈류에 의존한다. 심장, 간, 신장, 그리고 뇌는 근육, 내장, 피부 그리고 지방조직보다 더 많은 혈류를 공급받는다. 그러나 이런 혈류를 통한 분배에도 불구하고 모든 약물이 중추신경계로 들어가는 것은 아니다. 중추신경계의 세포 외 공간이나 뇌척수액으로의 약물의 접근은 모세혈관의 상피세포들 사이의 치밀한 연결에 의해 제한된다. 이런 구조적인 특징은 "**뇌-혈관장벽**(blood-brain barrier)"이라고 알려져 있다. 지질 용해성의 약물들은 이 벽을 더 쉽게 뚫을 수 있다. 흡수된 약물은 신체를 거쳐 **분포 용적**(volume of distribution; vd)으로 분배된다. 분포용적은 혈액의 양과 같은 특정한 체액이나 체적이 아니다. 혈장 단백질 결합이나 조직 결합과 같은 요소들이 혈장의 수분, 세포 외 수분, 세포 내 수분, 그리고 신체 전체 수분 사이에서 약의 분배를 지배한다. 또한 물과 지방 사이에서의 약의 분할(약의 물/지질 용해성에 의존), 그리고 혈액순환 중 재분배 효과가 약물에 대한 분포 용적을 변화시킨다. **생물학적 이용가능성**(bio availiablility)이란 효과를 나타내는 표적에 도달할 수 있는 약물의 양을 일컫는다. 이것은 위장관의 흡수, 혈장 단백질 결합, 지방세포의 저장, 다른 산출물들의 생채 내 변화, 그리고 배설에 영향을 받는다.

혈장 단백질에 대한 약물의 결합은 약물을 혈관 내 공간 안에 남겨 놓게 한다. 이런 결합은 약물이 혈관계 밖에서의 작용을 막고, 또한 혈관 외에서의 대사와 분비를 막는다. 약물에 의한 혈장 단백질 결합은 되돌릴 수 있는 과정이고 약물의 농도와 약물과 결합부위의 친화력에 의존한다. 농도의 의존은 **질량 작용의 법칙**(Law of Mass Action)을 따른다. 약물의 증가된 농도는 증가된 약물-혈장 단백 결합체를 야기한다. 반대로 낮은 약물 농도는 저하된 약물-혈장 단백 결합체를 야기한다. 친화력, 또는 결합의 단단함은 주어진 농도에서 결합하지 않은 약물에 대한 결합의 비율을 결정한다. "자유로운" 또는 결합되지 않은 약물은 단지 그것의 수용체와 상호작용을 할 형태이거나 또는 대사된 상태이다. 단백질과 중합된 약물은 활성적이지 않고 필수적으로 쉽게 이용 될 수 있는 저장상태로 되어있다. 그러므로 혈장 단백질에 결합되어지지 않은 약물들은 일반적으로 빠른 효과의 시작을 가지고 있고, 혈장 단백질과 무겁게 결합하고 있는 약물들 보다는 짧은 작용기간을 가진다.

혈장 단백질 결합 부위에 대한 약물들 간의 경쟁이 있을 수 있다. 이런 경쟁과 결합 부위로부터의 이차적인 이탈은 혈장 단백질에서부터 전위된 자유로운 약물의 농도를 증가시키고 독성작용을 일으킬 수도 있게 된다. 혈장 단백질의 결합 부위에 대한 약물의 경쟁은 한 가지 이상의 약이 투여될 때 많은 독성 반응에 대한 원인인 것이다. 이것이 꼭 약을 함께 투여하지 말라는 의미는 아니며 투여량이나 시간은 독성을 막기 위해 바뀌어져야 한다. 지질 용해성 약물은 약물의 저장소로서의 역할을 하는 지방세포에 저장되어 있을 것이다. 이것은 낮은 혈장 농도를 야기할 수 있지만 오래 지속되는 작용을 볼 수 있다. 지방 조직에의 저장은 비만에서는 지방세포의 절대적인 증가와, 노인층의 마른 체중에서 체중은 그대로 남아있는 반면에 체지방의 비율이 증가하는 것은 우려되는 사항이다.

대사와 배출(Metabolism and Elimination)

약물에 대한 '생체 내 변화(biotransformation)'라고 불리는 효소적 변화는 더 활성적인 대사산물의 형성, 덜 활성적이거나 비활성적인 대사산물, 또는 독성의 대사산물을 야기할 수 있다. 간에서의 미립체 효소계(microsomal enzyme system)는 많은 약물의 생체 내 변화에 역할을 한다. 대부분의 미립체 효소 작용은 약을 더욱 수용성 형태의 최종산출물로 분해시켜 신장으로부터 분비될 수 있게 한다. 흡입성 마취제제와 같은 휘발성 기체들은 폐를 통해서 신체로부터 대부분 배출된다. 어떤 약물들은 담즙과 함께 장관을 통해서 분비되고 재흡수 되거나 대변과 함께 배출된다. 장관으로부터 약물이 재흡수 될 때 약물은 그것의 효과를 내도록 두 번째 기회가 주어지며, 이것을 간내 순환(enterhepatic circulation)을 지난다고 일컫는다. 몇몇의 수용성 약물들은 신장에 의해 여과되어 온전한 약물로 분비된다.

약물의 **배설 반감기**(elimination half-life)란 약물의 농도가 그것의 원래 양의 절반으로 떨어지는 시간을 말한다. 이것은 혈장 단백질 결합, 간 대사, 그리고 신장 분비에 의존한다. 규칙적인 간격으로 약물이 반복적인 양으로 투여될 때 혈중농도는 평행상태가 될 때까지 증가한다. 평행 상태에서는 투여되는 약물의 양과 배설되는 양이 동일하다. 이 평형상태를 꾸준한 상태 또는 정체단계라고 얘기한다. 약물의 반감기와 가깝게 주기적으로 투여된 약이 정체기에 도달하기 위해선 대략 4회에서 5회의 투여가 필요하다. 만약 짧은 시간에 정체기에 도달하는 것을 원한다면 처음에 더 높은 농도로 투여해야 한다. 이것을 일컬어 **추가 복용**(loading dose)이라고 한다. 일정한 정체단계는 만성적인 약물치료에 중요하다. 일정한 정체 단계에서 약물의 혈장농도는 평균 혈장 농도 수치에서 오르락내리락 한다. 즉, 약물의 복용 이후의 최고 혈장 단계에서부터 다음 약물을 투여하기 바로 직전의 최소 혈장 단계이다. 이런 최대와 최소 단계("정점과 저점")는 **치료 범위**(therapeutic range) 내에 있어야 한다. 만약 약물농도의 이런 정점과 저점이 치료 범위 밖에 있다면, 불충분한 반응과 독성반응이 교대로 나타날 것이다. 이는 짧은 반감기를 가지고 있는 약물에서는 더 큰 문제가 된다.

어떤 약물들은 혈장 농도에서 나타나는 것보다 더 긴 작용기간을 가지고 있다. 이는 약물이 존재하지 않아도 계속되는 작용을 일으키는 약물과 그것의 수용체의 상호작용을 통한 결과이다. 이런 경우, 혈장 농도보다 **생물학적 반감기**(biologic half-life)가 더욱 중요하다. 생물학적 반감기는 혈장의 농도보다는 약물이 반응하는 시간을 말한다.

약역학(PHARMACODYNAMICS)

약역학은 약의 활성화 된 형태가 약물 작용 부위와의 상호작용과 생물학적 효과에 이르는 과정의 처음 시작을 포함한다. 이 영역에서의 약리학은 약물의 생화학적, 그리고 생리학적 효과와 그것의 작용기전, 또는 어떻게 약이 신체에 대해 작용하는가에 대한 것을 다룬다. 이것은 세포막 특성의 변화, 효소와 수용체간의 상호작용, 그리고 순차적인 세포의 반응들을 수반한다.

약물의 작용부위는 약물이 그 효과를 나타내는 곳이다. 이것은 특정한 기관일 수도 있고, 또는 약물이 더욱 전반적인 전신효과를 일으킬 수도 있다. 신체 내에서 약물이 작용하기 위해서는 대부분의 약물이 반드시 **수용체**(receptor)에 결합하여야 한다. 수용체란 약물을 "인식하는" 특정한 고분자(예로 단백질)이다. 수용체는 세포막이나 세포 안쪽에 있을 수 있다. 특정한 수용체에 대한 약물의 결합은 활성화된 복합체를 형성하고, 그 후 세포적 작용을 일으킨다. 만약 수용체가 세포막 바깥에 있으면, 활성화된 복합체 형성은 세포 안에서의 작용을 일으키는 신호를 세포막을 통해서 보낸다. 이런 작용은 세포막을 통과할 수 없으나 세포간의 작용을 일으키는 약물의 기전이다. 세포의 반응은 "이차적 전달자(second messenger)"라고 불리는 작은 분자량의 물질들에 의해 빈번히 중재된다. 이차적 전달자는 세포 특유의 형태는 아닐지라도 특정한 약물-수용체 복합체에 대한 반응으로만 합성된다. 많은 서로 다른 세포들에서 순환하는 AMP (adenocine 3':5'=cyclic phosphate)가 이차적 전달자이다. 그러나 특정한 세포에서의 이차적 전달자의 형성은 약물이 그것의 특정한 수용체와 상호작용 할 때만 나타난다.

일반적으로, 약물은 가역적인 기전에 의해 그것의 수용체와 결합한다. 얼마나 많은 약물이 수용체에 결합하느냐는 수용체에 대한 약물의 **친화력**(affinity)과 약물의 농도에 의존한다. 농도 의존은 **질량 작용의 법칙**을 따른다. 약물 농도의 증가는 약물-수용체 복합체 형성의 증가를 일으킨다. 반대로, 약물 농도의 저하는 약물-수용체 복합체의 감소를 초래한다. 약물-수용체 상호작용과정은 혈장 단백질에 대한 약물의 결합과 유사하다. 하지만 후자의 경우 작용이 일어나지는 않는다. 또한, 수용체는 혈장 단백질 결합부위보다 더욱 특정한 약물에 대해 특이하게 반응한다.

수용체와 결합하고 작용을 일으키는 약물을 일컬어 **작용제**(agonist)이라고 한다. 수용체에 결합하지만 작용을 일으키지 않는, 그러나 결합으로부터 수용체까지 내인성이나 외인성인 다른 물질들을 차단하는 것을 **길**

항제(antagonist) 또는 차단제라고 한다.

어떤 약물들은 수용체에 결합하고 다른 작용제 보다는 적은 효과를 내며 작용제의 결합을 막을 수도 있다. 이런 종류를 일컬어 '**부분적 작용제**(partial agonist)'라고 한다. 부분적 작용제는 작용제와 길항제 두 가지의 특성을 가지고 있다.

약물의 **작용기전**(mechanism of action)은 세포수준에서 얼마나 약물이 그것의 효과를 나타내느냐에 있다. 약물은 이온의 투과성이나 수송 체계를 변화시키는 세포막의 특정을 바꾸고 효소의 활성을 변화시키며, 또한 산출물의 합성을 바꾸기도 하는데 이 모든 과정이 세포적인 과정들에서 중요하다.

약물에 대한 반응은 약물의 투여량에 의존한다. 복용량이 많을수록 최대 또는 천정 효과까지의 더 높은 반응을 나타낸다. 복용량-반응 곡선은 비슷하게 작용하는 약물들의 **효능들**(potencies)을 비교하는데 사용한다. 이것은 만약 효과적인 복용량을 위해 한 번에 여러 약물의 복용을 요구하는 경우를 제외하고는 임상적으로 중요하지 않다. 약물의 **효율성**(efficacy)은 약에 대한 최대의 작용이다. 이것이 임상적으로 중요하다.

복용량-반응 곡선은 약물의 농도가 증가하는 것에 대한 반응을 기록한다. 같은 유형의 작용을 가지고 있는 두 개의 약물에 대한 반응을 그리는 것은 효능의 비교를 보여준다. 그림 1-2의 예에서, 두 약물은 같은 효과를 가지고 있다. 즉, 같은 최대 또는 천정 효과를 가지고 있다. 그러나 주어진 수준의 반응을 나타내기 위해 약물 B 보다 약물 A가 더 적은 양을 필요로 하기에 약물 A가 약물 B보다 더 효과적이다.

시간-농도 곡선은 약물의 한번 복용으로부터 얻어낸 혈중 농도를 보여준다(그림 1-3). 약동학의 모든 양상은 이 곡선의 모양을 바꿀 수 있다. 흡수의 절대적인 저하는 정점 농도를 줄일 수 있다. 혈장 단백질의 결합으로부터의 이탈은 정점 농도를 높일 수 있지만 작용기간을 짧게 만

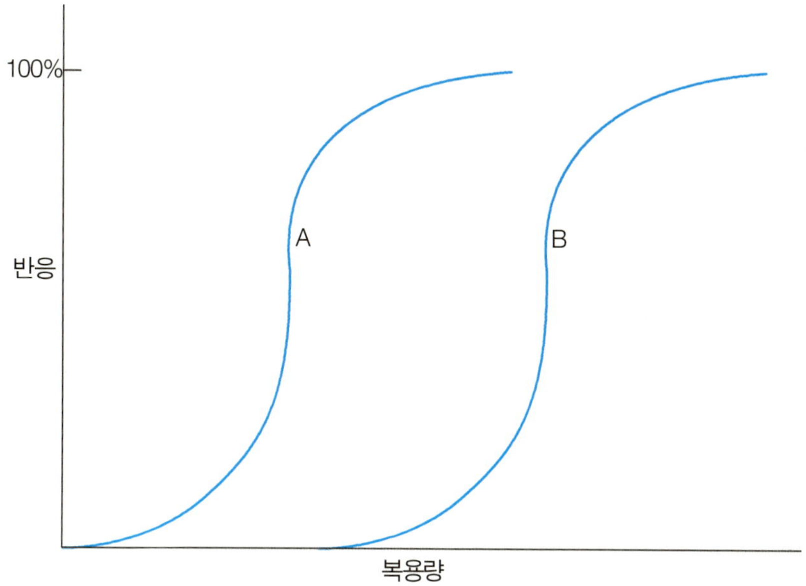

그림 1-2 같은 유형의 반응을 나타내는 두 가지 약물의 가상적인 복용량-반응 곡선. (dose-response curve)

비록 두 약물은 같은 효능을 가지고 있지만 약물 A가 약물 B보다 더 강력하다.

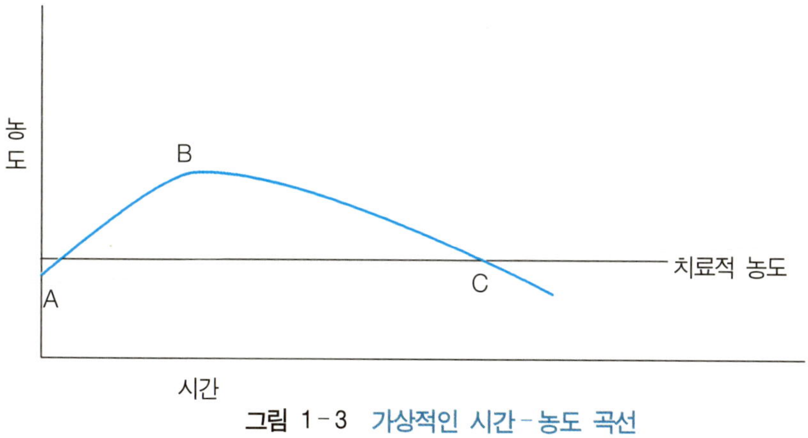

그림 1-3 가상적인 시간-농도 곡선

곡선아래의 영역(AUC)은 치료적 농도 이상에서의 약물 농도의 총 시간이다. A점은 작용의 시작으로 약물의 농도가 치료적 농도로 올라갈 때이다. B점은 정점 농도이다. C점에서 약물의 농도는 치료적 농도 아래로 떨어지고 작용을 나타내기에 불충분한 약물농도이다. A점과 C점 사이는 작용기간이다. (AUC: area under the curve)

든다. 대사나 분비의 증가는 곡선 아래의 영역(AUC)을 감소시킬 수 있다. 반대로, 대사나 분비의 감소는 곡선의 아래 영역을 증가시킬 수 있다. 약물이 치료적인 농도 위에 남아있는 시간이 작용기간이다.

평균 유효량, ED_{50}은 약을 복용한 사람의 50%에서 특정한 반응을 나타내는 투여량이다. 이는 비슷하게 작용하는 약물의 효과를 비교할 때 쓰인다. 평균 치사량, LD_{50}는 약을 복용한 사람의 50%에서 나타나는 치명적인 투여량(역주; 반수치사량)이다. 치료 지수는 ED_{50}과 LD_{50}의 비율이고 약물의 안전에 대한 경계선을 반영한다. 그러므로 독성 작용은 치료적 투여량 가까이에서 보여질 수 있다.

약물은 오직 한 가지 작용만을 나타내지는 않는다. 약물의 의도된 의학적 효과를 **치료적 효과**(therapeutic effect)로 정의 한다. 약물의 **부작용**(side effect)은 의도된 약물의 효과가 아니고, 일반적으로 해롭지는 않으나, 특정 환자에게는 불편하게 느껴질 수 있다. **독성 효과**(toxic effect)란 용어는 일반적으로 해로운 효과를 가지는 약물들에 적용된다. 이것은 치료적 효과나 부작용의 연장선, 또는 완전히 관련이 없을 수도 있다. **역효과**(adverse effect)란 용어는 부작용과 독성효과 둘 다를 포함할 때 빈번히 사용된다. **발암물질**(carcinogen)은 암을 일으키는 물질이다. **기형발생물질**(teratogen)은 수정되지 않은 난자나 정자, 또는 성장하고 있는 배아에서 신체적인 결함을 일으킨다. 많은 약물들이 태반을 통과할 수 있으며 임신 단계에 의존하여 정상적인 태아 발달을 방해할 수 있다. 일반적으로, 첫 3개월째는 태아의 기관계 첫 발달에 가장 중요한 시기이다. 그러나 많은 여성들이 이런 이른 발달단계 동안 그들이 임신 중이라는 것을 모르고 자신들도 모르게 기형발달 약물에 노출되고 있는지 모른다.

특정한 생물학적 요소들이 어떻게 사람이 약물에 반응을 하는지에 영향을 미친다. 비록 두 사람이 같을 수는 없지만 약동학이나 약역학에 관련하여 개개인의 차이가 거의 없거나 결과가 없을 수 있다. 그러나, 다음의 요소들은 약물의 대사, 작용, 그리고 복용량이나 약물의 교체를 필요로 하는 다른 반응들에 충분한 영향을 가질 수 있다.

1. 연령. 어린이와 노약자는 일반적으로 약물의 작용에 민감하다. 이는 대사하는 효소들, 지방/비지방 비율 그리고 약의 분배 또는 약물과 부산물의 비율 속도와 관련이 있다. 생리학적으로 노화와 관계된 변화들은 노인층에서 보여지는 약물반응의 변화의 원인이 된다. 약동학에서 노화와 관련된 변화들은 노인층에서 가장 일반적으로 보여진다. 뇌를 제외하고 조직에서의 관류는 노화와 함께 감소한다. 즉, 뇌로 가는 심박출량의 비율은 실제로 노화와 함께 증가될 수도 있다. 이는 부분적으로 중추신경계에 작용하는 약물에 대한 노인층의 더욱 큰 민감성으로 설명 될 수 있다. 또한 간도 어느 정도의 노화와 관련된 변화들을 보여주는데, 전체 질량의 감소, 감소된 효소 활성화, 그리고 감소된 간의 혈류가 그 예이다. 신장의 혈류 저하, 사구체 여과율 감소, 그리고 세뇨관 분비 감소로 인한 신장의 기능의 저하 또한 보여진다. 이런 모든 요소들이 약동학에 영향을 끼칠 수 있다. 노인층에 관련된 다른 문제들에는 약물의 상호작용의 가능성과 부작용의 발생을 증가시켜 여러 가지의 약물(다중 약물요법; polypharmacy)들의 치료를 필요로 하는 상태의 질병 발생을 포함한다.

신생아들, 특히 미숙아로 태어난 신생아들은 간의 미립체 효소계의 낮은 활동성을 가지고 있다. 또한 뇌-혈관장벽은 저조하게 발달되어 있고 분비 기전은 성숙하지 못하다. 이런 모든 요소들은 독성의 발생을 증가시킨다. 소아는 대사 속도의 일반적인 증가와 관련하여 약물 대사의 증가를 가지고 있다. 청소년기에는 성인에서 보여지는 감소된 대사 속도에 접근한다. 이런 원리는 간의 미립체 효소계에 의해 대사되는 모든 약물들에 적용된다. 이런 이유로 대부분의 연구 중에 있는 약물 실험은 현재 젊은 성인 남성에서만 시행되고 있다. 유아, 소아, 장년, 또는 어떤 연령의 여성에 대한 효과적인 투여량, 독성, 그리고 다른 요소들은 알려진 바가 드물다. 그러나 표적 실험인구에 대한 약물 실험의 중요성은 그것에 대한 동의를 얻는 것이고 우리는 현재 이런 연구 중에 있는 실험군에서 약물 실험을 보고 있다.

2. 성별. 여성은 남성보다 일반적으로 낮은 체중을 가지고 있고 높은 지방/비지방 비율을 가지고 있다. 성호르몬 또한 약물의 대사와 작용에 영향을 끼친다. 월경기 동안 여성의 변동이 심한 호르몬 주기는 약물에 대한 다양한 효과를 가질지 모른다. 반복해서, 대부분의 연구 중에 있는 약물실험이 여성에게는 시행되지 않으므로 이런 영향들에 대해 알려진 바가 거의 없다.

3. 체중. 체중은 약물의 분배량에 영향을 미친다. 이런 이유로, 소아에 있어 약물의 투여량은 빈번히 체중의 킬로그램 당으로 주어진다. 또한, 지방조직은 지용성 약물들을 저장한다. 이것은 비만에서 특성 약물들의 효과가 줄어드는 것을 설명한다.

4. 유전적 변화. 약물의 효소 대사작용에 대한 유전적인 변화가 있을 수 있다. 어떤 사람들은 특정 약물들에 알러지 반응 보인다. 어떤 사람들은 일반적인 투여량에 낮은 반응을 보이는 점에서 낮은 반응자이다. 다른 사람들은 일반적인 투여량이 과장된 반응을 보일 때 과잉반응자라 여겨진다.

5. 내성. **내성**(tolerance)은 반복된 치료에서 같은 복용량이 낮은 반응을 보일 때, 또는 같은 반응을 유지하기 위해 복용량의 증가가 필요할 때를 말한다. 이는 약물에 대한 변화된 대사나 약물에 대한 생물학적 반응의 변화로부터 기인할 수 있다. 한 특정한 약물에 대한 내성이 비슷한 작용을 보이는 다른 약물로 전이 될 수 있다는 점에서 교차 내성이 보일 수도 있다. 이는 특히 기분을 우울하게 만들거나 안정효과가 있는 약물들에게서 보여진다. **속성내성**(tachyphylaxis)은 단지 몇 번의 복용 이후에 급격히 발달하는 내성이다.

6. 근원적인 질병의 존재. 간과 신장의 질병들은 약물의 대사와 분비에

영향을 미칠 것이다. 어떤 약물들은 약물의 프로드러그(역주; pro-drug 체내에서 효소 따위 화학물질에 의해 약제로 바뀌는 비활성물질)로 복용될 것이다. 약물의 프로드러그 그 자체는 비활성이지만 간에서 대사된 이후에 활달한 대사산물이 형성된다. 약물 프로드러그는 간에 질병이 있는 경우 저하된 활성을 보일 수도 있다. 반대로, 간에 의해 비활성된 약물은 간에 질병이 있을 경우 증가된 활성을 보일 수도 있다. 신장에 의해 분비된 약물들은 저하된 신장 기능에 의해 영향을 받을 것이다. 약물 대사에 대한 지식은 간이나 신장의 기능장애가 있는 사람에게 약을 처방할 때 중요하다. 빈번히, 하나의 약물 군 안에서 다르게 대사되는 약물들이 있다. 그러므로, 한 가지 약물은 간의 기능 부전이 있는 사람에게 처방될 수 있고, 다른 약물은 신장에 질병이 있는 사람에게 더 적합할 수 있다.

7. 위약효과. **위약 효과**(placebo effect)는 약물의 작용과는 관련 없는 의학적 상태의 향상을 일컫는다. 많은 연구에서 30 %의 위약효과가 보여진다. 이것은 실험 인구의 30 %가 비활성 물질로 치료를 받았을 때 의학적 향상을 보인다는 의미이다. 약물에 대한 반응은 사람의 정서적인 상태에 의해 영향을 받을 수 있다. 치료에 관련해 건강분야 전문가와의 상호작용은 환자의 의학적 상태를 증가시키기 충분할 정도로 환자의 정서적 상태를 향상시킬 것이다. 우리는 비록 현재 감정의 영향이나 건강에 대한 정신의 힘에 대해 명확히 이해할 수는 없지만, 사람의 정서적인 상태가 신체적 상태에 영향을 끼친다는 것을 알고 있다.

8. 순응도. 치료적인 처방에 대한 **순응도**(compliance)는 약을 처방하는 의사, 환자 그리고 환자를 돌보는 모든 사람들과의 협력을 필요로 한다. 의사소통과 약물의 작용에 대한 이해 또는 그것의 사용 이유, 식이요법과 필요한 생활방식의 제한들, 부작용들에 대한 명시, 그리고 처방전이 필요 없는 약물들에 대한 사용의 제한 등이 순응도에 요구된다. 순응도를 지키지 않는 것은 모든 관련된 당사자들 사이에서의 의사소통과 이해의 문제

로부터 올 수 있다. 환자에게 있어 견딜 수 없는 부작용의 존재는 약물복용의 순응도에 영향을 미칠 수 있다. 만약 환자가 약물을 복용하지 않는 것보다 복용하는 것을 더 언짢아한다면, 분명히 약물 복용에 대한 순응도는 그 이후에 줄어들어야 한다. 이럴 때는 빈번히 대체 약물을 사용함으로써 구제될 수 있다. 여러 가지 약물의 사용과 복잡한 또는 치료적 처방의 변화는 환자의 약물복용 순응도를 감소시키는 경향이 있다. 건강한 환자들과는 다르게 복잡한 처방은 생활방식을 방해하고 약물복용 순응도를 감소시킬 수 있다. 환자의 저하된 정신능력은 어떠한 복용일정이라도 영향을 미칠 수 있다.

약의 상호작용(Drug interactions)

함께 복용하거나 또는 가까운 시간에 복용된 두 종류의 약물은 한 개 또는 그 이상의 약물의 의도된 효과를 증가시키거나 다른 작용을 일으키는데 상호작용할 수 있다. 때때로, 상호작용들은 두 가지 약을 동시에 복용하는 것을 불가능하게 한다. 더 빈번히, 동시 사용을 위해 투여량이나 복용시간의 조정이 필요하다. 약의 상호작용은 두 약물간의 직접적인 상호작용, 다른 약물로부터의 이동 또는 수용체에서의 상호작용을 동반하는 혈장 단백질 결합 부위 차지를 위한 두 약물 사이의 경쟁에 의해 일어날 수 있다. 또는 생리학적 반응의 상호작용 때문에 약물의 상호작용이 일어날 수도 있다. **추가반응**(additive), 또는 중합은 같은 과정에서 두 개의 약물의 조합된 작용이 두 가지 각각의 약물에 대한 합과 같을 때 나타난다. 이것은 같은 생리학적 작용을 가지는 두 개의 약물을 낮은 투여량으로 처방함으로써 이득을 보는데 사용할 수 있다. 줄어든 투여량으로 인한 줄어든 독성도 있다. **시너지효과**(synergistic effect)는 조합된 효과가 개개의 약물의 효과를 합산한 것보다 더 클 때 보여진다. **길항효과**(antagonistic effect)는 하나의 약물의 효과가 다른 약물의 효과에 대해 반대작용을 할 때이다. 이것은 수용체에 대한 경쟁이나 반대의 생리학적 효과의 결과이다. 한 가지 이상의 의사처방 약을 복용하는 환자들에 있어 세심한 약물 복용 내역은 특별히 중요하다. 처방전 없이 살 수 있는 약물들에 대한 사용은 이 내역에 반드시 포함되어야 하는데 이는 많은 처방전이 필요없는 약물들이 약물의 상호작용에 수반될 수 있기 때문이다.

학습 목표(LEARNING OBJECTIVES)

1. 흡수, 분배, 대사, 그리고 분비를 포함하는 약동학과 관련된 다른 과정들을 이해한다.
2. 약물-수용체 상호작용을 포함하는 약역학을 설명한다. 수용체 부위와 작용기전과 관련된 개념들을 이해한다.
3. 효능과 효과의 차이를 설명한다.
4. 약물의 상호작용에 대한 여러 가지 기전을 설명한다.
5. 변화되는 약동학과 관련하여 노화의 생리학적 결과들을 설명한다.

참고문헌(ADDITIONAL READINGS)

1. Gilman AG, Rall TW, Nies AS, et al (eds): *The pharmacological Basis of Therapeutics*, ed 8. New York, Pergamon Press, 1990.
2. *Physicians' Desk Reference*, ed 45. Oradell, NJ, Medical Economics Co, 1991.
3. Pratt WB, Taylor P (eds): *Principles of Drug Action: The Basis of Pharmacology*, ed 3. New York, Churchill Livingston, 1990.

Chapter 02

자율신경계

Autonomic Nervous System

자율신경계는 심근(cardiac muscle)과 위장관, 방광, 혈관과 같은 속 빈 장기(hollow organ)와 침샘, 땀샘, 기관, 기관지, 위장관의 분비선과 같은 외분비선(exocrine glands) 주위의 평활근을 지배하는 뇌신경과 척수 운동신경의 가지로 구성된다. 이 내장운동계는 말초신경계의 부분이긴 하지만, 의식적인 조절이 아니라 자율적으로 숨뇌와 시상하부로부터 조절되어진다.

자율신경계는 약리학에서 특별한 중요성을 가진다. 그 이유는 많은 약들이 아드레날린의 작용성과 콜린의 효능성에 대해서 자율 신경 수용체와 상호작용을 하기 때문이다. 이 상호작용은 자극기(주동근) 또는 제어기(길항근) 유형일 것이다. 더욱이 자율신경계의 2개의 전달물질인 아세틸콜린(acetylcholine)과 노르에피네프린(norepinephine)은 중추신경계 전달물질이다. 약물들은 말초의 자율 신경 수용체와 상호 작용하는데 만약 약물이 혈액뇌장벽(blood brain barrier)과 교차할 수 있다면, 이것들은 중추의 자율 신경 수용체(central receptor)와도 상호작용할 것이다.

부교감 신경계(PARASYMPATHETIC NERVOUS SYSTEM)

부교감 신경계, 또는 자율신경계의 머리엉치 분지(cranio sacral divison)는 뇌신경 3, 7, 9, 10의 운동 섬유와 엉치 신경 S2 ~ S4를 포함한다. 이 분지는 몸의 기본적인 대사 기능 예컨대 소화, 배설, 체온 조절과 방광 수축을 조절한다. 단지 특수 신경들이 동시에 자극되어지는 것이다. 이것은 별개로 체간 기능의 조절을 준다. 부교감 신경계의 다양한 작용은 표 2-1에 표시되어 있다. 해부학적으로 부교감 신경계는 짧은 신경절 이후 신경과 함께 신경절에서 연접하는 척수로부터 유출된 긴 신경절 이전 신경을 가진다. 신경절은 지배 기관 안에 또는 가까이에 위치되어 있다. 신경절 이전 신경 섬유는 신경절에서 그들의 신경전달물질로서 아세틸콜린을 방출한다. 짧은 신경절 이후 신경은 효과기로 이동하고 신경전달물질로서 아세틸콜린을 방출한다. 아세틸콜린을 방출하는 신경은 콜린성 신경과 연관되어진다.

표 2-1 목표 기관(target organs)에서의 부교감 신경계의 작용

기관	활성
심장	심박률 저하
위장관	수축의 크기, 연동, 근긴장 증가, 분비선 활성의 증가; 구역질, 트림, 오심, 장경련, 설사 등이 증가할 것이다.
분비선	외분비 땀샘과 소화, 타액, 기관, 기관지, 눈물의 활성증가.
요관	요관 연동의 증가, 방광배뇨근의 수축, 최대 수의적 배뇨압력 증가, 방광 용량을 감소시킴.
눈	축동(동공 수축) 및 조절

부교감 신경 흥분성 제제(Parasympathetic agents)

아세틸콜린은 빠른 분해와 확산 작용 때문에 직접 약으로 사용 할 수 없다. 아세틸콜린 작용의 세 부위가 있다. (1) 자율 신경절 (2) 부교감 신경계 효과기 부위에서; 그리고 (3) 신경근 접합부이다. 아세틸콜린은 세 부위 모두에서 활동하지만 수용기 형태는 다르다. 수용기 형태는 신경절후 접합부에서 무스카린성(muscarinic)과, 신경절에서 니코틴성 I (nicotinic)과, 그리고 신경근 접합부에서 니코틴성 II와 관련 되어있다. 다른 약물들과 함께 수용기들은 각각 다르게 활성화 되어질 수 있다. 무스카린성 수용기에서 활성화되는 물질들은 표 2-2에 서술되어져 있다. 신경절성 차단제(니코틴성 I)는 아래에서 그리고 중증 근무력증(니코틴성 II)의 서술은 17장에서, 콜린성 수용기들의 효과를 가진 약들은 이번 장 뒤에 서술되어 질 것이다.

표 2-2 부교감 신경계에 작용하는 약물

무스카린성 제제(Muscarinic agents)
- 베타네콜(Urecholine)

항무스카린성 제제
- 호흡기분비물감소
  - 아드로핀(Atropine)
  - 스코폴라민(Scopolamine)
- 기관확장
  - 이푸라트로피움 부로마이드(Atrovent)
- 항파킨손니즘
  - 트리핵시페니딜(Artane)
  - 벤즈트로핀메실레이트(Cogentin)
  - 에토프로파진(Parsidol)
  - 올페나드린(Norflex)

무스카린성 제제(*Muscarinic agents*)

베타네콜(bethanechol; Urecholine)은 무스카린성 약의 예이다. 배뇨근 수축과 요관 연동을 증가시키는 것에 따라 위장관과 비뇨기를 선택적으로 활성화시킨다. 또한 위장관에서 연동과 분비선 모두를 증가시킨다. 이 제제는 수술 후 처리와 분만 후 요폐(retention), 위무력증(gastric atony; 근긴장의 부족, 또는 이완) 그리고 복부 팽만(listention)에 유용하다. 이 약제는 또한 척수 손상 후 방광반사가 정상인 신경성방광(meurologic)인 경우는 방광의 수축을 활성화하는데 사용되어진다. 이 약제 사용은 요관 감염의 가능성이 많은 도관 삽입(catheterization)을 피할 수 있게 된다.

다른 무스카린 수용기에 작용하여 발생되는 무스카린 제제의 부작용은 예컨대 땀의 증가, 천식발작, 복부경련, 침 분비의 증가 등이 나타난다. 무스카린성 제제의 사용 금기증으로 기관과 기관지의 분비가 증가되고 기관지 수축 때문에 천식이 해당되고, 부교감신경흥분효과(parasympathomimetic effect)로 심장박동에 작용하여 심박출량이 감소되어 관상동맥 부전증(coronary insufficiency)를 악화시키기 때문에 또한 금기이며, 위산 분비를 증가시키기 때문에 소화성궤양(peptic ulcer)도 금기증이다.

항무스카린성 제제(Antimuscarinic agents)

항무스카린성 제제는 임상적 중요성을 가진 각각의 대상 기관들에 작용한다. 아세틸 콜린 차단(blockage)은 무스카린성 수용기들에서 예측 반응을 발생시킨다. 그러나 무차별적으로 차단하기 때문에 치료적 대상 기관외의 기관계에서 부작용 발생률이 높다. 침분비의 감소로 인한 구강건조증(xerostomia)은 일반적인 증상이다. 구강건조증은 구강건강과 씹는 것, 삼키는 것, 맛의 인지와 말하기에 어려움을 주므로 삶의 질에 영향을 준다. 이것은 또한 소장과 대장의 연동운동의 감소로 변비에 이르게 한다. 부교감신경계 작용의 차단은 심장을 빈맥에 이르게 한다. 땀샘은 콜린성 교감 신경으로부터 지배받는다. 이 수용기의 차단은 땀 분비를 감소시킨다. 이것은 더운 환경이나 격렬한 운동과 같은 다른 위험 요인을 제외하고는 대체로 온도 조절의 문제는 아니다. 눈에서 부교감신경 작용의 차단은 동공 확장 및 조절 상실의 원인이 된다. 이들 눈의 변화는 빛의 민감도를 증가시키고 흐린 시력의 원인이 된다. 동공 확장은 급성 폐쇄각 녹내장을 촉진시킬 가능성이 있다. 무스카린성 수용기는 또한 뇌의 피질하와 피질에 있다. 중추신경계와 연관되어지는 항무스카린성 작용은 진정과 약간의 기억력 상실, 그리고 학습문제에서 심하면 정신착란까지 발생되는 다양한 정신 혼란(mental confusion) 등이다. 그러나 이것들은 단지 무스카린성 수용기의 차단에 의한 반응이며 그들은 자주 항콜린성 반응과 연관되어진다. 젊은 성인에서, 항무스카린성 부작용의 나타나는 순서는 다음과 같다: 땀분비의 감소에 따른 코와 침 분비 감소 뒤에 심박수 증가, 동공 확장, 조절력감소, 배뇨 감소, 위장관 운동과 연동운동 감소, 마지막으로 중추신경계에 영향을 준다. 이 순서에 노인들은 포함되지 않을 수 있다. 노인들은 노화에 따른 중추신경계의 콜린성 활성이 감소되기 때문에 중추신경계의 영향이 보다 더 민감하다. 항무스카린성 부작용은 노인에서 특히 다루기 힘들다. 증상의 발현이 점진적으로 나타나지만 약물에 기인하지 않을 수 있다. 여러 무스카린성 효과들은 노화와 관련된 일반적인 신체 악화처럼 보인다. 아트로핀(atropine)과 스코폴라민(scopolamine)과 같은 벨라 알칼로이드(belladonna alkaloid)는 처방전 없이 살 수 있는 여러 종류의 감기약에서 발견된다. 이 약물들은 적은 양의 복용에도 입 마름으로 인한 침 분비와 기관지의 억제가 나타난다. 스코폴라민은 대부분의 사람에게 있어 멀미를 예방하는 가장 효과적인 약물이다. 그것은 귀 뒤의 피부에 패치형태로 적용이 가능하고 마지막 효과까지 2~3일 동안 유지된다. 예방적 치료에 바람직하다. 구역질 또는 구토가 발생한 후 투여하면 훨씬 덜 효과적이다. 일부 항콜린성 약물은 호흡기 질환(18장)과 파킨슨 병(11장) 치료에 사용되며 그 장에서 토의되어질 것이다.

교감 신경계(SYMPATHETIC NERVOUS SYSTEM)

자율신경계의 흉요추부 분지는 척수의 요추와 흉추 부위에서 나온 부분을 포함한다. 짧은 신경절 이전 신경(preganalionic nerve)은 척수와 신경절 바깥에서 또는 부척추 교감 사슬의 신경절에서 연접하는 척수로부터 나온다. 교감 신경절에서 신경전달 물질은 아세틸콜린이다. 긴 신경절 이후 신경은 신경절에서 시작하여 여러 기관에 종지한다. 신경절 이후 신경(postganglionic nerve)으로부터 방출되어진 신경전달물질은 노르에피네프린이다. 노르에피네프린이 방출되는 뉴런은 아드레날린성 신경이라 불린다. 또한 부신수질은 자율신경계의 한 부분으로 여긴다. 그것은 혈류 내에서 연수로부터 노르에피네프린과 에피네프린의 방출로 인한 연수에서 신경절 이전 신경에 의해 방출되어진 아세틸콜린과 함께 신경절처럼 기능한다. 교감신경계 자극은 부신수질을 포함하고, “도피(flight) 또는 대항(fight)”시 반응과 같은 긴급 상황 또는 두려워하는 동안 관찰되어지는 변화와 유사한 신체변화를 초래한다. 일반적으로 모든 교감신경이 작용하면 교감신경성 넘침(sympathetic outflow)이라 부른다. 교감 신경계 자극에 따른 기관의 반응은 특이 수용기의 존재, 수용기의 수, 그리고 노르에피네프린인지 에피네프린을 위한 수용기인지 관련성 여부에 따라 달라진다. 아드레날린성 수용기와 다른 점은 특이한 약리물질을 사용하는 것이 묘사되어진다. 지금까지 기본적으로 수용기의 세 가지 유형 :알파, 베타-1, 베타-2가 설명되어졌다. 일반적으로, 노르에피 네프린은 알파와 베타-1 수용기들이 결합되어있다. 그리고 에피네프린은 세 가지 유형의 수용기들 모두가 결합되어있다. 알파 수용기는 연접 후에 존재하는 알파-1수용기

표 2-3 아드레날린성 수용기 자극

알파 수용기 자극 혈관 수축 동공 확장(동공 산대) 장이완
베타-1 자극 심박수 증가 심실 수축성의 증가
베타-2 자극 장이완 기관지 확장

와 연접 전에 존재하는 알파-2 수용기로 알파-1과 알파-2로 보다 세분화 할 수 있다. 우리의 목적을 위해, 우리는 알파-1 수용기에 보다 관심을 갖는다. 표 2-3은 다른 수용기 유형의 자극으로 부터의 반응 결과를 서술하였다. 약리적으로 그것들은 다른 수용기의 차단 또는 활성화 시킬 수 있는 약물들이다. 교감신경계와 함께 상호작용하는 약물은 표 2-4에 기재되어졌다.

알파 아드레날린성 제제(Alpha adrenergic agents)

알파 아드레날린성의 가장 중요한 임상적 효과는 혈관수축이다. 노르에피네프린(Levophed)는 쇼크와 함께 관련되어진 저혈압의 치료에 임상적으로 사용된다. 다른 알파 아드레날린성 물질은 충혈을 완화시키는 촉진물로 부비동 점막 기능으로 사용되어질 것이다. 페닐에프린(Phenylephrine, Neo-Synephrine 등) 슈도에페드린(pseudoephedrine; Sudafed 등)과 페닐프로파놀라민(phenylpropanolamine; Triaminic 등)은 가장 자주 사용되는 것은 알파 아드레날린성 제제들이다. 이들은 처방전 없이 살 수 있는 약들로 비강과 부비동 울혈을 완화시키는 일반적인 성분들이다. 페닐에프린의 효과

표 2-4 교감신경계 정동 약물

알파 아드레날린성 제제
노르에피네프린(Levophed)
페닐에프린(Neo-Synephrine)
슈도에페드린, 슈다페드(Sudafed)
페닐프로파놀라민, 트리아미닉(Triaminc)
알파 아드레날린성 차단제
페녹시벤자민(Dibenzylline)
프라조신(Minipress)
베타 아드레날린성 제제
혼합형
이소프로테레놀(Isoprel)
베타-2
메타프로페놀(Alupent)
베타 아드레날린성 차단제
베타 수용기 차단제 혼합형
프로프라놀롤(Inderal)
나돌롤(Corgard)
핀돌롤(Visken)
티몰롤(Blocadren)
베타-1수용기 차단제
아테놀롤(Tenormin)
메토프롤롤(Lopressor)
아세부토롤(Sectral)
교감신경 내적 활성과 함께 베타차단제
아세부토롤(Sectral)
핀돌롤(Visken)
신경절성 차단제
트리메타판(Arfonad)
메카밀라민(Inversine)

는 눈의 혈관을 수축 시와 산동, 안과 검사를 위한 동공 확대에 적절하다. 교감신경계의 과흥분의 영향으로 알파 아드레날린성 물질의 역반응은 중추신경계의 흥분과 함께 두통, 초조, 불안, 진전을 경험하게 된다. 유념할 것은 노르에피네프린 또한 중추신경계의 신경전달 물질이다. 심혈관계의

과흥분은 심계항진과 고혈압을 초래할 수 있다. 알파 아드레날린성 물질은 고혈압 환자, 모노아민 산화효소 억제제 복용자, 의사의 지시 하에 의하지 않은 이는 사용해선 안 된다.

알파 아드레날린성 차단제(Alpha adrenergic blockers)

알파 차단제는 노르에피네프린과 에프네프린의 아드레날린작용을 차단하여 혈관확장과 혈압감소를 초래하게 된다. 자율신경계의 한 부분은 언제나 차단되어 지고, 다른 분지의 활성은 증가될 것이다. 교감 신경계 차단과 함께 위장관 활동의 증가와 비강 울혈과 같은 부교감 신경계의 과흥분성의 하나를 볼 수 있을 것이다. 페녹시벤자민(phenoxyben-zamine; Dibenzyline)은 아드레날린에 기인한 레이노 현상(Raynaud's Phenomenon)명과 같은 말초혈관의 질환에서 사용되어진다. 레이노 현상은 사지에서 교감신경의 지배를 받는 혈관의 과흥분성이 과도한 혈관수축을 초래하는 것이다. 또한 그것은 T6 이상 척수 손상의 자율신경 반사 항진에 사용되어질 것이다. 프라조신(prazosin; Minipress)은 고혈압 치료에 사용되어진다. 이는 혈관의 저항과 용량의 긴장을 감소시키고 정맥혈의 복귀량과 심박출량이 감소된다. 고혈압 치료에서 알파 차단제에 사용되는 항고혈압 약물은 보다 충분하게 4장에서 토의 할 것이다.

베타 아드레날린성 제제(Alpha adrenergic agents)

베타 수용기를 포함하는 가장 중요한 대상 기관들은 세기관지와 심장이다. 심장은 베타-1 수용기를 포함하고 세기관지는 베타-2 수용기를 포함한다. 이소프로테레놀(isoproterenol; Isoprel)은 기관지 확장과 심장흥분을 발생시키는 두 가지 수용기 유형과 상호 작용하는 가장 확실한 베타 아드레날린성 약물이다. 천식 또는 알러지에 의해 발생되는 기관지 수축의 확장 효과와 함께 심장을 과도하게 자극하는 이중작용(dual action)이 약물의 주된 단점이다. 특이성 베타-2 작용제는 메타프로페놀(metaproterenol; Alupent)이며, 기관지 수축 치료에 사용되어진다. 호흡 질환 치료에 사용되는 베타-2 작용제는 호흡기성 약리학 제18장에서 토의되어진다. 베타 작용제의 부작용은 중추 신경계의 자극에 의한 불안, 진전 또는 초조, 구역과 구토가 발생할 것이다. 심장의 베타 수용기의 흥분은 고혈압과 빈맥의 원인이다. 이들 약물들은 기존의 심장 질환 환자들은 특히 주의하여 사용해야 할 것이다.

베타 아드레날린성 차단제(Beta adrenergic blockers)

베타 아드레날린성 차단제는 고혈압, 협심증, 부정맥 치료에 넓게 사용되어진다. 그들은 심혈관 약리학(2부분 참조)장에서 보다 세세하게 토의되어질 것이다. 프로프라놀롤(propranolol; Inderal)은 베타-1과 베타-2 수용기 둘 모두를 포함하는 오래된 베타차단제이다. 아테놀롤(atenolol; Tenormin)은 보다 특이성을 가진 베타-1 차단제이다. 그러나 베타-1 차단제는 절대적이지 않고 선택되어진다. 베타-2 수용기의 비특이성 차단은 특히 높은 복용량에서 자주 볼 수 있을 것이다.

신경절성 차단제(Ganglionic blockers)

신경절성 차단제는 자율신경절에서 신경전달물질을 억제시키고 결국 교감신경계와 부교감 신경계 모두를 차단시키게 된다. 이 약물들은 전통적인 치료에서 반응이 없는 심한 고혈압에서만 사용되어진다. 특히, 이 약물들은 T6이상의 척수 손상환자에서 자율신경 반사 항진에 중요하게 사용된다. 자율신경 반사 항진을 일으키는 주된 자극은 방광의 팽창이다.

신경절 차단제의 효과는 그 기관에서 긴장을 지배하거나 기초 자율신경성 작용에 따라 다르게 된다. 세동맥의 긴장을 미리 지배하는(predominate) 것은 자율신경계에 의한 차단으로 혈관 확장을 일으키는 것이다. 소화기와 방광의 긴장에 미리 작용하는 것은 부교감 자극이고 그래서 차단제는 근육긴장을 감소시키고 변비와 요잔류를 가져온다.

트리메타판(trimethaphan; Arfonad)는 고혈압의 응급 시에 빠른 처치에 사용되어진다. 정맥 내 투여도 가능하다. 척수 손상의 자율신경 반사항진은 응급상황과 같다. 메카밀라민(mecamylamine; Inversine)은 전통적인 치료에 반응이 없는 중등도 또는 심한 고혈압 치료에 사용된다.

물리치료 시 약물 정보(PHYSICAL THERAPY NOTE)

많은 약들은 항콜린성이면서 또한 항무스카린성으로 부작용을 갖고 있다. 대부분 입이 마르는 것과 같은 약간의 불편함이 나타나는데, 얼음을 빨거나 껌을 씹는 것에 따라 부작용이 경감 될 수 있다. 다른 항무스카린성 활성은 기존의 특정한 조건에서만 영향을 미친다. 손상된 호흡을 가진 사람에게 폐분비물을 감소시키고, 점액의 이동을 감소시키며, 호흡기 감염의 발달과 점액전색(mucus plugging)의 원인이 된다. 많은 항무스카린성 작용 중에 입마름, 변비, 기억력 저하 등은 노화와 유사하다. 증상이 약의 부작용과 관련되어 순차적으로 그리고 노화의 속성같이 나타날 것이다. 척수 손상의 자율신경 반사항진은 통증이 있는 피부 자극으로 이 반사를 유발 할 수 있고 방광확장은 대개 일반적이다. 이것은 척수 손상이 내장신경에서 나오는 교감신경 위치 이상(T6 분절 및 상위레벨 손상)에서 나타났을 때 발생한다. 교감신경계의 활성은 혈관 수축과 혈압 증가의 원인이 된다. 척수 손상의 환자에서 압력 수용기를 통한 반사작용은 혈관확장과 심박 수의 감소의 원인이 된다. 교감신경에서 유출된 부위의 척수

손상은 심박수를 감소시킬 것이지만 혈관 확장은 예방되어진다. 자율신경의 기능장애는 신경성 당뇨병의 부분인 만큼 당뇨를 유발시킬 수 있다. 기립성 저혈압(orthostatic hypotension)과 실신(frank synocope)을 발생시킬 것이다. 이 환자들은 낙상위험이 있다. 그래서 그들은 갑작스런 자세변화를 방지해야 한다. 기립성 저혈압의 보다 완벽한 토의를 위해 21장의 "자세성 저혈압(postural hypotension)"을 참고한다.

학습 목표(LEARNING OBJECTIVES)

1. 자율신경계의 분류를 이해한다.
2. 자율신경계의 신경전달물질을 이해한다.
3. 교감신경계와 부교감신경계의 주요 작용을 이해한다.
4. 항무스카린성(antimuscarinic) 또는 항콜린성(anticholinergic) 약물의 중요 작용을 이해한다.
5. 아드레날린성(adrenergic) 수용체의 종류와 위치를 이해한다.
6. 아드레날린성 수용체의 억제 또는 수용 효과에 대한 반응과 이에 대한 역반응(adverse reactions)에 대해 이해한다.

참고문헌(ADDITIONAL READINGS)

1. Krum H, Howes LG, Brown DJ, et al: Blood pressue variability in teraplegic patients with autonomic hyperreflexia. *Paraplegia* 1989; 27:284-288.
2. Mathias CJ: Autonomic dysfunction. *Br J Hosp Med* 1987; 38:238-243.
3. McGuire TJ: Autonomic dysreflexia in the spinal cord-injured. *Postgrad Med* 1986; 80(Aug):81-89.
4. Peters NL: Antimuscarinic side effects of medications in the elderly. *Arch Intern Med* 1989; 149:2414-2420.
5. Salem MR: Therapeutic uses of ganglionic blocking drugs. *Int Anesthesiol Clin* 1978; 16:171-200.

Part II

심혈관 약리학

Cardiovascular Pharmacology

심장질환은 선진국에서 사망의 원인으로 꼽히는 질환이다. 심장질환의 가역성 위험 요인으로는 음식섭취의 종류와 양, 흡연, 운동수준, 스트레스 등이 있다. 유적적인 요인 역시 심혈관 질환을 진행시키는 위험요인이지만 이것은 비가역성이다.

심장의 기능은 혈액을 전신으로 펌프하는 것이다. 심장의 기능을 높이기 위해서 1) 수축을 위한 충분한 기능적 근육세포 2) 영양소를 공급하기 위해 심장세포에 적절한 혈류공급 3) 수축의 협응을 위한 손상되지 않은 전도시스템이 필요하다. 평균동맥압(mean arterial pressure)은 신체가 쉬는 동안 혈류의 흐르는 힘을 의미한다. 동맥압(arterial pressure)은 적절한 범위를 유지해야 한다. 만약 동맥압이 정상보다 낮은 경우(저혈압), 충분히 혈액이 공급되지 않아 조직의 신진대사 요구량보다 적게 영양소가 전달되어 허혈이 발생된다. 반대로, 동맥압이 정상보다 높다면(고혈압), 증가된 압력으로 인해 다양한 장기에 손상을 초래한다.

심혈관 질환의 약리학적 치료는, 예를들면 근수축 약화, 심장 전도계의 문제 등과 같은 증상치료나 혈류공급문제를 교정하는 방법을 이용하기도 한다.

Chapter

03 심부전증의 약물치료

Drugs Used in Treatment of Heart Failure

심부전증(Heart failure)은 몸의 신진대사 요구량만큼의 심박출량(cardiac output)을 충족시키지 못하여 발생한다. 심박출량(C.O 또는 Q라 표시)은 일회 심박수와 일회박출량(stroke volume)으로 결정된다. 심박수(heart rate)는 자율 신경계에 의해 주로 조절된다. 교감신경계의 활동은 심박수를 높이는 반면에 부교감신경은 심박수를 감소시킨다. 일회박출량은 1) 전부하(Preload) 2) 수축기(Inotropic) 3) 후부하(Afterload)로 결정된다.

전부하(preload)는 수축초기의 근섬유 길이와 관련이 있다. 근골격근에서와 같이 심근의 수축력은 초기 근섬유의 길이에 결정되고 최대수축력은 근절의 마이오신과 액틴이 적절하게 겹치는 순간에 발생된다. 이러한 관계는 심장의 프랭크 스탈링 법칙(Frank-Starling law)을 기초로 형성된다. 초기 근육의 길이와 관련되어 심실의 초기용적(확장기말용적, end diastolic volume) 제한점까지 수축력이 증가된다. 확장기말용적은 또한 부분적으로 정맥환류에 의해 결정된다. 몸의 수평자세, 정맥긴장도의 증가 그리고 심박수축 등과 같이 정맥환류를 증가시키는 요인은 모두 전부하를 증가시키는 경향이 있다.

칼슘이온은 근육의 수축기 단계의 주요 중재자이다. 수축기 또는 수축하는 힘이라고 정의하는 수축력은 근육의 길이와 관계없이 결정된다. 교감신경의 긴장도와 순환하는 카테콜아민(catecholamines)은 칼슘의 활동과 연관하여 수축기 단계에 영향을 끼친다. 노르에피네프린과 에피네프린 둘 다 심실의 수축력을 증가시킨다.

후부하(afterload)는 근육이 수축을 하는 동안 발생되는 긴장(tension)이고 이것은 심방의 압력, 심실벽의 두께, 심실의 크기에 의해 결정된다. 대동맥 압력은 심박출량과 총 말초저항(total peripheral resistance)으로 결정된다. 또 다른표현으로는 심박출량은 대동맥 압력과 말초저항의 비율이다. 심부전시 심박출량이 감소하는 것 같이 말초저항의 증가에 의해 유지될 수 있다.

건강한 사람의 경우, 수축기와 후부하보다 전부하(확장기말용적)가 심박출량의 제한적인 요소가 된다. 심부전 시 어떤 시점의 확장말기용적을 보면 심장 수축기 동안 발생되는 힘은 감소된다. 그러므로 어느 정도의 일회 심박출량을 생산하기 위해 좀 더 커진 확장기 말의 용적이 필요하다. 확장기 말의 용적과 수축력의 부조화시 일회 심박출량은 감소된다. 이 이상의 확장기 말의 용적의 증가는 프랭크 스탈링 법칙에 의해 좀 더 큰 수축력을 발생하는 원인이 된다. 심실의 기능이 감소되거나 심방이 확장되었을 때(전부하 준비되지 않은상태) 후부하(afterload)는 심장기능을 성취하는데 좀 더 중요하게 된다.

심부전증이 진행됨에 따라 조직관류를 회복하기 위한 시도로 다른 보상기전이 발생된다. 이러한 보상기전에는 교감신경의 자극 증가와 레닌(renin), 엔지오텐신(angiotensin), 알도스테론(aldosterone)의 분비가 증가다. 이 호르몬들은 순환하는 혈액에 보유하는 수분과 염분을 증가시킨다. 이러한 혈액용량증가는 나빠지는 심장에 부가적인 스트레스를 주게 된다. 교감신경자극의 증가는 심박수와 수축기단계를 증가시키고 총 말초저항을 증가시킨다. 또한 교감신경계는 정맥환류(venous return)의 증가와 확장기말용적의 증가와 함께 정맥의 긴장도를 증가시킨다. 증가된 염분과 수분의 정체는 확장기말용적 증가와 더불어 정맥환류를 증가시킨다. 좌심실 확장기말의 압력 증가 시 폐의 모세혈관의 압력도 증가하게 된다. 폐의 모세혈관 압력의 표준수치를 넘어선 경우 폐의 부종(edema)이 진행된다. 폐의 강직이 진행되면서 호흡은 가빠질 것이고, 호흡곤란을 초래한다. 우심실 확장기말 압력의 증가는 말초부종 증상이 나타난다.

이러한 호르몬, 신경, 구조적 변화들은 심박출량 감소에 대한 보상작용이 될 수 있으며 후부하의 증가를 초래한다. 후부하의 증가는 심장에 좀 더 큰 과부하를 주고 대신에 심박출량은 감소한다. 반면 산소요구량은 증가한다. 또한 심실채움(ventricular filling)의 제한과 함께 이완기 기능부전증이 나타난다. 또한 호르몬의 영향은 이완기가 사라지면서 심장 주기의 기간이 감소하여 빈맥이 나타나고 이때 심실채움이 나타난다.

심부전증의 증상들이 나타나는 경우는 조직관류에 적절한 심박출량을 유지해야 하는 보상작용이 적절하지 않았거나 또는 보상작용 자체 때문에 나타난다. 이러한 보상작용을 가진 심부전증 환자들은 급성의 경우 전신감염과 같은 심장에 추가적인 부하를 주는 요소들 때문에 더욱 악화될 수 있다. 심부전증의 다양한 구성요소는 그림 3-1에서 설명하고 있다.

호흡곤란(dyspnea)은 심부전증 중 가장 빈번하게 볼 수 있는 증상이다. 초기에 호흡곤란은 경미한 운동 시에 나타나지만, 심부전증이 진행되면서 휴식 중에도 호흡곤란이 나타난다. 이는 폐 모세혈관의 압이 증가되었기 때문에 체내의 부종으로 나타나고, 심장의 작용이 늘어났다는 암시이기도 하다.

좌위호흡(Orthopnea)은 반듯이 누운 자세에서 호흡 곤란을 말하며, 가슴 안에 피가 가득 고여 있고 정맥 환류량이 증가된 것으로 발생한다. 이때는 머리 아래나 왼쪽가슴부위에 베개를 받쳐주어 호흡 곤란을 덜어줄

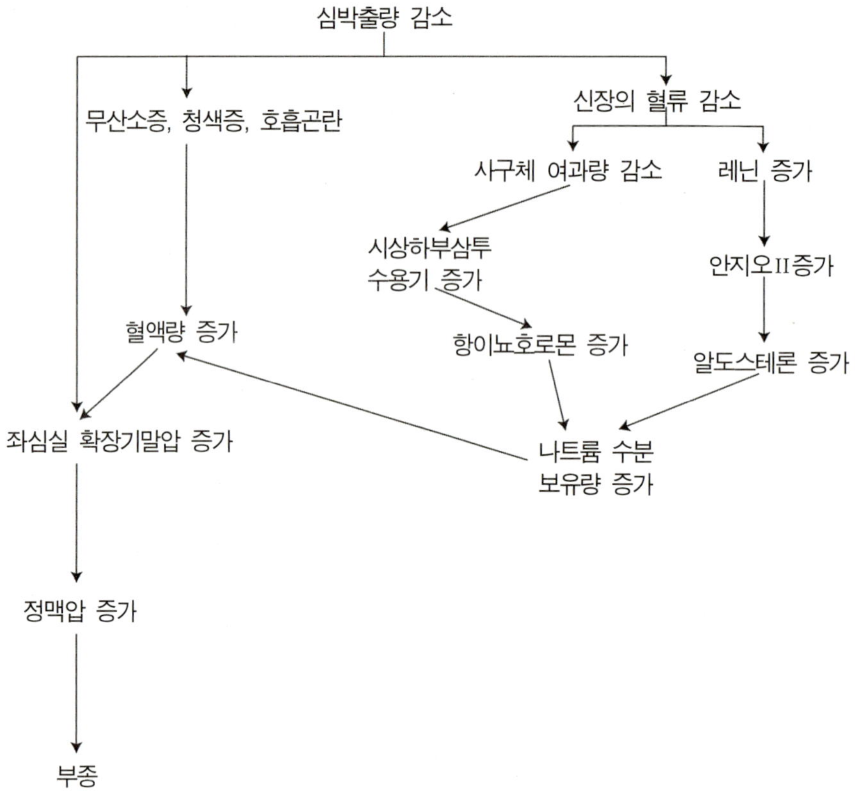

그림 3-1 심박출량의 감소로 인한 부종형성의 과정을 설명한 이론

수 있다. 야간 발작성 호흡 장애(proxysmal nocturnal dyspnea)는 잠을 깰 정도로 심한 호흡 곤란으로 짧은 호흡으로 나타난다. 호흡장애는 호흡중추로 가는 산소의 감소 또는 자고 있는 동안 교감신경계의 활동성 감소와 심실의 기능 감소에 의해 발생된다.

예상치 못한 체중증가와 하지의 오목부종(pitting edema)형태로 나타나는 것이 심부전 초기증상이다. 심박출량이 감소되면서 다른 증상들이 증거로 나타난다. 심박출량이 감소되면 뇌로 가는 혈류는 감소하고 중추신경의 기능 이상이 나타날 것이다. 정신혼란, 구역질, 구토, 체력감소, 급성피로, 불면증 등의 모든 것들은 심박출량의 감소가 뇌 관류의 감소로 이어지면서 생긴 현상이다.

심부전증시 말초혈관에도 변화가 나타나고 근골격계는 더 이상 정상적으로 작용하지 않는다. 운동하는 동안 지속적인 동맥의 수축과 근육의 산화용량이 감소하게 된다. 이러한 말초혈관의 변화는 혈류를 더욱 감소시킨다. 심장활동의 즉각적인 효과는 운동 수행의 즉각적인 강화와 관련이 있지 않다. 다만, 운동 기간의 향상은 최대 몇 달 정도 지연시킬 뿐이다.

심부전의 주요 원인은 다양한 근육질환(특발성, 알콜성)과 교원성 질환(예. 전신홍반루푸스)이다. 그리고 심부전증은 이차적으로 다른 질환을 일으킨다. 방실 판막 협착(atrioventricular valve stenosis)은 심실 채움에 장애가 되기도 한다. 심근경색에 반응하여 형성된 반흔 조직은 심실의 질량 감소가 나타나고 경색된 부위의 크기와 연관되어 기능 감소가 나타난다. 심방중격역류(regurgitant atrioventricular valves), 심방중격결손(atrial septal defects), 갑상선기능 항진증(thyrotoxicosis), 빈혈 등은 심장용적의 과부하를 일으킨다. 고혈압과 대동맥판막협착증으로 인한 혈류막힘은 심장 압의 과부하를 일으킨다. 이러한 과부하로 인해 심장은 비대해진다. 반면, 심장비대와 함께 수축장애가 나타나는데 이는 비대해진 근육의 기능이 약화되고, 결체조직 침입과 함께 근육세포질그물(sarcoplasmic reticulum)의 기능 및 마이오신 체인 구조와 기능의 비정상을 일으킬 수 있다.

2차심부전을 포함하여 심부전의 의학적 관리는 고혈압과 판막결손 등의 일차 원인을 치료하는 것이다. 심장의 휴식을 위한 육체적 활동의 제한은 적응증이다. 그러나 절대 침상안정은 정맥혈전증(phlebothrombosis)과 폐색전증(pulmanary embolism) 등 건강을 손상시키는 것과 연관된 문제들 때문에 가장 좋은 치료방법은 될 수 없다. 또한 누워있는 자세는 정맥환류량과 심장의 운동을 증가시킨다. 불안을 감소시키는 심적 안정은 교감신경 활동을 줄이는데 중요하다. 염분조절 다이어트를 통한 염분 제한식사만으로도 어느 정도의 효과를 볼 수 있을 것이다. 또한 이뇨제가 염분 제한식사와 함께 사용 되었다면 더 큰 효과를 볼 수 있다. 심부전의 약리학적 치료는 디지탈리스(digitalis), 수축 촉진약(inotropic agent), 이뇨제, 혈관확장제 등이 있다. 환자에게 최대의 유익을 주고 약물 독성을 최소화하기 위해 위에 언급된 약물을 하나 또는 둘 이상 결합하고 식이요법 등이 시도될 수 있다.

약물을 이용한 심부전증의 치료
(DRUG USED IN TREATMENT OF HEART FAILURE)

디지탈리스(digitalis)

'Foxglove'라는 이름의 식물에서 처음 발견된 디지탈리스는 200년 이상 사용되어져 왔다. 디지톡신(digitoxin 또는 crystodigin)과 디곡신(digoxin)은 두 가지 정제된 디지탈리스 약물로 두 가지 다른식물 종에서 추출된다. 이 둘은 보통 비슷하지만 약물동태학적으로는 다르다. 경구투여한 후에 디곡신의 흡수 변수는 조직표본에 따라 40%에서 100%까지 차이가 난다. 알약의 흡수는 용해율과 용해량에 영향을 받고 40%정도까지 낮을 수 있다. 'Lanoxicaps'라는 이름의 캡슐로 정제된 디곡신은 거의 100%의 흡수율을 보인다. 정제된 디지톡신 알약의 흡수는 거의 100%로 완벽하다. 두 가지 모두 음식이 있거나 흡수장애병에 의해 흡수가 저하될 수 있다. 디곡신은 약 25% 혈장 단백질에 작용되고, 디지톡신은 약 95% 혈장단백질과 결합한다. 디지톡신의 소실 반감기는 약 7일인 반면, 디곡신의 소실 반감기는 약 하루 반이다. 간의 대사가 디지톡신 소실에 작용하는 반면, 디곡신은 신장 기능에 의해 소실된다. 신장 혈류가 감소된 사람들은 디곡신의 소실반감기가 증가한다. 경구투여 후 약효의 시작은 디지톡신이 3시간에서 6시간이 걸리는 반면, 디곡신은 1시간 반 정도이다. 투여량은 환자의 나이, 체중, 신장기능(디곡신의 경우)에 의해 결정되며, 개인별로 측정된다. 디지탈리스는 미국에서 현재 사용가능한 경구용 수축제의 유일한 한 종류이다. 또한 디곡신은 정맥 내 주사로도 사용가능하다.

울혈성 심부전증(congestive heart failure)의 경우, 산소 소모의 증가 없이 심장을 수축시키는 힘의 증가가 필요하다. 디지탈리스는 심혈관 조직에 직간접적인 작용을 하며, 그것은 심부전증 치료에 유용하다. 디지탈리스는 직접적으로 수축하는 힘(양성수축 작용)을 증가시킨다. 그리고 자율신경계에 작용하여 간접적으로 심장박동을 느리게 하고, 심장 채움을 증가시켜 심박출량을 증가시킨다. 이 결과 심장의 크기, 압력, 용적을 감소시킨다. 디지탈리스는 수축력 증가, 좌심실기능 향상, 심박출량 증가, 그리고 그로 인한 조직관류 증가 등을 통해 심장의 수행능력을 향상시키고 심부전증의 증상을 완화시킨다. 심실박동을 느리게 하는 디지탈리스의 작용은 심방세동(atrial fibrillation) 및 조동(atrial flutter)의 치료에 아주 유용하다.

디지탈리스 작용의 메카니즘은 세포막의 Na+, K+, ATPase 의 직접적인 억제에 의한 것이다. 이것은 나트륨(sodium)의 배출을 감소시킴으로써 세포 내 나트륨을 증가시키며, 결과적으로 세포 내 칼슘이 증가된다(나트륨 감소, 칼슘 교환). 결국 이것은 세포 내 칼슘 저장을 가져오고, 능동 수축을 발생시키는 잠재적 활동 시 더 많은 칼슘이 배출된다. 수축요소에 대한 디지탈리스의 직접적인 작용은 없다.

디지탈리스는 또한 부교감신경계 작용을 증가시키고 심장의 교감신경계에 대한 민감도를 감소시킨다. 방실결절을 통한 전도는 느려지고 이로 인해 심방에서 심실로 가는 전도율이 감소한다. 이것은 빈맥, 세동, 조동, 방실결절 막힘 증상을 가진 심실의 박동을 감소시킬 수 있다.

심장의 기능 증가와 교감신경계 작용의 감소는 2차적인 변화를 가져온다. 증가된 수축력와 그로인한 심박출량의 증가는 폐와 모세혈관으로 가는 전신 정맥을 통해서 배압(back pressure)을 감소시킨다. 그러므로 폐부종과 말초부종은 완화된다. 교감신경의 활동 감소와 함께 증가한 심박출량은 혈관의 저항을 감소시키며 동맥압을 유지한다. 이를 통해 조직 관류는 좀 더 좋아진다. 신장관류의 향상과 함께 레닌, 알도스테론, 항이뇨(antidiuretic) 호르몬은 감소하고 과다체액은 배설된다.

부작용(*Adverse effects*)

디지탈리스의 지속적인 복용은 독성과 빈번하게 연관된다. 다른 디지탈리스 조제용 물질들 사이의 유일한 차이점은 독성의 지속성과 연관이 있다. 작용기간이 더 긴 디지톡신은 독성의 지속기간 또한 더 길다. 대체적으로, 디지탈리스의 안전성은 낮은 편이다. 독성반응은 빈번하게 일어나고, 심하거나 치명적일 수 있다. 어린이나 유아들은 독성반응에 덜 민감하다. 그러나, 나이가 들수록 간과 신장의 기능이 약해지고 이 장기의 혈류량이 줄어듦에 따라 독성에 대한 민감도가 높아진다. 이러한 독성 때문에 심부전증에 대한 디지탈리스의 역할은 현재 재평가되고 있다. 적은 염분섭취, 활동 감소, 그리고 이뇨제(diuretics)와 혈관확장제(vasodilators)의 사용과 같은 전통적인 치료방법이 오히려 적은 독성으로 디지탈리스와 비슷한 효과를 가질 수 있다.

독성의 가장 흔한 원인은 칼륨을 소모하는(potassium-depleting) 이뇨제가 수반된 복용과 관련이 있다. 환자들은 부정맥, 전도이상(conduction abnormalities)과 같은 증상을 보일 수 있다. 그러나 모든 심장리듬 장애가 디지탈리스의 독성에 의한 것은 아니다. 병든 심장은 오히려 부정맥과 행동이상을 가져오기 쉽다. 디지탈리스에 대한 심장의 민감도가 증가하는 이유는 심부전증의 악화 때문일 수 있다. 부작용으로는 굴느린맥(sinus bradycardia), 미주신경의 효력 강화로 인한 완전한 방실차단(complete atrioventricular block), 그리고 교감신경활동의 약화이며, 이러한 부작용은 특히 동방결절의 질환, 즉 발작성 빈맥(paroxysmal tachycardia; atria와 atrioventricular node에서 발생되는)을 가진 환자들에서 나타난다. 그러나 발작성 빈맥은 또한 디지탈리스

치료의 적응증이기도 하다. 또 다른 부작용으로는 주로 coupled(이단맥과 삼단맥의 2회 연속)인 조기 탈분극, 심실빈맥, 심실세동과 같은 심실부정맥(ventricular dysrhythmias)이 있다. 디지탈리스의 독성으로 인해 생기는 부정맥의 발생가능성과 심각성은 겪고 있는 질병의 정도와 직접적으로 연관이 있다. 디지탈리스의 항부정맥의 작용과, proarrhythmic(부정맥을 촉진하는 약물) 작용은 복잡하며, 심장의 상태 뿐 아니라 적용의 집중도, 그리고 적용 시간과 관련이 있다.

다른 부작용들로는 구역, 식욕부진, 구토, 설사, 두통, 전체적인 근육약화와 피로도 증가, 방향감각 상실, 의식혼란, 그리고 삼차 신경통처럼 보이는 얼굴 하부의 신경통성 통증 등이 있다. 구역질과 구토는 치료를 받지 않은 심부전증 환자들에게서도 나타난다. 이러한 증상이 약물의 독성 때문인지 아니면 질병의 악화 때문인지 구별하는 것이 중요하다. 부작용들은 일시적일 수도 있고, 나타나지 않을 수도 있으며 디지탈리스 중독의 초기 증상일 수도 있다.

표 3-1 티지털리스(Digitalis)와 함께 쓰이는 약물의 상호작용

디지톡신의 대사증가
바르비튜래이트 (Barbiturates)
페닐 부타존(Butazolidin)
페니토인(Dilantin)
디지톡신의 신장배설 감소
쿠니딘 (Quinidine)
아미오달론(Cordarone)
베라파밀(Isotin, Calan)
나이페디핀(Procardis, adalat)
스피로노락톤 (Aldactone)
아미로리드 (Midamor)
트리암테렌 (Dyrenium)
비스테로이드성 소염증제 (Nonsteroid anti-inflammatory agents)

디지탈리스는 다른 약과 상호작용하여 디지탈리스 독성효과의 가능성을 가져올 수 있다. 이러한 상호작용들은 칼륨 소실성 이뇨제를 제외하고 표 3-1에 나와 있다.

페노바르비탈(Phenobarbital)은 미세소체효소계의 강화를 통해 디지탈리스의 물질대사를 증가시킨다. 만약 적정량의 디지탈리스가 바르비투레이트(barbiturate, 신경안정제)를 복용 중인 환자에게 적용되고, 바르비투레이트 복용이 갑자기 중단되면 디지탈리스의 복용은 너무 많아지고 독성은 지속적으로 증가하게 된다.

다른 수축제들*(Other inotropic agents)*

다음은 사용가능하거나 2차적으로 사용가능하게 될 수축제들이다. 아데노신 3' : 5' = 순환하는 인산염(adenosine 3' : 5' = cyclic phosphate)의 물질대사를 억제시키는 포스포디에스테라아제 억제제(phosphodiesterase inhibitors)는 심근의 수축력을 증가시키고 평활근 혈관의 이완을 가져오며, 이로 인해 말초 혈관확장에까지 이르는 것으로 알려져 왔다. 정맥내주사인 암리논(amrinone; Inocor)과 경구약인 밀리논(milrinone; Primacor), 이 두 가지 약이 이 분류에 포함된다.

정맥 속으로 투여된 도파민은 투여량에 따라 도파민, 베타-1, 알파 수용기에 작용할 수 있다. 투여량이 적을 때는 신장의 동맥, 장간막의 동맥, 뇌동맥, 그리고 관상 동맥에 있는 도파민 수용기(receptor)의 자극이 이러한 혈관상(vascular beds)의 팽창을 가져온다. 신장 혈관상의 혈류량 증가는 사구체여과율을 증가시키고 순차적으로 나트륨뇨(尿) 배설 항진(natriuresis)을 초래한다. 적정량의 베타-1 수용기는 활성화되어 심근의 수축력과 심박출량의 증가를 가져온다. 오직 많은 양이 투여되었을 때만 알파 수용기에 의해 중재된 혈관수축이 발생한다.

도부타민(dobutamine; Dobutrex)은 주로 베타-1 수용기에 작용하지만,

베타-2와 알파 수용기에 작용되기도 한다. 도부타민은 심장박동보다 심장수축력에 더 큰 효과를 가지고 있다. 2분 남짓 되는 짧은 소실반감기로 인해 지속적인 정맥 내 투입이 되어야만 한다. 주로 심부전증의 단기 치료에 유용하고 다른 교감신경흥분제(sympathomimetics)에 비해서 심장박동이나 혈압에 더 작은 효과를 가지고 있지만, 빈맥과 고혈압을 가져올 수 있다.

이뇨제(Diuretics)

이뇨제는 심부전증에 있어서 염분과 수분 배설을 촉진하고 혈장량을 줄이는 데에 이용된다. 순환량(circulatory volume)의 감소는 좌심실 확장기말의 압력 감소를 가져온다. 그러나 이뇨제는 직접적으로 심실기능의 향상시키는 것은 아니다. 티이아자이드 이뇨제(thiazide aiuretics) 적당한 효능을 가지고 있으며 경증의 심부전증에 이용될 수 있지만, 더 심각한 심부전증에 있어서는 충분한 나트륨 뇨 배설 항진을 일으키지 않을 수도 있다. 더 큰 효과를 가진 루프 이뇨제(loop diuretics)는 타이아자이드 이뇨제에 반응하지 않거나 프랭크 부종(frank edema)을 가진 심각한 심부전증 환자들에게 자주 애용된다. 그러나 두 가지 종류의 이뇨제 모두 칼륨의 감소를 초래하고 디지탈리스 독성을 증가시키는 저칼륨혈증을 초래할 가능성을 가지고 있다. 칼륨보존성 이뇨제가 칼륨 소실성 이뇨제(potassium-losing diuretics)와 함께 사용되면, 각각 더 적은 투여량으로 부작용은 줄어드는 반면 같은 정도의 나트륨 뇨 배설항진 효과를 가질 수 있다. 표 3-2는 이뇨제와 심부전증 치료에 사용되는 투여량을 보여준다. 이뇨제에 대한 더 자세한 논의는 제 4장 고혈압치료제에서 다루어진다.

표 3-2 이뇨제(Diuretics)

약	총 투여량(일) -mg	복용횟수(일)
루프(고효능) 이뇨제		
푸로세미드(Lasix)	20 ~ 80	1 ~ 2
에타크리닉 산(Edecrin)	50 ~ 200	1 ~ 2
부메타니드(Bumex)	0.5 ~ 2	1
티이아자이드 이뇨제		
클로로티아지드(Diuril)	500 ~ 2000	1 ~ 2
하이드로클로로티아지드(Hydrodiuril)	50 ~ 200	1 ~ 2
하이드로플루메티아지드(Diucardin)	25 ~ 200	1 ~ 2
벤드로플루메티아지드(Naturetin)	2.5 ~ 5	1
벤크티아지드(Exna)	50 ~ 200	1 ~ 2
트리치오메티아지드(Metahydrin)	2 ~ 4	1 ~ 2
메티클로티아지드(Enduron, Agua tensen)	2.5 ~ 10	1
포리티아지드(Resene)	1 ~ 4	1

혈관확장제(Vasodilators)

평활근 소동맥의 이완에 직접 작용하는 혈관확장제는 수축된 소동맥의 이완을 위해 사용할 수 있다. 소동맥의 이완은 후부하를 감소시키고 심장의 작업부하를 낮출 수 있다. 이러한 작용은 조직관류를 증가시킬 수 있고 심부전증에서 보여지는 보상작용들을 줄일 수 있다. 혈관에 직접 작용하는 확장제는 표 3-3에 나와 있다. 이러한 약들의 더 자세한 논의는 제 4장 고혈압 치료제에서 다루어진다.

표 3-3 혈관확장제

약	총 투여량(일) -mg	복용횟수(일)
하이드라라진(Apresoline)	40 ~ 200	4
미노시딜(Loniten)	5 ~ 40	1 ~ 2

안지오텐신 전환 효소 억제제

(Angiotensin Converting Enzyme Inhibitors, ACE억제제)

ACE억제제는 경증 및 중증 심부전증에 적절한 효과를 가질 수 있다. ACE억제제는 안지오텐신 I (angiotensin I)이 안지오텐신 II로 전환되는 것을 억제한다. 안지오텐신 II는 강한 혈관수축제이다. 안지오텐신 II의 형성을 방해함으로써 동맥과 정맥의 수축을 줄이고, 그 결과 후부하와 전부하를 줄이게 되어 심부전증의 악순환을 멈추게 한다. 심부전증의 보상작용으로 인한 유해한 효과 중 일부는 안지오텐신-레닌 시스템 작용의 증가로 인한 것으로 여겨진다.

이러한 시스템의 억제는 염분과 수분 항상성의 개선을 가져올 수 있다. 표 3-4는 심부전증 치료에 있어서 ACE 억제제와 투여량을 보여준다. 다양한 약에 대한 자세한 논의는 제 4장, 고혈압 치료제에서 살펴보자.

표 3-4 안지오텐신 전환효소(Angiotensin Converting) 억제 물질 약

약	총 투여량(일)-mg	복용횟수(일)
캅토프릴(Capoten)	150 ~ 300	3
에나라프릴(Vasotec)	5 ~ 20	2
리시노프릴(Zestril, Prinivil)	20 ~ 40	1

물리치료 시 약물 정보(PHYSICAL THERAPY NOTES)

침상에서의 장기요양은 급성, 불안정한 심부전증의 적응증이다. 그러나 의학적으로 안정된 환자에게는 환자의 치료에 운동치료가 포함되어야 할 필요가 있다. 손상된 건강의 장애 효과 억제는 단순히 직립(upright position)만으로도 도움이 될 수 있다. 직립은 또한 체액분포에 유리하게

작용한다. 환자의 전체적인 치료 상황을 고려하여 컨디셔닝이 진행되어야 한다. 호흡 부족은 환자의 불안감을 증가시키고, 교감신경계의 자극을 증가시켜 심장의 운동을 증가시킨다. 따라서 상황을 악화시키지 않고 환자의 전체적인 치료 전망을 향상시키는 섬세하고 개인적인 균형이 있다.

근육약화와 쉽게 피로감을 느끼는 것은 심부전증의 악화와 디지탈리스의 독성 두 가지 모두와 연관이 있다.

학습 목표(LEARNING OBJECTIVES)

1. 심부전증의 질병과정과 조직관류를 유지하기 위한 일회 심박출량이 감소된 경우의 생리학적 보상작용에 대해 이해한다.
2. 심부전증의 주요요인을 적는다.
3. 심부전증 치료 시 사용되는 약 종류의 다른 점과 약의 작용기전을 설명한다.
4. 디지탈리스의 독성(특히 plasma potassium concentration과 관계된 독성)을 설명한다.

참고문헌(ADDITIONAL READINGS)

1. Bronzena S, Jessup M: Pathophysiologic in the management of congestive heart failure. *Annu Rev Med* 1990; 41:65-74.
2. Geltman EM: Mild heart failure: diagnosis and treatment. *Am Heart J* 1989; 118:1277-1291.
3. Katz AM: Cardiomyopathy of overload. *N Engl J Med* 1990; 322:100-110.
4. Mancini DM, LeJemtel TH, Factor S, et al: Central and peripheral components of cardiac failure. *Am J Med* 1986; 80 (suppl 2B):2-13.
5. Manmontri A, MacLeod SM: Centrally acting sympatholytic agents in the treatment of congestive heart failure. *Drugs* 1990; 40:169-175.

6. Smith TW: Digitalis. *N Engl J Med* 1988; 318:358-365.
7. Sonnenblick EH, Lejemtel TH: Pathophysiology of congestive heart failure. Am J Med 1989; 87(suppl 6B):88S-91S.

Chapter 04

항고혈압 약물

Antihypertensive Drugs

평균 동맥 혈압(mean arterial blood pressure)은 혈류가 장기에 흐르게 하는 힘을 말한다. 정상적인 한도 내에서 동맥 혈압의 지속적인 유지는 부분적으로 호르몬 매커니즘과 신장 매커니즘에 의한 것이다. 지속적인 혈압유지의 가장 중요한 호르몬의 조절은 레닌-안지오텐신 체계(renin-angiotensin system)이다. 레닌(Renin)은 신장에서 분비되는데, 안지오텐시노겐(angiotensinogen)을 안지오텐신(angiotensin)으로 전환시킨다. 안지오텐시노겐은 간에서 분비되는 단백질로 혈액에서 순환한다. 안지오텐신 I(angiotensin I)에서 안지오텐신 II(angiotensin II)로 활성화되는 것은 모세혈관의 내부표면에 있는 효소의 전환 때문이다. 안지오텐신 II는 매우 강한 혈관수축제이며 부신 피질을 자극하여 알도스테론(aldosterone)을 분비시키게 한다. 알도스테론은 원위 세뇨관에서 활동하는 호르몬으로 나트륨 재흡수와 칼륨 분비를 증가시킨다. 신장의 혈액 관류가 감소한 상태에서는 레닌이 배출된다. 레닌은 안지오텐신 II의 증가를 통해 혈압을 증가시키기 위해 혈관수축을 자극하고 신장관류를 회복시킨다. 알도스테론 분비의 증가는 신장 나트륨의 재흡수 증가를 가져오는데, 이는 수분 재흡수에 따른 것이다.

그리고 혈압을 증가시키기 위한 노력으로 세포외액의 증가를 가져온다. 반대로 혈압이 너무 높다면 레닌의 분비는 억제될 것이다.

지속적인 혈압 유지를 위해서는 정상적인 신장 기능 또한 요구된다. 신장의 염분과 수분 배출은 동맥압과 관련이 있다. 다시 말해, 동맥압이 상승할수록 세포외액양을 줄이기 위해 신장의 염분과 수분 배출이 증가되고 그래서 혈압을 정상한도까지 되돌린다.

고혈압은 동맥의 수축기압과 확장기압이 정상보다 높은 것을 말하는데(140/90 mmHg 이상), 뇌졸중, 심장마비, 그리고 신장질환의 중요한 요인이다. 고혈압은 mild(150/90), moderate(180/100), severe(210/115 이상)으로 분류된다. 노인들은 수축기압 160 mmHg 이상인 수축기 고혈압이 일어날 수 있다.

고혈압환자의 약 10 %는 고혈압이 부신 수질의 종양(크롬 친화성 세포종; pheochromocytoma), 고 코르티솔증(hypercortisolism; Cushing's syndrome), 또는 신장질환과 같은 병에 의해 이차적으로 발생한다.

이러한 병들은 고혈압으로 인한 신장질환과 구분되어야 한다. 고혈압환자의 나머지 90 %는 원인이 알려져 있지 않다. 이러한 1차 또는 본태 고혈압은 아마 혈압의 장기적인 조절에 문제가 있기 때문일 것이다. 고혈압은 단기적인 혈압 조절 매커니즘인 압수용기반사(baroreceptor reflex)의 조절 부족 때문이 아니라고 여겨진다.

원인은 알려져 있지 않지만 1차 또는 본태 고혈압은 어떤 위험요소들과 연관이 있다. 이러한 위험요소에는 인종, 고혈압 가족력, 비만, 흡연, 고혈당(hyperglycemia), 고지혈증, 이미 앓고 있는 심혈관 질환(협심증 또는 심부전증) 그리고 이전의 뇌중풍 병력 등이다. 비약물적인 치료는 모든 환자들에게 시도되어야 한다. 비약물적인 치료는 나트륨 섭취의 식이 조절, 비만일 경우 체중감소, 알코올섭취의 조절, 금연, 운동량 증가, 그리고 스트레스 감소 등을 말한다. 이러한 비약물적인 치료는 경한(mild) 고혈압 환자들에게는 충분한 치료가 될 수 있고 대부분의 고혈압 치료제의 기능을 향상시킨다.

약물적 치료로 인해 증가된 혈중 콜레스테롤 수준이 감소했다면 당뇨병의 조절 또한 고혈압 치료에 포함된다. 대부분의 고혈압에 대한 원인은 알려져 있지 않기 때문에 약물치료의 목적은 고혈압의 원인을 치료하는 것보다 혈압을 낮추는 데에 있다. 이러한 목적은 환자에게 과도한 부작용을 주지 않아야 한다. 고혈압에 대한 약물치료는 고지혈증(hyperlipidemia)같은 심장질환 위험요소를 악화시키지 않아야 한다. 심혈관계 합병증을 억제함으로써 독립적인 사생활을 연장하기 위해 치료일정은 환자의 수용 가능한 라이프 스타일(life style)과 함께 최대한 적게 방해 받아야 한다. 이는 매우 장기적인 치료이고 라이프 스타일에 변화가 요구되기 때문에 치료일정을 준수하는 것이 문제가 될 수 있다. 자각증상이 없는 경한(mild) 고혈압 환자들에게 나타나는 부작용은 다양하다. "고혈압의 치료는 정말 수명을 연장하는 것인가 아니면 그저 늘어나는 것처럼 보이는 것인가?"의 의문은 계속될 것이다. 모든 고혈압 치료약은 남성의 발기부전을 가져올 수 있다. 특정 종류의 약들은 특히 더 그럴 가능성이 높다. 그리고 다른 약들의 부작용 발현 가능성은 사람에 따라 다르다.

단순한 치료 과정은 장기적인 약물치료 순응도(compliance)를 향상시킨다. 앞에서 다루어진 4개의 그룹은 이뇨제(diuretics), 베타차단제(beta blockers), 칼슘통로 차단제(calcium channel blockers), 안지오텐신 전환 효소 억제제(angiotension converting enzyme inhibitors) 단독적인 치료로 충분히 유용하다. 그 이외 중추 알파 항진제(central alpha agonists), 말초 알파 길항제(peripheral alpha antagonists), 직접 작용하는 혈관확장제(direct acting vasodilators)는 보통 추가적인 약물을 필요로 한다. 왜냐하면 그것들은 혈압을 낮추긴 하지만 혈압감소에 대한 생리적인 보상작용이 고혈압 치료효과를 없애기 때문이다.

이뇨제(DIURETICS)

이뇨제는 수년간 고혈압치료의 중심이었다. 초기에 이러한 이뇨제들은 혈관 내 부피 수축과 그로 인한 심박출량 감소를 가져온다. 몇 주간의 치료 후에, 혈장량과 심박출량은 치료 전 수준으로 돌아가지만 총 말초저항은 감소한다. 총 말초저항의 감소는 혈압감소의 장기적인 작용으로 보여진다. 이러한 약들은 단독으로 사용될 수도 있고 다른 종류의 약과 조합되어 사용될 수도 있다.

이뇨제와 아스피린 같은 NSAIDs의 동시(concurrent) 투여는 이뇨제의 효과를 감소시키고 염분과 수분 정체를 초래할 수 있다. 이는 NSAIDs으로 인한 프로스타글란딘(prostaglandin) 합성의 억제 때문이며, 정상적인 신장 기능에 있어서 프로타글라딘이 중요함을 보여준다. 이뇨제는 조증 치료 정신병 약인 리튬(lithium)의 독성을 증가시킬 수 있고, 리튬 복용량의 조정을 보증한다. 고지혈증치료에 사용되는 담즙산 결합수지(bile acid binding resins)는 동시에 사용되는 약들의 흡수를 방해할 수 있다.

타이아자이드 이뇨제(Thiazide Diuretics)

타이아자이드 이뇨제는 초기 원위 세뇨관에서 나트륨 재흡수를 억제하고, 결과적으로 칼륨 분비증가와 나트륨, 칼륨, 염화물 그리고 소변의 수분 감소를 초래한다. 타이아자이드 이뇨제는 표 4-1에 나와 있다. 이 그룹의 표준인 클로로티아지드(chlorothiazide; Diuril)은 1-2시간의 초기작용과 6-12시간 지속작용을 가진다. 그리고 신장에 의해 손상되지 않은 분자로 제거된다. 클로로타이아자이드(Diuril)의 배출에 대한 신장의 중요성 때문에 이 약은 신장질환 환자들에게는 주의가 요구된다.

타이아자이드(thiazides)는 경증, 중등도 고혈압과 심부전증 치료를 위해 선택될 수 있는 약이다. 타이아자이드는 일반적으로 레닌 고혈압증을

표 4-1 타이아자이드 이뇨제(Thiazide Diuretics)

약	투여량(mg)	투여횟수
크로로티아지드(Diuril)	500 ~ 1000	1 ~ 2
하이드로클로로티아지드(Hydrodiuril)	50 ~ 100	1 ~ 2
하이드로플루메티자이드(Diucardin)	50 ~ 100	1 ~ 2
벤드로플루메티아지드(Naturetin)	2.5 ~ 15	1
벤즈티아지드(Exna)	50 ~ 200	2
트리클로멘티아지드(Metahydrin)	2 ~ 4	1 ~ 2
메틸클로티아지드(Enduron)	2.5 ~ 5	1
플리티아지드(Renese)	2 ~ 4	1

가진 노인과 흑인들에게 더 효과적이다. 그러나 이전에 용적수축이 있었던 노인들은 기립성 저혈압과 기절(syncope)의 가능성이 있어 주의를 요한다. 그러나 부종이 없는 고혈압환자에게는 고혈압치료제가 더 효과적이다. 임상적으로 최적의 반응을 증명하기 전에 타이아자이드를 사용한 몇 주의 치료가 필요하다. 칼륨소실은 타이아자이드 이뇨제의 복용량과 빈번하게 관련이 있다. 그러나 복용량에 상관없이 저칼륨혈증(hypokalemia)이 나타날 수 있다. 저칼륨혈증은 신부전증 치료에 사용되는 강심제(digitalis)의 독성을 증가시킬 수 있다. 나트륨 제한 식이요법은 칼륨 감소를 최소화시킬 수 있다. 식이요법으로 인한 염분흡수 감소는 타이아자이드 복용량 감소를 가능하게 하고 그럼으로써 부작용의 위험을 줄인다. 타이아자이드는 또한 고혈당증(hyperglycemia)과 고지혈증 초래 가능성이 있다. 이러한 이유로 인해 당뇨병이나 대사장애가 있는 환자들에게 적합하지 않을 수 있다. 타이아자이드 치료로부터 통풍(gout)의 촉진과 함께 고뇨산혈증(hyperuricemia)이 발전될 수 있다. 타이아자이드는 일부 환자들에게 피로와 발기부전을 초래할 수 있다. 그럼에도 불구하고 타이아자이드 이뇨제의 적은 복용량을 통한 치료는 보통 부작용 없이 잘 견딜 수 있다.

저 칼륨혈증의 증상은 근육약화, 피로, 심부정맥 그리고 디지탈리스

독성의 강화 등이다. 타이아자이드 이뇨제는 저칼륨 소모 이뇨제와 함께 사용되어 부가적인 이뇨효과를 가지면서 칼륨의 균형을 유지하고 또는 보충할 수 있다. 이뇨효과는 다른 종류의 이뇨제 사이에 배가되고 같은 종류 안에서는 일어나지 않는다.

높은 한도 또는 루프 이뇨제(Hight - Ceiling or Loop Diuretics)

루프 이뇨제는 티아지드보다 배설량에 있어서 더 높은 효능이 있다. 루프 이뇨제는 원위 세뇨관에 나트륨 유입 증가로 인한 원위 세뇨관의 칼륨 분비증가와 함께 헨레 고리(loop of Henle)의 상행 각에서 염화물의 운반을 방해한다. 루프 이뇨제는 3 ~ 6시간의 작용지속과 함께 짧은 반감기를 가지고 있으며 신장에 의해 배출된다. 루프 또는 높은 한도 이뇨제는 표 4 - 2에 나와 있다. 푸로세미드(Lasix)(부종치료용의 강력 이뇨제)는 고혈압치료에 인가되었는데, 대부분 심부전증으로 인한 부종의 치료에 인가되었다.

푸로세미드는 급성 폐부종 또는 다른 이뇨제에 내성이 있는 고혈압의 치료에 사용된다. 복용량에 따라 저 칼륨혈증이 나타날 수 있다. 푸로세미드는 티아지드보다 독성이 강하지만 임상적으로 확실한 부종을 가진 사람들에게 더 효과적일 수 있다.

체액의 이상과 전해질 불균형은 독성의 가장 전형적인 현상이다. 적정 산도와 암모니아 분비의 증가는 이뇨 유도 대사성 알칼리혈증(metabolic alkalosis)의 원인이다. 혈장 단백질 결합과 결합 부분에 대한 경쟁은 특히

표 4 - 2 루프이뇨제(Loop Diuretics)

약	투여량(mg)	투여횟수
푸로세미드(Lasix)	80	1 ~ 2
에타크리닉산(Edecrin)	50 ~ 200	1 ~ 2
부메타니드(Bumex)	0.5 ~ 2	1

와파린(warfarin; Coumadin), 혈액응고방지제(anticoagulant), 그리고 지질을 낮추는 약물인 클로피브레이트(clofibrate; Atromid-S) 등과의 부정적인 약물 상호작용을 설명해준다.

저칼륨소모 이뇨제(Potassium-Sparing Diuretics)

스피로놀락톤(spironolactone; Aldactone)은 알도스테론 작용의 경합길항물질(competitive antagonist)이라서 원위세뇨관에서 나트륨의 재흡수와 칼륨의 분비를 억제한다. 트리암테렌(Dyrenium)과 아밀로라이드(Midamor)은 알도스테론 길항물질은 아니지만 여분의 칼륨을 포함하고 있다는 점에서 스피로놀락톤과 비슷하다. 저 칼륨소모 이뇨제는 표 4-3에 나와있다. 스피로놀락톤과 트리암테렌은 주로 간에 의해 대사작용 된다. 아밀로라이드는 대사작용 되지 않지만 신장에 의해 바뀌지 않은 상태로 배출된다.

이러한 약들은 칼륨손실을 초래하지 않는다. 그러나 고칼륨혈증의 발전과 함께 칼륨 보유가 일어날 수 있다. 그래서 전에 언급한 것처럼 칼륨 손실 이뇨제와 함께 조합되어 사용될 수 있다. 그 조합은 더 적은 부작용과 각각 약의 적은 복용량으로 같은 결과를 가질 수 있다.

표 4-3 저칼륨소모 이뇨제(Potassium-sparing Diuretics)

약	투여량(mg)	투여횟수
스피로노락톤(Aldactone)	50 ~ 100	1 ~ 2
트리앙테렌(Dyreninum)	200	2
아미로리드(Midamor)	5 ~ 10	1

베타차단제(BETA BLOCKERS)

베타차단제는 고혈압 치료에 있어서 두 번째로 많이 사용되는 약의 종류이다. 이 약제는 내생(endogenous) 에피네프린과 노르에피네프린(부신수질 호르몬)의 베타수용체에 대한 작용을 막고 레닌 배출을 억제하게 되는데, 이는 beta-1 효과를 통해 심박수와 심장수축이 감소되면서 심박출량이 줄어들기 때문이다. 혼합된 베타차단제는 또한 세 기관지(bronchioles)의 beta-2 수용체를 막고 병에 걸리기 쉬운 사람들에게 호흡곤란을 초래할 수 있다. 내인성(intrinsic) 교감신경 활동 능력을 지닌 베타차단제는 소위 부분 길항물질(partial agonist)이라 불리 우며 심박수나 심박출량의 변화 없이 말초저항을 줄이는 장점을 가질 수 있다. 베타차단제는 어린 환자나 레닌 수준이 높은 사람들에게 더 효과적이다. 베타차단제는 표 4-4에 나와 있다.

프로프라놀롤(Inderal)은 가장 오래된 베타차단제이며 beta-1 수용체, beta-2 수용체를 모두 차단한다. 아테놀롤(Tenormin)은 더 구체적인 beta-1 차단제이다. 그러나 베타-1차단제의 선별도는 완전하지 않다. 베타차단의 효과는 혈압을 낮추는 것과 심혈관 시스템 작용의 감소이다. 베타차단제는 관상동맥질병, 협심증, 또는 심실상성 부정맥을 가진 환자들에게 효과적인 치료방법이다.

표 4-4 베타차단제(Beta blockers)

약	투여량(mg)	투여횟수
혼합 베타차단제		
프로프라놀롤(Inderal)	120 ~ 240	2 ~ 3
나돌롤(Cargard)	40 ~ 80	1
핀돌롤(Visken)	10 ~ 60	2
티몰롤(Blocadren)	20 ~ 40	2
Beta-1 차단제		
아테놀롤(Tenormin)	50 ~ 100	1
메토푸롤롤(Lopressor)	100 ~ 450	2
아세부토롤(Sectral)	400 ~ 800	2
내인성교감신경활동 (Intrinsic sympathetic activity)		
아세부토롤(Spectral)	400 ~ 800	2
핀돌롤(Visken)	10 ~ 60	2

프로프라놀롤은 간에 의해 대사 작용된다. 그러나 사람에 따라 대사 작용의 차이와 그로 인한 혈장농도의 차이가 있다. 복용량의 미세조정은 심박수와 혈압의 임상 측정에 의해 이루어질 수 있다. 하루 1번 또는 2번 복용은 고혈압 치료 효과에 충분할 수 있다. 환자의 치료 순응도를 향상시키는 서방형 제제(Inderal LA)가 있다.

그러나 베타차단제는 박출계수(ejection fractin)가 40%이하로 심장의 기능이 급격하게 감소되었을 때는 사용될 수 없다. 베타수용체의 차단은 서맥을 초래하고 울혈성 심부전증, 급성 심정지를 초래한다. 이러한 문제들은 보통 환자들의 조심성에 의해 피할 수 있다. 베타차단제를 복용한 사람은 운동에 대한 정상적 심혈관계의 반응을 보여주진 않는다. 증가된 심박수와 베타수용체를 통해 중재된 수축력은 차단된다. 프랭크 스탈링의 법칙(The Frank starling law)에 의해 심박출량은 정맥의 환류량에 의해 결정된다. 일부의 베타수용체는 심박수 증가와는 상관이 없다. 전반적으로 베타차단제를 섭취하는 환자들이 운동에 대한 심혈관계 반응은 매우 다양하다. 내인성 교감신경 활동이 있는 사람들을 제외하고는 베타차단제는 혈장 중성지방을 증가시키고 높은 밀도의 지단백 콜레스테롤 레벨을 감소시킨다. 당뇨병에서의 베타차단체는 저 혈당증에 대한 정상적 반응이 나타나지 않는다. 베타차단제는 에피네프린 길항호르몬 작용을 억제하고 저 혈당증시 심박수를 증가시킨다. 이러한 이유로 다른 당뇨병 환자들에게는 고혈압 치료체가 더욱 적절하겠다. 프로프라놀롤은 호흡계의 환자들에는 극도의 주의가 필요하다. 반면 베타차단제는 내성이 좋다.

베타차단제의 부작용으로 가장 많이 보고되고 있는 것은 근 약화, 운동내성의 감소, 사지의 냉증(cold)들이 있다. 구역, 구토, 설사, 변비 또한 보고되고 있다. 중추신경계의 작용은 우울증, 환청, 악몽, 불면증, 어지러움 증을 초래한다. 갑작스런 베타차단제의 중단은 부정맥, 심각한 협심증, 심근경색, 심지어 죽음에 이르는 생명을 위협하는 심각한 증후군을 특징으로 한다. 점진적인 베타길항제의 중단은 7일에서 14일 정도에 걸쳐서 중단하여 약물 중단 시 반응을 예방하는 것이 좋다.

칼슘통로 차단제(CALCIUM CHANNEL BLOCKERS)

칼슘통로 차단제는 심장과 평활근 세포들에서 느린 칼슘통로를 억제한다. 세포로 칼슘이 들어가는 것을 억제하거나 세포내 저장소로부터 이동을 억제한다. 칼슘통로 차단제는 약간의 정맥바닥에서의 효과와 함께 동맥을 확장 시키는 역할을 한다. 칼슘통로 차단제는 관상동맥의 확장, 관상혈관의 저항을 감소시킨다. 또한 심실 이완을 가속화하고 심내막하의 관류를 향상시킨다. 직접적인 수축억제와 칼슘통로 차단제의 변시성(chronotropic)효과는 정상적으로 말초저항을 떨어트리는 심근기능의 교감신경작용 반사를 제한한다. 또한 이 약제들은 방실 전도계를 방해하는 경향이 있다. 심부전증이 없는 경우 이 약제들은 심실의 기능을 방해하지 않았다. 그러나 심부전증이 있는 경우 약물의 사용은 심 수축력의 저하와 좌심실의 기능이 저하된다. 칼슘통로 차단제는 보통 저 레닌성(low renin) 고혈압환자들(예. 노인, 흑인)에게 좀더 효과적이다. 또한 다른 몇몇의 이 약제들은 고혈압 환자들과 함께 협심증을 가진 관상동맥질환, 변종된 협심증(Prinzmetal's angina), 부정맥 치료제로 효과적이다. 칼슘통로 차단제와 적응증은 표 4-5에 나와 있다.

이 약제들은 경구복용 후 흡수가 잘되고 단백질 결합이 아주 좋다. 이 약제는 간에서 대사되고 짧은 반감기 때문에 하루에 3-4회 복용해야 한다. 베라파밀(Isoptin)은 오랜 시간 지속적으로 작용하는 공식화된 약품이다. 간의 대사가 저하된 노인들에서는 반감기의 소실이 연장될 것이다. 만일 복용량이 또는 복용 횟수가 적절하지 못하다면 혈장 농도는 증가되고 부작용 발생률은 높아 질 것이다.

표 4-5 칼슘통로 차단제의 적응증

약	부정맥	협심증		고혈압
		spasm	stable	
딜티아젬(Diltiazem)		+	+	
니카디핀(Nicardipine)			+	+
니피디민(Nifedipine)		+	+	
베라파밀(Verapamil)	+	+	+	+
이스라디핀(Isradipine)				+

표 4-6 칼슘통로 차단제

약	투여량(mg)	투여횟수
베라파밀(Isoptin, Calan)	240 ~ 360	3
니카디핀(Careine)	60 ~ 120	3
이스라디핀(DynaCirc)	2.5 ~ 5.0	2

최근 5개 칼슘 채널 차단제는 심혈관 질환(고혈압, 협심증, 부정맥)의 치료제로 승인되었다. 고혈압의 치료제로 승인 받은 3가지는 베라파밀(Isoptin, Calan), 니카디핀(Cardene), 이스라디핀(Dynacirc) 이다(표 4-6).

베라파밀(Verapamil)과 니카디핀(Nicardipine)은 수년간 사용되어왔고 부작용에 대해서도 잘 알려져있다. 이스라디핀은 1990년도 미국에서 출시되어 장기간 투여된 자료가 부족하다.

베라파밀의 가장 빈번한 부작용은 변비이다. 그래서 연화제(softner)가 함께 복용되어야 한다. 베라파밀은 심박수를 변화시키고 동방결절의 질환 또는 2도나 3도의 방실계의 차단질환이 있는 환자들에게는 사용되지 않는다.

니카디핀은 과도한 혈관확장과 두통, 빈맥, 홍조, 발 부종을 가진 교감신경계의 반사증상이 나타날 수 있다. 니카디핀은 또한 협심증의 횟수, 진행시간, 강도를 증가 시킨다는 보고도 있다. 이스라디핀은 심장기능에 원치 않는 몇 가지 효과가 나타나는 것으로 보고되었다. 모든 칼슘채널

차단제는 심부전증과 저혈압, 협심증에 금기시 된다. 칼슘차단제는 혈장 지질에 효과가 없는 것으로 보고된다.

안지오텐신 전환요소 억제제

(ANGIOTENSIN CONVERTING ENZYME INHIBITORS)

ACE 억제제는 안지오텐신 I (Angiotensin1)이 안지오텐신 II로 전환되는 것을 억제한다. 안지오텐신 II는 강하 혈관수축제이고 부신 피질의 알도스테론 분비자극제이다. 알도스테론은 원위세뇨관에서의 나트륨 재흡수를 증가시킨다. 혈관수축과 나트륨 보유증가 둘 모두 고혈압과 관련있다. ACE 억제제는 심박수, 심박출량, 수축력의 증가 없이 전신 소동맥의 저항, 평균압, 확장기압, 수축기압을 저하시킨다.

전부하(preload)와 후부하(afterload)는 모두 감소된다. 동맥의 확장은 후부하를 감소시키고, 초과량의 감소는 전부하를 감소시킨다. 관상과 대뇌의 혈류는 자동으로 유지되나 압 수용체(baroreceptor)의 기능과 심장반사에는 변화가 없다. ACE 억제제는 표 4-7에 나타나 있다.

이 분류의 항고혈압약제들은 특히 이뇨제와 함께 복용한다면 내성이 좋다. 캅토프릴(Captopril)의 위장관 흡수는 복용한 음식에 의해 감소되므로 최소 식사 한 시간 전에 복용 해야 한다. 반감기가 2시간이지만 지속효과가 길고 하루에 2~3번 복용하면 된다. 약의 대부분은 신장에 의해 배설된다. 그러므로 혈장결합은 신장기능의 결함을 증가시킬 수 있다.

표 4-7 안지오텐신 전환요소 억제제(ACE inhibitors)

약	투여량(mg)	투여횟수
캅토프릴(Capoten)	50 ~ 450	2 ~ 3
에날라프릴(Vasovec)	10 ~ 40	1 ~ 2
리시노프릴(Zestril, Prinivil)	20 ~ 40	1

안지오텐신 전환요소 억제제는 경증, 중등도의 고혈압에 사용될 것이다. 이 약제들은 교감차단작용이 없어서 자세성 저혈압이 드물고 운동에 대한 심혈관 반응은 정상이다.

이 약제들은 레닌 수준이 정상이거나 높은 사람들에 효과적이다. 혈장지질을 변형시키지 않으므로 이 약은 고지혈증 환자들에게 좋다. 전에 언급했듯이 이 약제들은 신장기능결함 환자들에게 주의 깊게 사용된다. 긍정적으로는 안지오텐신 전환요소 억제제가 발기부전을 덜 야기하기도 한다. 항고혈압작용에 대한 내성은 발전되지 않는다. 그래서 이러한 약제들의 갑작스런 중단은 고혈압과 연관이 없다.

캅토프릴(Capoten), 이날라프릴(enalapril; Vasotec), 그리고 리시노프린(Lisinoprine; Zestri, Prinivil)은 미국에서 사용이 승인된 세 개의 ACE 억제제이다. 이 약제들의 부작용으로는 저혈압, 고칼륨혈증, 기침, 그리고 신부전 등이다. 흔한 부작용인 기침은 보통 밤에 일어나고 전염되지 않는다. 고칼륨혈증은 보통 신부전증 환자에게는 문제가 아니다. 칼륨 함유 이뇨제, 칼륨 보충제, NSAIDs 등의 동시 사용, 그리고 당뇨병과 신장기능 장애가 있는 환자에게 고칼륨혈증의 위험이 증가한다. 일시적인 부작용은 주로 위장에서 나타나고 지속적인 치료로 없어질 수 있다. 또한 이 약들은 NSAIDs와 상호작용하여 ACE 억제제를 복용하고 있는 사람에게 고칼륨혈증의 위험을 증가시킬 수 있다. 또한, NSAIDs는 ACE억제제의 항고혈압 작용을 없앨 수 있다.

중추성 알파 작용약(CENTRAL ACTING ALPHA AGONISTS)

중추성 알파 작용약은 고혈압 치료에 있어서 세번째로 많이 사용되는 약의 종류이다. 이 약들은 표 4-8에 나와 있다. 이 약들은 중추교감신경의 유출을 감소하는 작용을 하여 동맥압을 감소시키고 반사성 빈맥

표 4-8 중추성 알파 작용약

약	투여량(mg)	투여횟수
메틸도파(Aldomet)	500 ~ 2000	2 ~ 4
클로니딘(Catapres)	0.2 ~ 0.6	2
구아나벤즈(Wytensin)	8 ~ 64	2

을 초래하지 않는다. 장기적인 치료를 통해 말초저항의 감소를 가져온다. 운동을 통해 심박출량과 심근 산소소모량은 치료이전 수준으로 유지된다.

혈압강하제 메틸도파(methyldopa; Aldomet)는 경구투여 후 빠르게 흡수된다. 그러나 그 효과는 투여 후 6-8시간 동안 보여지지 않는다. 아마 작용이 일어나는 중추교감신경으로 이동되기 때문일 것이다. 메틸도파는 짧은 혈장 반감기를 가지고 있지만 혈장 농도는 그 작용과 관계가 없다. 왜냐하면 작용이 일어나는 곳이 중추교감신경이기 때문이다. 신장에 의해 배출 되고 보통 하루에 1 ~ 2번 투여된다. 클로니딘(Cloidine; Catapres)는 알약으로도 가능하고 경피 패치로도 가능한데 1주에 1번만 바꿔서 사용될 수 있다. 이 약제의 유일한 문제는 접촉성 피부염일 것이다.

중추성 알파 작용약은 어린 환자들에게 심박출량이나 심박수의 큰 변화 없이 동맥 압과 같은 총 말초저항을 감소시킨다. 그러나 나이가 많은 환자들은 정맥 이완이 올 수 있고 그래서 전부하의 감소가 올 수 있는데, 이는 박출량과 심박출량의 감소까지 이르게 된다. 체위 저혈압은 말초 자율신경계에 작용하는 약들보다 심각하지 않다. 이러한 약들은 압수용기반사를 차단하지 않는다. 부작용들로는 나른함, 정신적인 활동 감소, 구갈(dry mouth), 발기부전, 어지러움, 그리고 심한 저혈압 등이다. 이 약들은 보통 체액정체(fluid retention)를 방해하는 이뇨제와 함께 사용된다. 빠른 복용 중단은 고혈압적 위기를 일으킬 수 있어(베타차단제와 비슷하게) 복용 중단은 7일에서 14일 정도로 점차적으로 이루어져야 한다.

말초성 알파 길항약(PERIPHERAL ALPHA ANTAGONISTS)

말초 알파 길항약은 에피네프린과 노르에피네프린이 소동맥과 정맥에서 알파 차단제에 작용하는 것을 차단한다. 그래서 혈관저항과 혈관의 저장력 등을 줄여 정맥 환류량과 심박출량을 감소시킨다. 결과적으로 전부하와 후부하 모두 감소한다. 프라조신(prazosin; Minipress)는 반사성 빈맥을 거의 초래하지 않는다. 그러나 저혈압의 결과로 고정적으로 나타날 수 있다. 베타차단제나 이뇨제와는 최상으로 사용된다. 치료 초기에 체위성 저혈압과 실신이 나타날 수 있으나 보통 장기적인 사용을 통해 내성이 증대된다. 프라조신은 지단백분포상을 증대시키고 대사 이상이 있는 환자들에게 유용할 수 있다. 대뇌저(cerebral beds)와 관상동맥저(coronary beds)는 영향을 받지 않는다. 운동에 대한 심혈관 반응도 영향을 받지 않는다. 말초성 알파 길항약은 표 4-9에 나와 있다.

프라조신은 경구투여 후 잘 흡수되고 혈장 단백질에 잘 붙는다. 혈장단백질 감소는 어떤 질병들과 함께 일어날 경우, 무해한 약의 양을 증가시킬 수 있다. 그리고 4~6시간 작용시간을 가지며 하루 2~3번 투여되어야 한다.

표 4-9 말초성 알파 길항약

약	투여량(mg)	투여횟수
프라조신(Minipress)	6~15	2~3
테라조신(Hytrin)	1~5	1

직접 작용하는 혈관확장제(DIRECT ACTING VASODILATORS)

혈관에 직접 작용하는 혈관확장제는 소동맥 평활근의 이완을 통해 총 말초저항을 감소시킨다. 하이들라라진(hydralazine; Apresoline)은 정맥보다 소동맥이 확장되기 때문에 수축기압보다 확장기압을 더 감소시키고, 따라서 체위성 저혈압은 흔치 않다. 그러나 심박수와 수축력의 증가와 함께 교감신경계 작용의 반사증가를 가져올 수 있다. 또한 레닌 분비증가와 수분정체를 초래할 수 있다. 염분 및 수분 항상성에 대한 작용 때문에 이 부류의 약들은 이뇨제와 함께 쓰일 때 가장 좋다. 직접 작용하는 혈관확장제는 포도당과 혈당지질에 영향을 끼치지 않는다. 미녹시딜(minoxidil; Loniten)은 혈관확장제인 하이드랄라진(hydralazine)과 비슷하지만 독특한 부작용으로 다모증이 나타날 수 있어서 그 유용성에 한계가 있을 수 있고 유용성을 더 할 수도 있다. 미녹시딜은 로게인(Rogaine)의 유효성분이고 국부에 사용되어 모발성장을 자극하는데 이용된다.

하이드랄라진의 대사는 유전적으로 결정된 대사가 위장관에서 일어날 때에 비교적 독특하다. 인구의 50%는 이 약을 빠르게 대사시킨다. 그래서 같은 효과를 얻기 위해 더 많은 복용량이 요구된다. 대사능력의 이러한 차이는 약이 혈장에 도달하기 전에 나타나기 때문에 혈장 반감기는 영향을 받지 않는다. 혈장 반감기는 약 1시간이지만 작용시간은 12시간이다.

표 4-10 직접 작용하는 혈관확장제

약	투여량(mg)	투여횟수
하이드랄라진(Apresoilne)	40 ~ 200	4
미노시딜(Loniten)	5 ~ 40	1

물리 치료 시 약물정보(PHYSICAL THERAPY NOTES)

운동에 대한 심박수 모니터링에 있어서 고혈압치료약이 운동 반응에 영향을 미치는지 확인해야 한다. 베타차단제는 운동 반응에 있어서 대체로 심박수를 둔화시킨다. 체위성 저혈압은 일부 고혈압 치료 환자들에게 문제가 될 수 있다. 노인들은 보통 이러한 부작용의 가능성이 더 많다. 말초성 알파 길항약은 특히 치료 초기에 체위성 저혈압을 가져올 수 있다. 이에 대한 내성은 보통 증가된다. 중추성 알파 작용약 또한 저혈압을 가져올 수 있지만 보통 말초 작용 약제들보다 덜 일어난다. 만약 환자의 이뇨제 투약량이 감소되었다면 체위성 저혈압을 가져올 수 있다. 직접 작용하는 혈관확장제는 혈압조절기전이 온전하다면 저혈압을 거의 일으키지 않는다. 중요한 것은 혈압조절기전은 나이가 들면서 민감도가 떨어지는 경향이 있다. 또한 당뇨병환자는 혈압조절기전을 방해하는 자율신경 신경병증을 가질 수 있다. 안지오텐신 전환요소 차단제와 칼슘통로 차단제는 기립성 저혈압을 거의 초래하지 않는다.

특히 저혈압을 일으킬 수 있는 약의 존재에 따라 압수용체 반응 지연으로 인해 나타나는 자세성 저혈압이 노인들에게 나타날 수 있다. 질병에 노출되기 쉬운 사람들은 낙상으로부터 손상의 위험이 크다. 앉아있는 자세에서 위굽힘(dorsi flexion)한 발과 다리의 움직임은 섰을 때 혈압이 심각하게 떨어지는 것을 방지하는 충분한 정맥 환류를 자극한다. 환자들은 천천히 일어나 앉는 것을 지도받아야 하고 그 이후에 일어서야 한다. 자세성 저혈압에 대한 정보는 21장에 있다.

노인과 흑인들은 앞서 언급한 레닌 고혈압에 걸리기 쉽고 베타차단제나 ACE 억제제보다 이뇨제에 더 잘 반응한다. 젊은 백인들은 정상적이거나 고 레닌 고혈압증이고 베타차단제나 ACE 억제제에 반응한다. 다른 종류의 약들은 양쪽인종에 똑같이 작용한다.

학습 목표(LEARNING OBJECTIVES)

1. 혈압조절의 기본생리학과 장단기 조절기전을 이해한다.
2. 이뇨제 종류와 신장 내 작용점의 차이를 설명한다.

3. 칼륨소실을 야기하는 이뇨제와 저칼륨증과 관련된 특별한 증세들을 이해한다.
4. 고혈압치료에 사용되는 약의 분류와 고혈압에 작용하는 약들의 작용을 이해한다.
5. 고혈압약의 작용 기전을 이해하고 병행치료에 사용하는 약물들과 왜 병행치료가 효과적인지 설명한다.

참고문헌(ADDITIONAL READINGS)

1. 1988 Joint National Committee: The 1988 report of the joint national committee on detection, evaluation, and treatment of high blood pressure. *Arch Intern Med* 1988; 148:1023-1038.
2. Andern L: General considerations in selecting antihypertensive agents in patients with type Ⅱ diabetes mellitus and hypertension. *Am J Med* 1989; 87(suppl 6A): 39S-41S.
3. Braunwald E: Mechanism of action of calcium-channel-blocking agents. *N Engl J Med* 1982; 307:1618-1627.
4. Dzau VJ; Atherosclerosis and hypertension: Mechanism and interrelationships. *J Cardiovasc Pharmacol* 1990; 15(suppl 5):S59-S64.
5. Ferrario CM: The renin-angiotensin system: Impotance in physiology and pathology. *J Cardiovasc Pharmacol* 1990; 15(suppl 3):S1-S5.
6. Messerli FH, Kaesser UR, Losem CJ: Effects of antihypertensive therapy on hypertensive heart disease. *Circulation* 1989; 80(suppl Ⅳ):Ⅳ-145-Ⅳ150.
7. Rahn KH: Principles of antihypertensive drug treatment. *Am J Cardiol* 1990; 65:82G-84G.
8. Schoenberger JA: Controversies in the use of combination theraphy in the older patient. *Drugs* 1990; 36(suppl 2):64-66.

Chapter

05 항부정맥 약물

Antiarrhythmic Drugs

심장의 전도 시스템은 특별한 심장근육세포가 몇 개의 수축 세포를 포함하여 구성하고 있다. 이 세포는 자동적으로 억제된다. 즉, 세포가 활동하지 않을 때의 전위는 자발적으로 역치를 재분극 시켜야 하고, 다른 활동전위를 발생시켜야 한다. 동방결절(sinoatrial node)은 최적의 자동 조정기능로 인한 심장의 정상 심박조율기이다. 하지만 그 조정기능은 자율신경계에 의해 영향을 받을 수 있다. 부교감신경 자극이 자발적 탈분극의 비율을 감소시키는 동안 교감신경의 자극은 그 비율을 증가시킨다. 활동전위는 내결절 통로(intranodal pathways)를 따라서 심방 바깥을 통해 통과하고 동방결절을 빠져 나간다. 이 심방수축의 원인은 심방심실결절 활동의 잠재력 변화를 지연하고 심실수축 전에 심방수축을 허락하여 심실을 채우는데 중요하다. 이 다발(bundle)은 심실결절에서 나오고 내심실 격막으로 들어가며 여기에서 왼쪽과 오른쪽 다발로 분할된다. 이 다발의 가지는 푸르키니에(purkinje) 섬유로 올라가 연결되며 심실 심내막하를 통하여 간격이 넓어지며, 이어지는 푸르키니에 섬유는 심실에 활동전위를 빠르게 전도하고 심실 근섬유에 자극 수축을 허락한다. 맥박조정의 초점은 동방결절과는 다른 전위를 고려해야 하는 것이고 심방과 심실의 비 협조성 수축을 이끌어야 하는 것이다. 부정맥은 비정상적 자극 생성이나 비정상적 자극 전도에 의한 것일 수 있다.

방실속(atrioventricular bundle)은 심방, 심실 사이의 전기적인 전도가 통하는 유일한 통로이다. 방심사이막(atrioventricular septum)의 나머지 부분은 결합조직이고 전기적 자극이 전도되지 않는다. 하지만 때때로 심방과 심실사이의 연결통로로 전도경로를 제공하기도 한다. 이 연결은 또한 회유하는 부정맥 경로를 공급할 수 있고 몇몇 공통의 심방심실의 부정맥류를 만들 수 있다. 심방심실의 결절을 통과한 전도율 감소는 방실결절차단(atrioventricular nodel block)을 이끌 수 있다. 불완전한 차단은 방실결절을 통해 부분적으로 심방으로만 전도를 생성한다. 하지만 완전한 차단은 심박동률과 심실박동률 사이를 완전하게 분리한다. 심실박동률은 푸르키니에 시스템에 달려 있지만, 실질적으로는 이소성 심박조율기(ectopic pacemaker)의 위치에 의해 조절된다. 높은 박동률은 방실결절에서의 이소성 심박조율기를 닫아 버린다. 참고로 심실률의 정상범위는 분당 25~40번이다.

심장활동 가능성에 대한의 이온의 근거는 지금까지 줄 곧 Purkinje 세포로부터 연구되어 왔고 이것은 5개의 단계로 나뉘어져 있다. 0단계는 빠른 세포막의 탈분극과 세포막 전위차의 역전으로 특성화 되어진다. 이것은 빠른 나트륨 통로(fast sodium channels)들을 통해 매우 강렬하고 간결한 내부의 이동을 일으킬 수 있다. 이 시간 동안 느린 나트륨-칼슘통로(slow sodium-calcium channel) 또한 열리게 된다. 칼슘의 유입은 흥분수축연결에 중요한 작용을 한다. 1단계는 빠른 나트륨 채널의 불활성화와 활동전위차 때문에 빠른 재분극의 정체가 있다. 2단계는 느린 나트륨-칼슘 채널이 여전히 열려 있기 때문에 길게 지속되는 정체가 있다. 이러한 활동 전위차의 정체는 사실 이 기간동안 근육의 수축을 가져오는 원인을 초래한다. 이 긴 기간 동안 활동전위차로부터 심근의 경련(tetany)과 가중

3(summation)을 예방할 수 있다. 3단계는 칼륨막의 삼투성이 증가하고 세포로부터 칼륨이 탈출하기 때문에 정지하는 전위차(resting potential)로부터 빠른 재분극이 있다. 4단계는 정지하는 전위차다. 자발적 탈분극의 증거로 세포가 어느 쪽을 지배하든 박자에 맞게 안내한다. 그래서 전위차 범위 는 출발점을 기준으로 0단계 탈분극을 이끌어 낼 수 있다. 이러한 세포들의 자발적 탈분극의 범위는 자율신경계 혹은 질병에 의해 바뀔 수 있다. 부교감신경의 자극은 탈분극의 비율을 감소시키고 교감심경의 자극은 탈분극의 비율을 증가 시킨다. 보통 심방의 혹은 심실 근육의 세포들은 4단계의 안정되고 정지된 전위차를 가지고 있다. 그리고 그것은 다음 탈분극이 일어나도록 유도 할 때까지 계속된다.

항부정맥 약물(ANTIARRHYTHMICS)

항부정맥 약물은 그들 세포의 전기 생리학적 활동에 의해 나눠어진다(표 5-1). 이 표의 분류는 격리된 실험 동물의 심장조직으로부터 이끌어냈으나 임상적 활동관계는 충분히 양해되어지지 않았다. 항부정맥 약물의 투약계획은 표 5-2에 실려 있다.

Type 1a

퀴니딘(quinidine)은 퀴닌(quinine)으로부터 얻는다. 그리고 이것은 말라리아 환자의 치료 중에 항부정맥 효능이 발견되어졌다. 심방세동환자의 부정맥 치료와 같이 치료되기도 했다. 퀴닌은 일반적으로 심장의 진정제이다. 이는 자발적 탈분극을 진정 시키고 활동전위차 기간을 증가시킨다. 또한 심장전도 체계를 감소시키고 비정상 박동을 일으키는 심장의 영역들(ectopic foci)억제시키고 심실주변의 빈축성부정맥이나 심실의 부정맥 재

표 5-1 세포전기생리학에 의한 항부정맥약제 분류

분류	기전	약물
Type I	빠른 sodium 통로 차단제	
Ia	적당한 억제단계 0 (Moderate inhibition of Phase 0)	퀴니딘(Quinidex,Others) 디소피라마이드(Norpace)
Ib	최소 억제단계 0 (Minimum inhibition of phase 0)	토카나이드(Tonocard) 맥스레틴(Mexitill) 리도카인(Lidocaine)
Ic	최대 억제단계 0 (Maximal inhibition of phase 0)	푸레카이나이드(Tambocor) 엔케이나이드(Enkaid) 프로파페논(Rythmol)
Type II	베타아드레어지차단제에 의한 교감신경 tone의 억제 (depression of phase 4 epolarization)	프로프라놀롤(inderal) 아세부톨롤(Sectral)
Type III	재분극의 연장	아미오다론(Cardarone)
Type IV	칼슘통로의 차단: phase 1과 2의 연장	베라파일(Isoptin, Calan)

표 5-2 항부정맥제제의 복용량(Dosage Schedules for Antiarrhythmic Drugs)

형태	약물	단일총용량(mg)	횟수/일
Ia	퀴니딘(Quinidex) 디소피라마이드(Norpace) 프로카이나마이드(Pronestyl)	600 ~ 1800 400 ~ 600 2000 ~ 4000	2 ~ 3t 2 ~ 4 4
Ib	토카나이드(Tonocade) 멕스레틴(Mextil)	1,200 ~ 1,800 600 ~ 900	3 3
Ic	푸레카나이드(Tombocol) 엔케이나이드(Enkaid) 프로파페논(Rythmol)	300 ~ 400 75 ~ 200 450 ~ 900	2 3 3
II	프라프로놀롤(Sectral) 아세부톨롤(Sectral)	30 ~ 120 400 ~ 1200	3 ~ 4 2
III	아미오다론(Cordarone)	400 ~ 800	1 ~ 2
IV	베라파일(Isoptin,Calan)	240 ~ 480	3 ~ 4
See Table 5-1 Extended release			

발을 방지한다. 이 약물의 좀 더 유용한 점은 너무 이른 심실의 탈분극을 치료하고 심실의 빈맥, 그리고 심실의 세동을 방지한다. 처음에 이것은 미주신경을 감소시키는 콜린억제성의 활동에 쓰였다.

퀴니딘의 적응증은 완전한 심장전도차단을 일으키지 않는 심방의 조기발동, 심방과 심실의 조기(premature) 수축, 방실 사이 접합부 주기의 발작, 심방 빈맥의 발작, 심장 세동이다. 퀴니딘은 또한 혈관확장, 체위성 저혈압, 골격근의 약화, 피로, 특히 호흡근 약화의 원인이 되는 골격근과 평활근을 저하 시킨다.

퀴니딘은 구강투여로 빨리 흡수되며 한시간 안에 혈청 농도를 초과한다. 이것은 간에서 물질대사로 변화시키고 대사산물은 신장으로 방출한다. 이것의 제거 반감기는 6 ~ 7시간이다. 강심제(Digoxin)의 혈청 농도는 퀴니딘 투여시 증가한다. 그러므로 강심제의 농도는 관리되어야 하고 필요에 따라서 복용량을 감소시켜야 한다. 또한 아미오다론(amiodarone; Cordarone), 시메티딘(cimetidine; Tagemet), 그리고 베라파밀(verapamil; Isoptin, Calon)은 퀴니딘 앞에서 혈청의 농도를 증가시킬 수 있다. 그러나 니페디핀(nifedipine; Procardia, Adalat)은 다르게 퀴니딘의 혈청의 농도를 감소시킬 수 있다.

퀴니딘을 사용하는 환자의 1/3은 사용정지를 필요로 하는 부작용을 경험한다. 따라서 이것은 낮은 치료 수치로 부작용에 대한 환자의 지속적인 모니터링이 필요하다. 부작용은 멀미, 구토, 설사와 같은 위장내의 상태와 관계가 있으며 음식과 함께 섭취함으로써 최소화 할 수 있다. 기나중독증(cinchonism)은 이명, 청각의 상실, 두통, 시력의 흔들림을 보인다. 퀴니딘에서 보이는 심장독성(cardiotoxicity)은 심전도 상에서 장기의 PR간격과 QRS과의 증대를 보인다. 이것은 방실 사이의 심장전도 감소 때문으로 동방결절 차단과 방실 차단, 심실 빈맥 등을 일으킬 수도 있다. 심장전도는 심장의 모든 부분에서 느려진다. 푸르키니에 섬유는 재분극 될 수 있으며 비정상적 자동성이 발달할 수 있다. 이것에는 부정맥의 악화로 오는 약의 독성과 구별하여야 한다. 퀴니딘은 조기 심박동(premature beat)을 허용한다. 그것은 역설적으로 심실비율이 증가하고 심방비율이 감소 될 수도 있다. 그것에는 심방세동으로 인한 발작을 발생하게 하는 중풍의 위험이 있다. 혈소판 감소와 같은 혈액의 질병은 비록 드물게 발생하기는 하지만 치명적일 수 있다. 저혈압은 혈관 평활근의 관계에서 야기된다. 콜린억제성 활동은 빈맥의 원인이 된다. 퀴니딘의 독성은 칼륨의 유입으로 증가되는데 칼륨의 배출과 유입 또한 환자에게 있어 중요한 고려사항이 된다.

Type 1b

리도카인(Lidocaine)은 1b type에서 견본이 되는 약물이다. 그러나 이것은 경구 이용하기에 효과적이지 않으므로 정맥이나 근육내의 주사 요법을 통해 사용해야 한다.

위장을 통해서 흡수 된 토카나이드(tocainide: Tonocard)는 투여 후 60 ~ 90분 후에 혈액에서 가장 최고점에 이른다. 이것은 간에서 물질대사로 변화시키고 대사 산물은 신장으로 배출한다. 반감기는 15시간이다. 토카나이드는 디곡신과 상호 작용을 하지 않는다.

토카나이드는 심근경색 후에 오는 심실의 부정맥의 치료와 예방에 효과적이다. 이것은 만성 심실 비정상 박동을 억제하고 심실의 빠른 부정맥을 예방할 수 있다. 그러나 심방 세동(atrial fibrillation)이나 조동(flutter)에는 효과가 없다. 이 약은 심실의 효과적 불응기를 짧게 하는 것과 활동전위기간을 짧게 하는데 작용한다. 굴심방결절(sinus mode)의 자동성 혹은 심장내의 생리전도에도 약간의 효과가 있다. 이것은 조기 심방의 박동을 억압한다. 퀴니딘과 같은 1a의 약물과의 결합에서 환자는 심방의 부정맥과 같은 질환에서 15 ~ 30% 정도의 부가적인 효과를 볼 수 있다. 두 약물의 작은 용량으로 함께 복용하는 경우 종종 독성 발생물과 연관 될 수 있다.

40%에서 부작용을 보이고, 약물의 중지를 요구하는 환자는 이들 중 절반 가량이 된다. 토카나이드와 함께 나타나는 부작용은 주로 위장이나 신경계통의 이상이다. 위장의 문제는 식욕부진, 멀미, 구토, 복통 그리고 변비다. 신경계의 문제는 진전, 신경과민, 현기증, 감각이상, 그리고 정신의 혼미(mental confusion)이다. 이것들은 식사 후에 약을 복용함으로써 증상을 최소화 할 수 있다. 토카나이드를 이용하는 환자 중 8%는 발진이 일어날 수 있어 약 복용을 중지해야 할 것이다. 폐의 섬유조직 증식 혹은 무과립성 세포증(agranulacytosis)은 드물게 발생된다(0.05% 이하). 약물 가중의 심부전(heart failure)이나 부정맥은 환자의 4%미만 정도로 발생한다. 비록 그들이 치명적인 치료 범위로 좁혀지기는 할지라도 일반적으로 심부전을 가진 환자들은 내성이 잘 생긴다. 이 약은 상심실성 부정맥(supra-ventricular arrhythmias)의 치료에 중요성을 인정받지 못하고 있다.

Type 1c

1c 그룹의 약인 플케이나이드(flecainide; Tambocor)와 엔케이나이드(en-cainide; Enkaid)는 심방, 심방심실결절, 히스-푸르키니에 체제, 심실, 부전도로(accessory pathways)에서의 느린 전도와 불응기를 연장시킨다. 이 약은 첫째로 간을 통해 물질대사로 변화시키고 신장으로 배출한다. 혈액 내에서 최고점에 달하는 시간은 구강으로 복용 후 2~4시간 안이고 반감기는 대략 20시간이다. 이 그룹의 약들은 환자들에게 심실의 전위증과 함께 자주 발생되는 조기 심실 수축에 효과적이다. 이들은 조기 심실 수축, 심실의 두 행 연구(ventricular couplets) 그리고 간헐적 심실의 심계항진을 억압한다. 이 약들은 근육의 수축을 지배하는 활동에 부정적이고, 왼쪽 심실의 기능을 저하시키고, 환자의 심장 실패를 악화시킨다.

이 약들은 또한 불규칙하게 공동결절기능(sinus nodal function)을 약화시킬 것이고, 늦은 히스-푸르키니에 전도(His-purkinje) 영향으로 이전 상태의 전도장애를 악화시킬 것이며 진행된 방실블록(atrioventricular block)을 촉진할 것이다. 부작용은 환자의 30%에서 보이고, 15%에서는 약을 정지할 것을 요구한다. 비심장성 부작용은 현기증, 시각적 장애, 호흡곤란, 구역질, 피로, 진전 그리고 두통이다.

프로파페논(propafenone; Rythmol)은 또한 베타차단제와 안정막전압을 갖는다. 이것은 2~12시간 범위의 반감기를 가진다. 잠재적으로 치명적인 심실부정맥을 갖고 있는 환자의 미성숙한 심실수축과 간헐적 심실의 심계항진을 조절하는 것에 효과가 있다고 입증되었다. 그것은 QRS사이를 연장시키는데, 왜냐하면 심방과 방실결절, 방실 사이의 부전도로에서 전도속도를 느리게 하고 불응기(refractoriness)를 연장시키기 때문이다. 이는 회류(reentrant)하는 상심실성 심계항진(supraventricaular tachycardia) 그리고 발작성 동맥 심계항진 환자(paroxysmal atrial tachycardia)에게 효과적일 것이다.

프로파페논의 주관적 역효과는 약에 의지하는 것이고, 쓴 것, 금속성의 맛, 구역질 그리고 현기증이다. 복용을 권유한 3%의 환자에게는 베타차단제 활동으로 인하여 발진을 보였다. 이것은 방실결절차단을 눈에 띄게 강조할 수 있다. Ic 효과로 인하여 히스-푸르키니에 전도 차단을 악화 시킬 수 있다. 또한 왼쪽 심실의 부정적 근수축 활동과 기능이상에 주의해 사용 해야한다. 프로파페논은 심실 심계항진 환자이나 심실세동 병력환자에서 약간의 부정맥 증상을 보인다. 심장에서 겪을 수 있는 부작용은 1회 용량과 환자가 지니고 있는 질환에 따라 다르다.

프로파페논(Rythmol)의 복용량은 디곡신과 상호작용하고 디곡신은 레벨 40~60%증가 할 수 있다. 또한 와파린의 혈장농도증가와 혈액응고시간 증가가 나타난다.

플레칼리니드(flecalinide; Tambocor)과 엔케이나이드(encainide; Enkaid)는

심근경색 후 나타나는 간헐적 심실부정맥환자들에게서 초과 사망률을 보인다. 따라서 미국 식약청에서는 문서상으로 생활을 위협할 정도의 지속적인 심실 심계항진과 같은 심실 부정맥 환자에게만 두 약을 처방한다.

Type II

베타차단제는 베타수용체의 에피네피린과 노르에피네피린의 상호작용을 차단하고 심장에 카테콜아민작용을 억제한다. 베타차단제는 심실위 부정맥, 심방세동, 심방조동, 그리고 발작성 심방 심계항진에 사용된다. 그들은 방실결절의 불응이 증가되기 때문에 방실결절의 전도를 느리게 한다. 따라서 그들은 부정맥을 없애기 보다는 심실률을 느리게 한다. 프로프라놀롤(propranolol; Inderal)은 교감신경치료 적용 시 운동이나 감정에의해 발생되는 부정맥을 치료하는데 좋은 효과를 볼 수 있다. 첫번째 심근경색 후 첫 해에는 사망률을 줄이고 심근경색 후의 심실세동의 역치를 높인다고 보여졌다. 프로프라놀롤과 디지탈리스(digitalis)는 심방세동과 심방조동의 치료에 부가적으로 작용하고, 디지탈리스는 미주신경의 긴장(tone)을 증가시키며, 프로프라놀롤은 베타차단제의 역할을 한다.

장기간의 차단은 심장세포에서 재분극을 연장시키는 적응반응의 원인이 된다. 이것에 효과는 몇 주 동안 지속되어 약 3주 후에는 정상고지에 달하며 치료종료 몇일 동안 지속된다.

아세부톨롤(acebutolol; Sectral)은 비교적 심장의 선택적 베타-1 차단제와 관련이 있고 심실부정맥치료에 쓰인다. 그것은 프로파놀롤보다 더 심장에 선택적이고 부분적 항진 활동을 갖는다. 그것은 프로파놀롤보다 심장박동률을 덜 감소 시키지만, 방실전도를 더 느리게 하고, 방실결절 불응기를 길게 한다. 아세부톨롤과 그것의 주요 대사물들의 반감기는 8~13시간이다. 그것은 다발적 상부심실 심계항진과, 심방세동에 효과적이라고 할 수 있는데, 부분적으로 심방심실전도를 감소시킬 수 있다. 베타차단제는 낮은 전부정맥(proarrhythmic)활동을 가지고 있고 운동으로 발생되는 일차선택약이다. 이 약제는 디지탈리스로 유도된 부정맥과 승모판탈출증후군(mitral valve prolapre syndrpme)과 유사한 증상에도 효과가 있다. 심실부정맥의 부작용은 다른 베타차단제와 유사하며, 우울증과 피로가 있다. 천식과 기관지경련증상을 악화시킬 수 있다. 방실결절블록의 악화와 근수축력감소(negative inotropy)에 의한 심부전을 악화시킬 수 있다.

Type III

아미오다론(amiodarone; Cordarone)은 많은 특성들을 가지고 있지만 재분극의 연장으로 인하여 TypeIII에 분류된다. 주요한 효과는 QT간격이 늘어나고 또한 PR간격이나 활동전위 기간을 연장시키다. 또한 관상동맥과 말초혈관 확장의 속성을 가지고 있다. 아미오다론은 복용 후 천천히 다양하게 흡수된다. 반감기는 53일이므로 평형에 도달하기까지 몇 달이 걸린다. 이 약물은 간에서 대사작용을 하고, 그래서 복용량 감소를 통해 신장손상을 방지할 수 있는 것은 아니다.

이 약들은 생활을 위협하는 정도의 심실부정맥 환자 치료에 쓰여왔다. 그것은 다른 약에는 반응하지 않는 지속적 심실 심계항진의 치료에 사용된다. 아미오다론은 재발하는 심계항진과 심실세동이 적응증이다. 왜냐하면 장기간의 반감기와 말초기관의 유독성 때문에 그것이 일차치료약이 되지는 않는다. 따라서 이 약의 적응증은 재발성 심실세동과 재발성 심계항진이다.

아미오다론의 부작용은 흔하나, 20% 미만의 환자에게만 복용 중단을 요구한다. 언급된 부수적 작용으로는 각막침전, 증상이 없는 간효소의 일시적 상승, 피부의 과감수성, 푸른-회색 피부변색 등이고 구역질, 구토, 식욕부진, 변비와 같은 주관적인 위장 부작용은 복용량을 감소시켜야 할 것이다. 이 약들은 갑상선호르몬의 보충이 요구되는 갑상선 기능 부전증을 일으킨다.

그것은 역설적으로 갑상선의 기능 항진증을 발생시켜 이 약품복용을 중단해야 한다. 더 심각한 부작용은 약물의 중단을 가져오는 간질폐렴(interstitial pneumania)과 약물로 간염(hepatitis)이 발생하는 것이다. 신경학적인 부작용으로는 말초 신경병증과 근육병증, 위약감과 피로, 종양과 불수의 운동, 실조증 증으로 이는 복용량 감소로 해결이 된다.

Type IV

칼슘통로 차단제는 동맥의 평활근, 근육세포, 심장전도세포에 칼슘이 들어가는 것을 억제한다. 이 약들은 심방조동과 세동 등과 같은 심실위부정맥 치료에 사용된다. 이 약들은 굴심방결절의 정화율은 느리게 하고 방실결절을 통해 전도속도도 느리게 한다. 그래서 휴식기에 심실율을 감소시킨다.

칼슘통로 차단제 중에서 유일하게 베라파밀(varapamil; Isoptin, Calan)만이 항부정맥 치료에 쓰인다. 이는 치료효과가 빠르게 나타나고, 간에 의해서 대사작용한다. 만일 반감기가 증가한다면 만성 간질환에는 복용량을 줄여야 할 수도 있다. 반면에, 신장병이 있으면 복용량의 변화가 요구되지 않는다. 일반적으로 내성이 좋고 굴심방 기능저하, 피로, 변비, 고혈압이 있는 노인들에게는 적은 복용량과 덜 빈번한 복용 간격이 필요할 수 있다. 그렇지만 이러한 작용기전 때문에 베라파밀은 좌심실 기능부전이 있을 때 사용되어서는 안된다. 수축역을 약화시켜서 좌심실 기능이 더욱 약해지게 한다. 일부 복용자들이 대뇌 혈관 확장으로 발생되는 두통, 어지러움증을 호소하거나, 위장관의 평활근 활동 감소에 의한 변비와 같은 위장관 증상들을 호소한다. 방실결절 전도 장애가 있을 때에는 증상이 악화 될 수 있다.

베라파밀은 반복적 다발성 심방 심계항진의 예방에 사용되고 효과를 나타낸다. 이는 방실결절 내에서 불응기를 길게하고, 전도를 느리게 한다. 따라서 심방조동과 세동에 의한 심실 박동률을 느려지게 한다. 베라파밀은 또한 본태성 고혈압, 휴식시 협심증 치료로 사용된다. 이 적응증에 관한 내용은 제 4장과 6장에서 좀 더 토의할 것이다.

물리치료 시 약물 정보(PHYSICAL THERAPY NOTES)

심장 재활 동안 부정맥의 지속적 관리의 유익함은 명확하다. 지속적인 측정 없이 부정맥의 관리는 쉽지 않다. 많은 부정맥들은 촉진만으로는 발견하기 어렵다. 정신적 스트레스나 운동에서 오는 것과 같은 교감신경 자극은 민감한 사람에게는 부정맥을 일으킬 수 있다.

학습 목표(LEARNING OBJECTIVES)

1. 심장리듬(순환)의 생리기능을 이해한다.
2. 항부정맥의 다양한 약품들을 약리학적으로 설명하고 항정맥류 유형에 적용하며 약품의 다른 등급에 의해 치료를 분석할 수 있다.
3. 항부정맥약 중 여러 종류의 부작용 중 심인성(cardiac)또는 비심인성효과(noncardiac side effects)를 설명한다.

참고문헌(ADDITIONAL READINGS)

1. Benditt DG, Goldstein MA, Reyes WJ, et al: Supraventricular tachycardias:

Mechanisms and therapies. *Hosp Pract* 1988; 23(Aug):161-185.

2. Funck-Brentano C, kroemer HK, Lee JT, et al: Propafenone. *N. Engl J Med* 1990; 322:518-525.
3. Kreeger RW, Harmmill SC: New antiarrhythmic drugs: Tocainide, Mexiletine, flecainide, encainide, and amiodarone. *Mayo Clin Proc* 1987: 62: 1033-1050.
4. Naccarelli GV, Rinkenberger RL, Dougherty AH, et al: Pharmacologic theraphy of arrhythmias. *Hosp Pract* 1988; 23(Oct):183-210.
5. Petersen P: Thromboembolic complications of atrial fibrillation and their prevention: A review. *Am J Cardiol* 1990; 65:24C-28C.
6. Ravid S, Podrid PJ, Lampert S, et al: Congestive heart failure induced by six of the newer antiarrhythmic drugs. *J Am Coll Cardiol* 1989; 14:1326-1330.
7. Vaughan Williams EM: Relevance of cellular th clinical electrophysiology in interpreting antiarrhythmic drug action. *Am J Cardiol* 1989; 64:5J-9J.
8. Vaughan Williams EM: Classification of antiarrhythmic actions, In Vaughan Williams EM(ed): *Handbook of Experimental Pharmacology*, vol 89. Berlin, Springer-Verlag, 1989, 99 45-67.

Chapter

06 혈관증상과 조직허혈의 치료에 사용되는 약품들

Drugs Used in Treatment of Vascular Disease and Tissue Ischemia

혈관강이 좁아지면 조직에 혈액 흐름을 감소시킨다. 이것은 결국 허혈이 발생되거나 조직에 정상 기능을 유지하기 위해 필요한 혈액 흐름이 부적절하게 된다.

혈액흐름을 감소시키기 위한 생리적 반응은 산소 공급을 감소시키고 혈관이 확장되는 것이다. 이는 자가 조절과 혈관형성(angiogenesis)에 의한 것이다. 좁아진 혈관들이 그리 많지 않다면 혈관확장으로 적당한 혈액운반을 유지할 것이다. 혈관형성은 오랜 시간 출현할 것이고 폐색의 발달이 일어난다면 새로운 쪽으로 적당한 혈관유입을 허락할 것이다. 지혈기전(hemostatic mechanisms)활동, 혈소판활동, 혈액응고에 영향을 줄 뿐 아니라 허혈(ischemia)의 원인이 되는 좁아진 혈관은 더 나아가 혈관폐색, 혈액흐름감소를 일으킬 수 있다.

혈관질환(VASCULAR DISEASE)

죽상형 동맥경화증(Atherosclerosis)

동맥경화증(arteriosclerosis)은 혈관벽이 병적으로 두꺼워지고 경화되는 것에 쓰는 일반적인 용어이다. 동맥경화증은 특히 큰 동맥에서의 변화와 더 관련되어 있다. 그 혈관의 변화들은 관상동맥질환, 대뇌동맥질환, 말초동맥질환과 관련되어 있다. 이것들은 나이가 들어 혈관벽이 변화되는 것이나 그 중 동맥경화는 명확하게 다르게 분류되고 천천히, 지속적인 대칭성을 가지고 혈관벽의 내면, 내막의 두께가 증가한다.

평활 근육세포는 축척되고 결합조직에 둘러싸여있다. 혈관벽에 지질 함유량은 특별히 콜레스테롤에스테르(cholesterol esters)와 인지질(phospholipid)이 연령과 함께 증가하고 콜레스테롤에스테르의 혈관내막에 축적은 혈장에 의하여 만들어진다.

동맥경화증은 세 가지 현상(지질축척, 평활근 증식, 최종적으로 혈관폐색)과 함께 염증절차를 많이 고려해야한다.

내막층의 손상원인은 혈관내피 세포층을 잃거나 순환혈소판(circulating platelet)에 내피하의 결합조직이 노출되는 것이다. 혈소판의 집합과 활동은 혈소판 인자의 방출에 원인이 되고 더 나아가 평활근과 내피세포층 증식을 촉진한다. 지질침윤(lipid infiltration)과 섬유아세포증식(fibroblast proliferation)은 혈관폐색과 경화를 유도하고, 폐색의 흐름에 따라 혈액속도 감소와 혈전형성을 할 것이다.

혈전 일부분은 깨지지 쉽고 색전(embolus)을 형성하고, 정착되어 있지 않은 혈전일 것이다. 색전은 작은 혈관에 도달하기까지 혈액을 통하여 이동하고 작은 혈관에서 막히게 된다.

죽종형성(atherogenesis)에 대한 위험요인은 고혈압의 전단응력 증가와 고콜레스테롤혈증, 고중성지방혈종과 고혈당증 등이다.

혈관문제는 당뇨병에서 흔히 발생하는 문제이다. 큰 동맥에서 발생되는 것과 함께 당뇨병에서는 특별히 작은 동맥들에서도 질환을 볼 수 있다. 이 작은 혈관에서 발생하는 질환은 혈관벽이 두꺼워지면서 나타나고 특히 발에 주로 발생한다.

콜레스테롤 대사(Cholesterol Metabolism)

콜레스테롤과 중성지방(triglycerdes)은 지방단백질의 혈장에 의해 운반된다. 지방단백질들은 크기와 밀도가 서로 다르고 중성지방과 콜레스테롤 에스터의 비례도 다르다. 간은 초저밀도 지질단백(VLDLs)을 혈장 내로 중성지방을 분비하고, 효소인 지방단백질 분해효소(lipoprotein lipase)에 의하여 저밀도 지질 단백(LDLs) 양을 낮춘다. 혈관내부 표면에 결합되어 있는 지방단백질 지질분해효소(lipoprotein lipase)는 중성지방을 초저밀도 지질단백으로부터 제거하고 중성지방은 세포들에 의해 흡수된다. 잔여의 저밀도 지질단백질은 콜레스테롤이 막합성(membrane synthesis)에 필요할 때 간 또는 간 밖의 세포에서 취하게 된다. 이 저밀도 지질단백을 취하는 데에는 세포에서 저밀도 지질단백 수용체가 있어야 한다. 저밀도 지질단백 수용체의 합성은 세포의 콜레스테롤 필요에 의해서 조절된다.

세포는 또한 자신의 콜레스테롤을 합성할 수 있는데; 3-hydroxy-3-methyg coenzyme A(HMA-CoA) 환원물질(reductase)은 콜레스테롤 합성에서 비율을 제한하는(rate-limiting) 효소이다.

죽종형성에서 저밀도 지질단백 콜레스테롤(LDL-cholesterol)의 연관성은 여러 동물실험과 함께 임상실험과 임상병리 실험을 통해 발표되었다. 지질단백(LDL)의 양이 높은 것은 죽상경화증(athero sclerosis)의 발생에 위험한 요소이다. 지질단백의 다른 유형인 고지질단백(HDLs) 조직으로부터의 콜레스테롤 제거(reversr transport라 불리우는)와 연관되어 있다. 또한 고지질단백의 양과 저지질단백과의 비율 등은 임상적으로 중요하다. 죽상경화의 다른 위험인자는 체중, 음식, 흡연, 운동량 그리고 당뇨병조절에 의하여 완화시킬 수 있다.

고콜레스테롤혈증의 초기치료는 금연, 과체중인 경우 체중 감량 등이 있고, 적용 가능 하다면 식단 내 콜레스테롤 줄이기, 총지방량 줄이기, 포화지방 줄이기, 상대적으로 불포화지방 섭취 늘리기, 운동량 증가, 당뇨

조절 등을 포함한다. 혈중 콜레스테롤이 약간 상승하는 환자에게는 3 ~ 6 달간 이러한 비약물적 중재를 해야 한다. 왜냐하면 고지질혈증 치료는 평생 지속되어야하므로 환자의 승낙이 중요하기 때문이다.

지혈(HEMOSTASIS)

혈소판(Platelets)

혈소판 또는 혈전구(thrombocyte)는 불완전 세포들이고, 거대핵세포의 세포막과 세포질에서 떨어져 나와 형성된다.

혈소판은 정상적으로 혈액이 정지한 상태로 순환하고 자극하지 않는 한 10일 정도의 수명을 가지고 있다. 반응이 없는 상태의 유지는 혈관벽 내면에 정상적인 내피세포(endothelial cell)로부터 프로스타사이클린(항응혈, 혈관확장제)과 관련된 반응(reactive)을 나타내는 자극의 결핍과 억제 작용에 의한 것이다.

혈소판 반응성(platelet reactivity)은 손상된 내피세포로부터 프로스타사이클린(prostacyclin) 분비의 결핍에 의해 그리고 혈관의 내벽의 거친 표면과 같은 확실한 자극과 활성화된 혈소판에서 방출되는 트롬복산(thromboxane)이나 세로토닌과 같은 특정한 화학물질에 의해 증진된다.

자극을 받은 혈소판은 활성(activation)과 축적(aggregation)의 과정을 겪게 된다. 혈소판은 근을 수축시키고 다른 혈소판을 활성화시키는 화학물질을 배출한다. 혈소판은 막의 바깥면을 끈적하게 하고 손상된 내피벽을 서로 접착시킨다. 그 과정은 내피손상 위치에 혈소판이 틀어막는 마개(plug) 형성에 중요하다.

혈소판 마개(platelet plug)는 회복과정이 진행하는 동안 손상된 혈관내피를 보호해주는 역할을 한다. 혈소판 마개의 형성은 양성 되먹이(positive-feedback)순환으로 손상부위의 국소반응으로 나타난다.

손상위치에 혈소판 마개의 국소화는 중요하고, 만약 이 작용이 없다면 각각의 내피손상은 신체에서 혈소판 모두를 활성화시키는 것이다. 국소화는 혈관의 혈액에 속도에 의해 유지되며, 혈소판이 활성화할 수 있는 것보다 손상부위에 빠르게 많은 혈액이 움직임으로 유지되기도 한다. 또한 비손상부위의 정상내피는 혈소판 활동을 억제한다.

혈액 응고 형성(Blood Clot Formation)

응고인자는 간에서 합성되는 단백질로 비활동 형태로 순환한다. 혈액응고과정의 자극은 혈관벽이 상했을 때나 혈관벽에 함유된 콜라겐 응고인자의 노출이 있을때 출현한다.

첫 번째 응고인자는 인자 XII(Hageman factor)로서 응고과정을 개시한다. 그리고 연속적으로 캐스케이드(cascade; 계단식 화학작용) 형태로 단백질이 활동하게 된다. 그림 6-1은 응고단계를 도식으로 보여주는 것이다. 단백질 가수분해(proteolytic) 효소처럼 각각 활동인자는 작용하고, 또한 다음인자로부터 불활성 파편으로 쪼개지면서 활동효소를 다시 형성하게 된다. 이러한 연속적 반응은 섬유소(fidrin)이 생성할 때까지 진행된다.

섬유소는 구조적 단백질이다. 그동안 혈소판은 반응활동의 일부로서 섬유소와 뒤섞이면서 위족(pseudopods, 원형질돌기) 형태를 형성한다. 위족이 철회되면(clot retraction), 응고가 더 안정적으로 형성되게 한다.

동시에 한꺼번에 여러 응고 단계가 일어나면서 결과적으로는 응고분리가 되는 절차가 개시되는 것이다. 응고형성이 몇 분이면 급속히 형성되는데 반하여 응고분리는 한 주에 걸쳐서 일어난다. 활성인자 XII(Hageman factor)은 또한 플라스미노겐(plasminogen)에서 플라스민(plasmin)으로의 변환을 일으키고 플라스민은 단백질 분해 효소로서 섬유소 조직망을 깨뜨릴 것이다. 응고 후에는 혈관벽 손상의 복구과정을 시작한다. 이러한 복구과정은 물론 혈전이 용해될 때까지 되어가야만 한다.

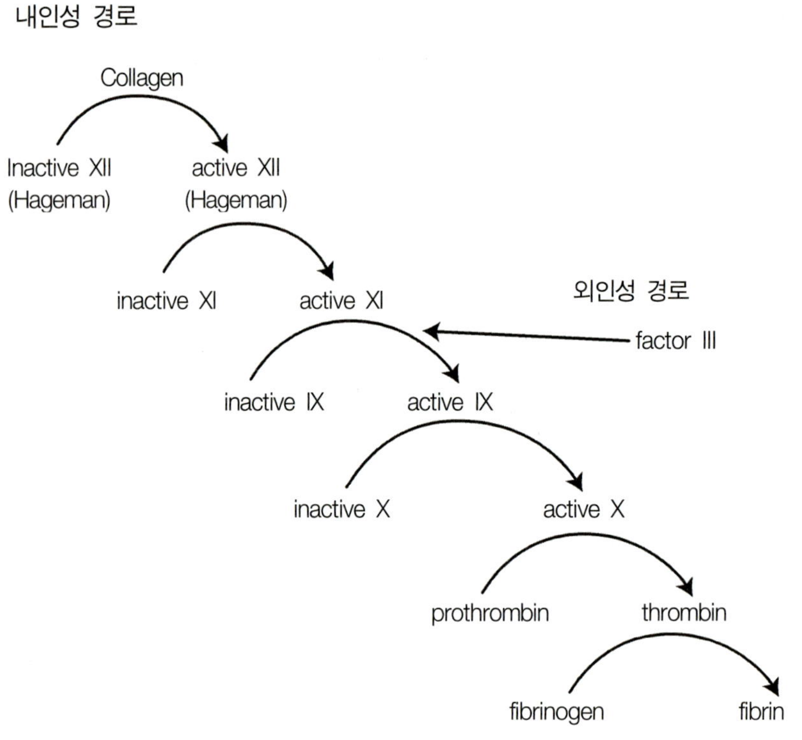

그림 6-1. 혈액응고의 cascade 도식

응고의 형성은 손상부위에서 일어나는 또 다른 양성되먹이 순환이다. 손상으로 인해 배출된 조직인자 또한 포함된다. 손상부위의 국소화는 혈관 내 혈액속도와 응고 형성을 억제하는 온전한 내피조직의 출현에 의해서 다시금 유지된다. 부적절한 응고형성은 혈액흐름의 속도가 섬유소의 상호작용이 일어날만큼 충분하게 느린 경우 발생한다. 이러한 부적절한 응고는 정맥류(varicose vein)와 심방세동과 같이 정맥의 정체를 일으키는 경우 발생한다.

동맥경화성질환은 약물치료는 한 때는 발전하였으나 매우 성공적이라고 증명되지 않았다. 그 이유는 질병이 오랜 기간에 걸쳐 발병되기 때문이었다. 지금까지 이미 출현된 동맥경화증을 회복시킬 약제는 없었다. 그러나 최근 몇몇 보고서는 식이요법과, 약물치료를 통해 동맥경화증을 회복시킬 수 있다고 발표했다.

예방책이 최고의 치료라고 할 수 있다. 금연과 함께 가역성 위험인자를 감소는 것에는 체중감소, 고혈압 조절, 고지혈증과 고혈당의 조절 등이 있다.

혈관질환의 또다른 일반적 치료는 혈액희석제(blood thineners)라 불리는 것을 사용하여 섬유소응고와 혈소판 충전물을 형성하는 혈액을 만드는 것이다.

동맥경화증의 치료는 일반적으로 지질을 떨어뜨리는 약물이고 항혈전, 응고를 막는 물질을 첫째로 고려해야 한다. 후에 관상동맥증상, 뇌혈관증상, 말초혈관의 국소 증상을 치료하는 약의 적용이다.

지질을 낮추는 약들(LIPID-LOWERING AGENTS)

담즙산 결합수지(Bile Acid Binding Resins)

지질을 저하시키는 약품의 가장 오래된 것들로는 장의 내강(lumen) 안에서 담즙산과 결합하는 담즙산결합수지들이다.

콜레스티라민(Queatran, Cholybar), 콜레스티폴(Colesti)은 미국에서 통용되는 두 가지 수지이다. 이 수지(resins)는 장의 내강의 재흡수를 억제하는 담즙산(bile acids)과 함께 잘 흡수되지 않는 복합물을 형성한다. 결합된 담즙산은 대변으로 수지와 함께 배설된다. 담즙산은 콜레스테롤로부터 간에서 합성된다. 그래서 담즙산 재흡수의 억제가 콜레스테롤로부터 담즙산을 간에서 생산하는 것을 증가하게 된다. 이는 결국 혈장 LDL-콜레스테롤 낮추고 LDL를 위한 간수용체와 간외수용체를 증가하게 되어 혈장으로부터 LDL의 흡수를 증가하게 된다. 단일 치료를 할 때 이 작용제로 혈액의 콜레스테롤을 5~20% 낮게 하는 요인이 되고 트리글리세리드(triglyceride)는 증가하거나 같은 수준으로 유지될 것이다.

수지는 좋은 효능과 안전한 기록을 가지고 있다. 왜냐하면 그들은 위장계통에서 흡수되지 않으므로 복부 불쾌감이 나타나며 이로인해 순응도가 제한될 수 있다. 그것은 또한 지용성 비타민의 흡수에도 손상을 줄 수 있다. 출혈손상은 응고인자의 합성에 요구되는 비타민K의 흡수감소로 나타난다.

수지는 또한 간장계통의 다른 약품과 결합될 수 있어서 장에서 흡수를 제한하게 된다. 이 상호작용은 와파린(warfarin), 클로로티아지드(chlorothiazide), 페닐부타존(phenylbutazone), 프로프라놀롤(propranolol), 디지탈리스(digitalis), 페노바르비탈(phenobarbital)의 흡수를 감소시키는 것으로 중요하다. 이것의 상호작용은 다른 약이 수지보다 이후에 적어도 1시간 전 복용 또는 4-6시간 후에 복용하여 상호작용을 피할 수 있다. 콜레스티라민(Cholestyramine)은 체액과에 혼합되어만 하는 수지(Questran)와 바(Cholybar)같은 형태로 통용된다. 투약량은 표 6-1과 같다.

미확인되거나 불확실한 수질의 특성 때문에 제한된 투약량을 지켜야 할 것이다.

니코틴산(Nicotinic Acid)

니코틴산(niacin)은 초저밀도 지질단백(VLDL)의 간생산을 감소시킨다. 그 때문에 초저밀도 지질-콜레스테롤이 혈장수치를 감소시키고 20~80%의 중성지방과 저밀도 콜레스테롤 10~15%를 감소시킨다. 이 약품은 통상적으로 담즙산 결합 수지와 함께 병행 사용된다. 이 결합은 더 나아가

VLDL 콜레스테롤과 중성지방의 수치를 감소시키는 원인이 된다. 니코틴산의 가장 흔한 부작용은 피부 홍조와 가려움이 일어난다. 이 홍조는 아스피린으로 인해 차단된 것 일 것이다. 이것은 알콜이나 뜨거운 음료수에 의하여 악화된다. 알파 차단제와 같이 투약되는 니코틴산은 체위 저혈압(postural hypotension)을 만들며 당뇨환자들은 포도당에 대한 내성이 감소될 것이다. 왜냐하면 그 부작용 때문에, 니코틴산은 몇몇 다른 지질을 낮추는 약품들 보다 내성이 떨어지기 때문이다. 식사와 함께 약 복용은 약간의 문제를 덜 수 있다. 니코틴산 제품은 표 6-1의 표에 있다.

표 6-1 지질을 낮추는 약품들

약물	일일총용량	횟수/일
수지(Resins)		
콜레스티라민(Quesrtran, Cholybar)	4~2 g	1~6
콜레스티폴(Colestid)	15~30 g	2~6
니코틴산(Nicotinic acid)		
니콜라(Nicolar)	3~6 g	3
니아-비드(Nia-Bid; sustained release)	1200g~2400 g	3
니코이드(Nicobid; timed rlease)	250~1000	2
Fibric acid 파생물		
젬피브로질(Lopid)	1200 mg	2
클로파이브레이트(Atromid-s)	2 g	2-4
프로부콜(Lorelco)	1000 mg	2
HMG-CoA 환원효소 억제	20~80 mg	1
로바스타틴(Mevacor)		

피브릭산 파생물(Fibric acid derivatives)

클로피브레이트(Atromid-S)는 초저밀도 지질단백(VLDL)의 생산감소 그리고 제거증가 등의 기전으로 초저밀도지질단백과 중성지방의 혈장수치를 감소시킨다. 이것의 활동은 콜레스테롤과 저밀도 지질단백(LDL)의 가변적인 활동 뿐만 아니라 VLDL-중성지방, VLDL의 수치를 감소시키게 된다. 지질단백질 분해효소활동이 증가되면 이는 부분적으로 VLDL 수치의 감소를 가져온다고 여겨진다. 이 물질은 콜레스테롤을 낮추는 다른 물질들보다는 덜 효과적이다. 부작용은 대부분 어지러움증, 설사, 그리고 경련과 허약을 동반한 감기와 같은 증후군이 나타나는 것이다. 이것은 담석(gall stones)과 간종양의 원인이다.

항응고제와 함께 사용되는 것은 출혈의 위험을 증가시킨다. 이때는 항응고제의 투여량을 감소해야 한다.

젬피브로질(Lorelco)은 LDL에 대한 여러 효과와 함께 VLDL과 중성지방의 수치를 감소시키는 원인이 된다. 그것은 또한 HDL을 증가시키고 그로 인하여 LDL과 HDL의 비율이 개선된다.

피브릭산 파생물들은 표 6-1에 있다.

프로부콜(Probucol)

프로부콜은 LDL의 수치를 10%에서 20%로 낮춘다. 그러나 반응은 다양하며 이 약품들은 비LDL 수용체 기전에 작용하며 그래서 LDL수용체가 없는 환자가 효과적이다. HDL 수치를 낮추고 LDL과 HDL의 비율에 원치않는 작용을 가진다. 프로부콜의 복용량은 표 6-1에 있다.

콜레스테롤 합성 억제(Cholesterol Synthesis Inhibition)

로바스타틴(Mevacor)은 HMG CoA환원효소의 특수 억제제 로써 간의 콜레스테롤 합성에서 비율을 제한하는 단계이다. 이것은 수지가 가진 작용과 유사한 작용의 범위를 가지고 LDL수치의 감소와 HDL수치의 약간의 증가를 가져온다. 그것은 세포 내의 콜레스테롤 합성에 대한 억제활동이 증가된 LDL 수용체 활동에 원인이 된다.

로바스타틴은 전약품(pro-drug)이고 활성형태로 간에서 작용한다. 그것은 단단히 혈장단백질이 결합하여 혈액을 통해 운반된다. 비록 반감기가 1 ~ 2시간이어도 임상적 시도는 하루에 1 ~ 2회 복용량으로 치료적 효능을 충분하게 발휘해야 한다. 저녁 1회 복용으로도 충분한데 그 이유는 콜레스테롤이 주로 밤에 합성되기 때문이다.

임상적 효과는 2주후에 분명하며 최대효과 4 ~ 6주에 나타난다. 로바스타틴의 1회 복용량은 표 6 - 1에 표에 있다. 이것은 간에서 물질대사가 일어나고 담즙에서 배설하는데 이로 인하여 간의 기능이 손상되었거나 간독성 약제의 복용에 주의를 기울여 사용해야 한다.

이 약제는 음식물조절, 운동, 체중조절로 불충분할 때 또는 1차 콜레스테롤 혈증 환자의 총콜레스테롤이 상승되었거나 LDL 콜레스테롤 수치가 상승된 것을 식이요법과 함께 낮추는데 사용된다. 이 약제는 담즙산 결합수지 콜레스트라민과 함께 사용하면 50% 이상 콜레스테롤을 낮추게 된다. 그것은 매우 빠르게 내성이 생긴다. 이것의 부작용은 매우 미약하다고 보이지만 위약효과(plaebo)에서와 크게 다르지 않게 보인다. 드물게 부작용으로 회복 가능한 근육질환이 나타나기도 한다. 이와 유사한 작용의 약품은 심바스타틴(simvastation)과 프라바스탄틴(pravastation)으로 FDA에 의하여 아직은 승인되지 않고 있지만 북미와 유럽에서 임상연구가 진행되고 있다.

담즙산 수용 수지(bile acid binding resin)와 니아신, 젬피브로질, 또는 로바스타틴과 같은 전신약제와 병용화학요법(combination therapy)은 약제의 상호작용이 없어도 총콜레스테롤과 LDL 콜레스테롤이 수치를 감소시키는 추가 효과와 상승효과를 보인다.

병용화학요법은 한 가지 약을 단독으로 고용량 사용 시 나타나는 효능과 유사하고, 병용치료제에는 약의 용량도 줄이고 부작용도 감소하는 효과를 볼 수 있다. 이것은 특별히 수지 사용에 적용되며 단독 치료 시

총복용량이 환자에게 높아져서 문제를 일으키고 순응도는 낮아지는 것이 사실이다.

항혈전제, 항응고제, 혈전용해제

(ANTITHROMBTICS, ANTICOAGULANTS, AND THROMBOLYTICS)

항응고제와 항혈전제는 폐쇄성 혈관질환에 자주 사용된다. 정상적으로 혈액응고와 혈소판 응집은 심장혈관조직의 평활근 내피 층 조직에 의해 억제된다. 평활내피가 파괴되거나 소실되므로 응고인자와 혈소판응집의 원인이 된다.

항혈전제(Antithrombotics)

비스테로이드성 항염증약(NSAID), 아스피린 그리고 기타약제들은 혈소판 응집을 억제할 수 있으나 순환혈소판의 수는 변하지 않는다. 새로운 혈소판이 형성될 때까지 아스피린활동의 항혈전 기간은 10일이다. 이 치료는 최근 심근경색에 사용되었고, 뇌졸중(일과성 뇌허혈을 포함한)에도 사용되는데, 주로 예방과 재발방지를 위해서이다. 최근 권고는 규칙적으로 하루에 1/2알에서 1알 복용이다. 약의 용량이 낮아서 위장부작용이 적다. 다이피리다몰(Persantine)은 인공판막 후 환자에게 와파린(warfarin)과 함께 사용된다. 설핀피라존(Anturane)은 혈소판기능을 억제하나 FDA는 이것의 사용을 승인하지 않고 있다. 비스테로이드성 항염증약(NSAID)은 더 나아가 제 14장 항소염제에서 토의할 것이다.

항응고제(Anticoagulants)

항응고제는 응고인자의 억제하여 응고형성을 막으나 응고 된 것을 분해하지는 않는다. 이 약은 새로운 응고가 일어나지 않도록 막으며 이미 형성된 응고를 확장시키는 것도 방지한다. 헤파린(Heparin)은 자연적으로 발생하는 항응고제이나 이에 대한 생리적 의의는 이해되지 않고 있다. 이 약제는 경구복용은 가능하지 않아 외래환자 사용에는 제한된다. 헤파린은 미리 형성된 응고인자를 억제하기 때문에, 약물효과가 바로 나타난다. 헤파린이 동물에서 추출된 것이기에 알러지 반응이 나타날 수 있다. 헤파린의 과다사용은 헤파린을 즉시 제거하므로 관리 된다. 과다 사용 시 헤파린은 짧은 반감기를 가지기 때문에 몸에서 속히 약제를 제거해야 한다.

경구 항응고 와파린(쿠마딘)은 쥐약(rodenticicide)으로 처음 사용되었다. 이 약은 간에서의 활동은 응고인자의 활성을 억제하는 작용을 한다. 이 약제는 헤파린보다 작용이 천천히 되어 하루를 넘기고 작용시간이 길어진다. 왜냐하면 와파린은 비타민K의 길항자(antagonist)이기 때문에 과다복용의 치료는 억제기능을 극복하기 위하여 비타민K의 양을 대량 사용해야 한다.

출혈은 항응고제 사용의 주된 부작용이고 복용량과 관련이 있다. 부작용으로 비강출혈, 잇몸출혈, 피부의 작은 출혈 등이 나타난다. 왜냐하면 다량의 출혈은 손상과 함께 일어나기 때문에 환자를 관리할 때 매우 신중한 돌봄이 필요하며 가벼운 외상에서도 심한 출혈을 나타날 수 있음을 유의해야 한다. 출혈의 위험은 아스피린과 같은 항혈소판 약과 병행하여 사용할 때 증가한다.

와파린과 함께 상호작용하는 많은 약품들은 다른 약품에 의해 나타나는 혈장, 단백질 전이 때문에 활동이 증가할 것이다. 자유 약품농축이 중요한 것 같이 와파린의 용량의 감소를 필요로 하기도 한다. 혈장단백으로부터 전이는 작용기간 감소의 원인이 되고 이는 낮은 용량으로 더 자주 투약이 요구된다. 와파린의 독성은 아스피린과 여러 비스테로이드성 소염제와 같이 혈소판 활동성을 억제하는 약물들과 병행 사용하는 경우 증가한다. 아세토미노펜(Acetominophen)은 열과 통증치료에 아스피린 대신 사용할 수 있다. 와파린 작용은 간질환에서 증가될 수 있는데 이는 경구항응고제의 대사가 감소되기 때문이다. 또한 와파린 작용은 바르비투르산염(Barbiturate)과 동시 사용하면 간 대사가 증가되기 때문에 감소할 수 있다.

혈전용해제(Thrombolytics)

혈전용해제는 활동적인 혈장형성에 의해 혈전분해를 촉진한다. 이 약은 최근에 혈전 용해 목적으로 스트렙토키나아제(Streptokinase)와 조직 플라스미노겐 활성화인자(tissue plasminogen activator; TPA) 등의 약제가 있다. 이것은 심근경색 후에 즉시 사용해야 하고 응고를 용해시키는데 쓰이며 허혈영역에 혈액흐름을 촉진한다.

허혈성 심질환(ISCHEMIC HEART DISEASE)

협심증(Angina pecteoris)은 심장근육 수축에 필요한 혈액흐름의 감소와 관련된 통증이다. 다른 말로 협심증은 산소공급의 감소이거나 산소요구의 증가 상황이다.

협심증은 허혈성심질환의 주요증상이며 복장뼈 아래에서 시작하여 왼쪽어깨로 왼쪽팔의 굴곡면으로 방사된다. 이것은 운동, 감정, 식사에 의하여 나타날 수 있다. 침묵심근허혈은 용어처럼 임상증상이 나타나지 않는다. 그 이유는 허혈은 입증되었으나 증상이 없다는 것 때문에 알 수 없는 것이다. 협심증은 심전도의 S－T저하와 연관되어 있다.

빈번하게 감소된 혈액흐름은 관상동맥의 죽상경화증 때문이다. 그러나 관상동맥이 정상이지만 환자인 변이 협심증(variant angina; Prinzmetal's)은 휴식 시 혈관경련으로 나타나는 협심증으로 심전도에 ST상승이 나타난다. 혈액흐름의 증가는 심장의 혈류를 증가시키는 관상동맥 확장과 심장 작업을 감소시키는(afteraload 감소) 말초세동맥 확장 또는 정맥의 환류를 감소시키는(preload 감소) 정맥확장 등에 의해 영향을 받고 따라서 심박출양 감소 그리고 심장 작업의 감소를 가져온다. 협심증을 치료하는데 최근에 사용하는 3가지 종류의 약제는 다음과 같다. 질산염, 베타-차단제, 그리고 칼슘통로 차단제이다.

질산염(Nitrates)

니트로글리세린(Nitroglycerin)은 1880년대부터 사용하였다. 이것은 세동맥(후부하의 감소)과 정맥(전부하의 감소)을 확장시킨다. 그러나 이 약제는 정맥에서 더 효과를 나타낸다. 니트로글리세린은 전신동맥압의 감소보다 심장의 확장기말압력을 감소시킨다. 심장박동률은 일반적으로 변하지 않고 심박출양은 감소한다. 또한 이 약품은 큰관상동맥에 확장 효과가 있다. 이 약제는 설하동맥 적용 시 1~3분에 효과가 나타나고 30분 이상 지속된다. 또한 스트레스나 운동으로 인한 급성발작을 예방하는데도 사용된다.

니트로글리세린(Nitroglycerin)은 빠르게 반응하고 간에서는 전혀 작용하지 않는다. 그래서 설하투여를 하고 대사기관을 우회하게 된다.(예, first-pass 대사를 피한다.)

장기간 걸쳐 작용하는 경구제제 이질산염(Isosorbide, Isordil)은 오랜 예방약으로 활용되어 왔다. 그것은 또한 니트로글리세린(Transderm-Nitro)를 함유한 피부 패치는 천천히 방출되어 피부를 통하여 흡수된다.

반복적인 사용으로 질산염 효과의 내성이 생기는 환자도 발생할 가능성이 있다. 간헐적인 치료를 시도하기도 하며, 피부패치를 12~14시간 사용하는 방법과 이질산염을 낮에 복용하고 자기 전이 아니라 저녁 식사 때 마지막 용량을 투여하는 방법도 있다.

내성용량은 니트로글리세린의 설하투여의 간헐적 치료와 함께 실시하면 증가되지 않는다. 니트로글리세린의 부작용으로는 저혈압으로 인한 뇌혈관확장으로 나타나는 두통, 어지러움, 약화, 그리고 혹시 졸도 등이 있다. 뇌허혈 방지를 위한 니트로글리세린 사용 전에는, 앉거나 신체 활동을 감소시켜야만 한다.

베타 차단제(Beta Blocker)

베타차단제는 운동성 협심증에 효과적이다. 이 약제는 경련성협심증에는 사용하는데 사실 협심증을 더 악화시키기도 한다. 베타차단제는 수축기압과 심박동수를 감소시키는데(수축기압×심박동수), 이는 심근 산소요구량의 척도가 되는 "이중산물(double product; 수축기압×심박동수)"의 두 가지에 다 작용되는 것이다.

내인성 교감신경흥분성작용(intrinsic sympathomimetic activity)을 가진 베타차단제는 심장박동률을 약간 느리게 하고 쉴 때에 수축성이 약간 감소하게 된다. 그러나 운동으로 인한 심장박동률과 수축성을 증가시키는 것을 차단한다. 이것은 교감신경에 의한 조정되는 협심증 환자들에게 유리할 수 있다.

프로파놀롤(Inderal)은 약화된 좌심실 기능을 가진 자나 당뇨병에는 극조의 주의가 요하고, 호흡기질환이 겸한 모든 환자는 사용하지 않아야 한다. 베타차단제는 표 6-2에 협심증과 심근경색 후에 적용한 복용량이 자세히 언급되었다.

표 6-2 베타차단제

약물	일일총용량	횟수/일
(혼합형 베타차단제)Mixed beta blocker		
프로프라놀롤(Inderal)	80 ~ 320*	2 ~ 4
	180 ~ 240t+	2 ~ 3
나돌롤(Corgard)	40 ~ 80*	1
티몰롤(Blocaderen)	20t	2
베타-1 차단제 Beta - 1 blocker		
아테놀롤(Tenomin)	50 ~ 200*	1
메로프롤롤(Metoprolol)	100 ~ 400*	2
	200+	2

* Angina
\+ Mycardial infarction

베타차단제와 질산염의 결합은 질산염에 의한 반사적 심빈박을 막는다. 베타차단제는 또한 효과적인 혈압강하제이고 뇌경색을 예방하고 급성 심근경색 이후에 생활을 연장시킨다. 베타차단제와 관련된 혈압강하약품에 대해서는 제 4장에서 언급하였다.

칼슘통로 차단제(Calcium Channel Blockers)

칼슘통로 차단제는 심장과 평활근 세포에 칼슘이 들어가는 것을 감소시켜 작용하며 변이 협심증(Prinzmetal's angina)에 효과적이다. 이 협심증은는 죽상경화형 폐쇄질환 보다 관상동맥 경련으로 발생되는 것으로 생각한다. 칼슘통로 차단제는 베타차단제의 효과가 없거나 금기일 때 치료에 사용 된다. 베타차단제는 좌심실기능장애, 굴심방증후근(sinus syndrome)일 때 사용금기 이고 칼슘통로차단이 사용될 수 있다.

이 환자는 니페디핀(Nifedipine)이 다른 약제보다 더 사용되었다, 왜냐하면 이 약제는 수축성과 전도성의 기능을 억압하는 작용이 약하기 때문이다. 칼슘통로차단제는 고혈압과 협심증에 모두 효과가 있으며 표 6-3을 참고 하라. 칼슘통로 차단은 더 심도있게 토의해야하며 제 4장에 혈압강하 약품을 참고하라.

표 6-3 칼슘통로 차단제(Calcium Channel Blockers)

약물	일일총용량	횟수/일
베라파밀(Isoptin,Calan)	120 - 360*	3
딜티아젬(Cardizem)	180 - 360*	3 - 4
니페디핀(Procardia,Adalat)	30 - 60*	3
니카디핀(Cardene)	60 - 120*	3
니모디핀(Nimotop)	360+	6 for 21 days
* 협심증		
+ 뇌졸중		

대뇌허혈(CEREBRAL ISCHEMIA)

중풍은 뇌혈관에서의 출혈 또는 막힘으로 나타나는 허혈 또는 경색으로 발생한다. 뇌혈관막힘은 중풍의 가장 흔한 원인이다. 혈관의 패색은 죽상경화판(atheromatous plague), 죽상경화판 위에 혈전형성, 색전(embolus)으로 올 수 있다.

일시적인 허혈발작(TIA)은 갑작스런 신경결핍에 나타나며 몇 시간 안에 회복된다. TIA는 혈액흐름의 간헐적 감소로 발생된다고 사료되어 항상 뇌졸중을 주의 시켜야 한다. 일반적으로 혈관분지에 죽상경화판 형태로 나타난다. 만약 좁아지게 되면 좁아진 혈관 원위 부위에서 혈류 속도가 감소하고 혈전을 형성하게 될 것이다. 대뇌색전(ceveral embolism)은 허혈성 뇌졸중의 주요 원인이고, 심장이 색전을 일으키는 주된 원천이다. 색전 형성은 심장세동, 심장판막증, 인공판막, 심근경색 등으로 혈전이 형성되고 원거리 색전의 원인이 될 수 있다. 신경적 징후나 증상을 검토하면 허혈위치를 추정할 수도 있다. 허혈성 뇌졸중에서 곁순환(collatral circulation)은 경색의 범위를 줄이고 경색을 예방하기도 한다.

뇌혈관 질환의 약물치료는 관상동맥질환의 치료에 사용되는 약물과 전문적인 지식을 일부 적용할 수 있다. 무작위, 대조 실험 연구를 통해 치료효능을 보여줄 필요가 있을 것이다.

뇌졸중이 진행하는 "진행중 뇌졸중(stroke progress)"에서 증상이 변화할 때 급성기에는 항응고 헤파린 사용을 허가해야하고 장기적으로 항응고제는 와파린과 함께 유지되어야 할 것이다.

니모디핀(Nimotop)이 뇌동맥에 미치는 가장 큰 영향은 칼슘통로차단이다. 이 약제는 혈관경련의 결과로 발생하는 신경결핍의 정도를 감소시킨다. 지주막하 출혈에 주로 사용한다. 니모디핀의 사용은 표 6-3의 항목에서 자세히 설명한다.

아스피린은 일과성 뇌허혈 발작(TIAs)의 치료에 효과적이라고 볼 수 있다. 아스피린 사용에 부작용이 없다는 보고는 계속되고 있다. 티클로피딘(Ticlid)는 아스피린과 다른 작용을 통하여 혈소판 기능을 억제한다. 아스피린은 프로스타글란딘(불포화 지방산)의 합성통로에서 효소가 되는 사이클로옥시게나아제(Cyclooxygenase)를 억제시킨다. 반면에, 티클로피딘은 세포막에서 아데노신 이인산염에 의해 응집되는 것을 차단하는 작용을 한다. 티클로피딘은 경구투여 후에 위장 이동구간으로부터 잘 흡수된다. 이 약제는 수용성 물질이며 신장으로 배출된다. 이 약제는 간 또는 신장 기능이 손상된 환자에게 주의해서 사용하거나 사용하지 않아야 한다.

티클로피딘의 부작용에 대한 가장 흔하게 보고되는 것으로 설사, 소화불량, 구역질, 위장통증 같은 위장계 증상과 발진이나 호중구감소증(Neuropenia; 백혈구는 상승함) 등도 발표되고 있다. 강한 호중구감소증이 일어나는 것은 항상 치료의 초기 3달 안에 나타나는 것으로 보고된다. 때문에 혈액검사를 통한 관찰을 권장하고 있다. 호중구감소증은 약물을 중지함으로 회복될 수 있다.

말초혈관질환(PERIPHERAL VASCULAR DISEASE)

말초동맥의 죽상경화는 특히 하지에 많이 발생하는데 근육에 혈액공급을 지연시키는 혈관의 폐색이 원인이 될 수 있다. 이 질병은 간헐적인 파행(claudication)에 연관되는 통증이 나타난다. 흔히 발생하는 부위는 넙다리동맥이고 다음으로는 엉덩동맥 및 오금동맥이다.

이러한 혈관질환의 치료는 만족스럽지 않다. 운동 시 발생하는 통증은 약 50% 정도 혈관폐색과 관련 있다.

약 70~90%의 혈관 좁아짐이 있으면 휴식에도 통증이 나타나고 기초근육 산화대사를 유지하게 하는 혈액순환도 못 미친다. 혈관확장제는 일반적으로 혈관벽이 굳어지고 경화증이 있기 때문에 효과가 없다.

허혈은 그 자체로 혈관을 확장하는 경향이 있어서 허혈부위의 혈관이 이미 최고로 확장된다. 비허혈 영역의 혈관확장은 허혈영역으로 부터 혈관흐름을 끌어오는 격이 된다. 그렇지만 만일 혈관이 폐색된다면 시간적으로 장기간에 걸쳐 일어나고 따라서 혈관폐색 주위에 측면혈관(collateral vessels)이 발생이 되는데 이는 허혈의 맥관형성효과(angiogenic effect) 때문이다. 그러므로 사지의 원위부 혈류가 회복될 수 있다. 운동치료는 통증 발생 전에 운동시간의 증가를 통해 여러 증례에서 효력이 있음이 증명되었다.

펜톡시필린(Trental)은 말초혈관질환과 연관된 간헐적 파행의 치료에 사용된다. 그것은 혈관점성률감소에 의한 혈액 흐름량이 개선되는 것이다. 왜냐하면 사지의 만성폐색 동맥질환을 가진 많은 환자들이 또한 대뇌동맥 질환과 관상동맥 질환이 발생하는 근거가 된다. 이 약품들은 조직에 산소를 공급 할 뿐만 아니라 혈액의 흐름 개선을 시킬 것이다.

물리치료 시 약물 정보(PHYSICAL THERAPY NOTES)

니트로글리세린(Nitroglycerin)은 동맥보다 정맥에 더 큰 효과가 있기 때문에 기립성 저혈압이 발생할 가능성이 꽤 높다. 그 약물을 복용한 후에 낙상을 예방하는 것이 중요하다. 약물의 투여 전에 앉는 자세를 하도록 환자를 교육한다. 말초혈관질환에서 운동과 관련된 통증은 보통 장딴지, 발, 엉덩이에서 호소된다. 통증이 발생되는 것은 운동 시 통증을 일으키는 양을 예측할 수 있고 쉼과 함께 완화된다. 말초혈관 질환은 관상동맥질환과 함께 자주 동시에 발생되기 때문에 운동량을 적절하게 판당하여 계획할 수 있다. 항응고제와 항혈전제의 만성적 사용은 사용자에게 특별히 조심하며 사용하도록 해야 한다. 항응고제는 응고인자를 억제하여 작은 손상이 일어났을 때조차 출혈을 연장시킨다. 항혈전제는 혈소판 응집을 억제시켜 대부분 가벼운 충격에도 쉽게 멍이 들 수 있다.

학습 목표(LEARNING OBJECTIVES)

1. 정상혈관의 인해부학과 생리학 그리고 죽상경화의 병리적 생리를 이해한다.
2. 관상동맥질환 치료에 사용되는 치료 약물들의 작용기전 및 부위를 이해한다.
3. 지혈작용과 연관된 기초적 기전을 이해한다.
4. 헤파린과 경구 항응고제 사이 작용기전의 차이점과 어떻게 이 약물들이 약리학적 영향력을 주는지 이해한다.
5. 경구의 항응고제와 상호작용을 하는 약제를 이해한다.
6. 폐색혈관질환의 치료에 사용되는 혈전제의 사용 이유를 설명한다.
7. 콜레스테롤물질대사의 기초생리현상을 이해한다.

8. 콜레스테롤혈증의 치료에 사용되는 약제들의 작용부위 그리고 부작용을 기술한다.

참고문헌(ADDITIONAL READINGS)

1. Beller GA: Calcium antagonists in the treatment of Prinzmetal's angina and unstable angina pectoris. *Circulation* 1989; 80(suppl Ⅳ):Ⅳ-78-Ⅳ-87.
2. Bowton DL, Stump DA, Prough DS, et al: Pentoxifylline increase cerebral blood flow in patients with cerebrovascular disease. *Stroke* 1989; 20:1662-1666.
3. Crawford MH: Theoretical considerations in the use of calcium entry blockers in silent myocardial ischemia. *Circulation* 1989; 80(suppl Ⅳ):Ⅳ-74-Ⅳ-77.
4. Hiatt WR, Regensteiner JG, Hargarten ME, et al: Benefit of exercise conditioning for patients with peripheral aterial disease. *Circulation* 1990; 81:602-609.
5. LaRose JC, Hunninghake D, Bush D, et al: The cholesterol facts. A joint statement by the American Heart Association and the National Heart, Lung, and Blood Institute. *Circulation* 1990; 81:1721-1733.
6. McTavish D, Faulds D, Goa KL: Ticlopidine. *Drugs* 1990; 40:238-259
7. Meade TW: Low-dose warfarin and low-dose aspirin in the primary prevention of ischemic heart disease. *Am J Cardiol* 1990; 65:7C-11C.
8. Parker JO: Pharmacologic treatment of angina: Nitrate tolerance. *Hosp Pract* 1988; 23(Nov):63-83.
9. Schwartz A: Calcium antagonists: Review and perspective on mechanism of action. *Am J Cardiol* 1989; 64:31-91.
10. Scriabine A, Schuurman T, Traber J: Pharmacological basis for the use of nimodipine in central nervous system disorders. *FASEB J* 1989; 3:1799-1806.
11. Sila CA, Furlan AJ: Drug treatment of stroke. *Drugs* 1988; 35:468-476.
12. Uchiyama S, Sone R, Nagayama T, et al: Combination therapy with low-dose aspirin and ticlopidine in cerebral ischemia. *Stroke* 1989; 20:1643-1647.
13. Witztum JL: Current approaches to drug therapy for the hypercholesterolemic patient. *Circulation* 1989; 80: 1101-1114.

Part III

신경약리학

Neuropharmacology

비록 신경생리와 신경약리학 분야의 많은 연구가 있었지만 여전히 신경화학물질(neurochemicals)의 온전한 이해가 쉽지 않다. 예를 들면 뉴런들 사이에서 상호작용 하는 것과 신경 화학물질이 어디에서 분비되고 작용하는 것에 대한 이해가 부족하다. 우리가 아는 지식은 틈이 있어서 신경질환의 약리학적 치료가 언제나 과학적 시초를 가지고 치료한다고 할 수 없다. 더 나아가 중추신경계에 영향을 주는 약물의 만성적 사용은 적응변화(adaptive change)의 원인이 되기도 한다. 만성 사용 후 치료효과에 대한 실제적인 기전들은 약물을 1회 사용 후 나타나는 기전과 다를 수 있다.

신경화학물질은 물질들이 막전위(membrane potential)에 직접 효과를 나타내는지 간접효과를 나타내는지에 따라 신경전달물질(neurotransmitter), 신경조절물질(neuromodulator), 또는 신경중재물질(neuromidiator)로 분류한다. 신경전달물질은 축삭에서 분비되어 시냅스(synapse)로 전달되고 막전위에서 직접적으로 영향을 준다. 시냅스 전과 시냅스 후 세포막에는 신경화학물질과 약물을 위한 수용체가 있다. 알려진 신경전달물질으로는 노르에피네프린(norepinephrine), 아세칠콜린(acethycholine), 도파민(dopamine), 세로토닌(serotonin), GABA 및 글리신(glycine) 등이 있다. 신경조절물질은 막전위를 직접 변화시키지 않고 신경전달물질에 영향을 주어 막전위를 변화시키게 한다. 신경중재물질은 신경전달물질이나 신경조절물질들이 시냅스 후 반응을 화학유도하는 것을 작용한다.

신경질환은 특별한 부위에 특정의 신경화학물질이 너무 많아지거나 너무 부족하여 발생할 수 있다. 많은 신경약제들은 신경계의 수용체에서 작용제(agonist) 또는 길항제(autogonist)로 작용하게 된다. 뇌의 서로 다른 부위에 따라 다른 형태(subtapes)의 수용체가 존재한다.

덜 특별한 약들은 의도한 치료작용과 함께 광범위한 작용을 가지고 있다. 이 약들은 대뇌를 위해서 보다 수용체에 더 민감하다. 이러한 약들의 투여는 중추신경계 모든 영역의 수용체와도 결합되고 또한 다른 신체 부위에서도 작용하는 것이다. 지난 10년 동안 정신기능의 생리학 이해나 중추신경질환의 병리생리학의 이해에 놀라운 진보가 있었다. 그러므로 특별한 질환을 치료하는 약물의 이용가능성은 매우 높아졌다. 특별한 질환에 대해 인체 실험은 어려웠고 동물실험에는 많은 경우 적절한 동물모델이 없었다. 특별한 작용을 가진 약물은 신경화학의 이해와 수용체의 특수성 등의 이해로 발전을 하게 되었다.

정신질환의 정확한 진단은 적절한 사회적 존재, 정신적 및 약물치료를 위해 중요하다. 정신질환의 임상적 진단은 미국 정신의학협회에서 "Diagnosis and Statistical Manual of Mental Disorders"라는 책자를 발간하면서 기준이 확정되었다.

이 장에서는 정신신경과 약물을 다루면서 정신 상태에 미치는 영향, 예를 들면 진정수면제, 항불안제, 정신병 치료에 등을 중심으로 다루게 될 것이다. 새로운 연방정부규정에는 신경약제의 사용을 Medicare와 Medicaid 프로그램에서 가능한 적게 사용하도록 하고 있다. 새로운 법에서 진단, 약물복용지도, 치료과정의 기간 등을 다룬 연구를 참고하여 재정하고 있다.

Chapter

07 진정수면제

Sedative-Hypnotic Drugs

수면장애에는 잠이 드는 데 시간이 오래 걸리거나, 야간에 자주 깨거나, 이른 아침에 깨는 것을 포함한다. 이러한 증상들은 불안, 우울, 관절염, 심부전 등과 같은 다른 문제에 일반적으로 동반된다. 청장년층 환자들에게서 불안과 우울은 수면 장애의 가장 흔한 원인이다. 노년층 환자들의 경우에는 심부전으로 인한 호흡곤란과 근골격계 질환에서 통증과 같은 다른 의학적 문제가 수면장애의 원인이 된다. 수면장애를 치료하기 위한 비약물적 방법이 시도되어야 한다. 취침 전 습관의 변화가 반드시 필요하다. 와병 중인 환자들은 낮잠으로 인해 야간에 수면장애를 겪을 위험이 있다. 간헐적인 낮잠은 수면 패턴의 변화를 야기하기 쉽다.

진정제는 신경 활동을 감소시키고 흥분을 조절하며, 환자를 침착하게 만들고 이완상태에 놓이게 하여 수면을 유도한다. 수면제는 졸음을 일으키고 흥분하기 쉬운 사람들로 하여금 뇌파기록전파장치상 자연적인 수면에 가까운 수면상태로 만들면서 이를 유지하는 것을 촉진한다. 그러나 이러한 약물들은 안구가 빠르게 움직이는 상태의 수면(REM 수면)에 소요되는 시간을 단축시킬 수 있으나 숙취부작용(hangover) 효과를 야기시킬 수 있다. 종종 약물 복용을 멈춘 이후에 악몽과 불면이 재발하기도 한다. 진정제, 수면제 및 일반적 마취제 등은 중추신경계의 활동을 저하시키는 정도를 증가시킨다. 중추신경계 활동을 저하시키는 약물들은 잠재적으로 중추신경계 활동 저하에 있어 상가효과(additive effect)를 갖고 있다. 이러한 신경활동 저하제들은 barbiturates, benzodiazepines, narcotics, alcohol 등이 있다. 이들 약물들의 병용은 잠재적으로 치명적일 수 있다.

바르비투레이트(BARBITURATES)

Barbiturates는 진정 수면제로 오랫동안 사용되어 왔다. 이 약물은 주로 수면 유도 및 유지, 졸림의 증가를 위해 사용되어 왔다. 그러나 효과가 높은 진정제로 사용된다. Benzodiazepines는 낮 시간 진정을 위해 barbiturates로 대부분 대체해 오고 있고, 이에 대해서는 차후 다룰 것이다. Barbiturates는 모든 흥분될 수 있는 조직들의 활동을 가역적으로 저하시킨다. 중추신경계는 이 약의 용량에 따라 가벼운 진정 효과부터 수술을 위한 마취나 사망에 까지 민감하게 작용한다. 저용량의 barbiturates는 뇌 영역을 선택적으로 민감하게 만드는데, 특히 망상활성화체계(Reticular Activating System; RAS)에 두드러지게 민감하다. 그러나 중요한 운동 및 감각 경로는 이 약물에 그렇게 민감하게 작용하지 않는다. 이러한 증상은 사실상 이들이 통각과민(hyperalgesia) 상태에 놓여진 것과 같다. 일반적으로 무의식 상태에 이르기까지 고통스러운 자극에 대한 반응이 증가하는데, Barbiturates는 중등도의 고통 상태에서 진정이나 수면을 유도할 수 없다. 즉, 진정 수면 용량에 있어서 이러한 약들은 골격계, 심장 및 평활근 흥분에 거의 영향을 미치지 못한다. 따라서 진정수면제로 barbiturate의 사용은 감소하고 있다. 중추신경계에 대한 효능의 특성이 부족하고, 호흡저하 발생 가능성이 있기 때문에 barbiturates는 benzodiazepines 보다 치료지수가 낮다. Barbiturates는 내성이 더 자주 발생하고, 약물 남용가능성이 더 높다. Barbiturates는 간 미소체 효소(hepatic microsomal enzyme) 작용을 유도하므로 약물간 상호작용도 높은 편이다. 진정 수면제로 Barbiturates의 사용은 악몽의 발생을 높이고 REM 반동(rebound)을 높이는 것과도 관계한다.

다양한 barbiturates들 간에는 초 단기(ultrashort)에서 장기지속(long-acting)까지 약효지속기간에 차이가 있다(표 7-1). 약효지속기간은 약효발현시점과 관련이 있다. 장기지속 barbiturates phenobarbital(Luminal)은 1시간 이상이 되어야 수면에 들 수 있게 하고, 10 ~ 14시간 동안 약효가 지속된다. 이 약물은 간질약으로 주로 사용된다. 중간 정도의 약효지속기간을 갖는 약물인 amobarbital(Amytal)은 수면 유지용으로 사용된다. 이 약제는 45~60분 정도 지나면 수면을 취할 수 있게 되고, 약효지속기간은 6~10시간이다. 단기 약효지속기간이 있는 barbiturates pentobarbital (Nembutal)과 secobarbital(Seconal)은 수면유도제로 사용된다. 이들은 수면까지 15~30분이 소요되고 3~6시간 동안 약효가 지속된다. 수면제로써 이 약물들은 pentobarbital의 경우 100 mg, secobarbital의 경우 50~200 mg을 취침 전에 복용한다. 초단기 지속기간을 나타내는 barbiturate thiopental

표 7-1 Barbiturates의 초기 효과 시간과 약효 지속 시간

분류	효과 시간	지속 시간
초단기 마취 유도 티오펜탈 (Pentothal)	정맥 주사 후 30~40초간 최면상태 유지	30분
단기 졸음 유도 페노바르비탈 (Nembutal) 세코바비탈 (Seconal)	15~30분	3~6시간
중(간)기 졸음 유지 아모바비탈 (Amytal)	45~60분	6~10시간
지효성 항간질 페노바르비탈 (Luminal)	1시간 이상	10~14시간

(Pentothal)은 정맥 내 마취제로 사용된다.

수면에 대한 barbiturates의 효과는 환자가 만성적으로 사용하는 경우와 처음 사용하는 경우 일 때의 효과가 다르게 나타난다. 처음 또는 하룻밤과 같이 드물게 사용하면, REM 수면 억제가 나타난다. 그리고 그 다음날 약물을 복용하지 않으며, REM 수면 상태의 시간이 길어져 소위 말하는 REM 반동(rebound)이 나타난다. 만성적으로 사용하면 REM 억제에 대한 내성이 1~2주 이상 나타나게 되어 REM 수면상태는 정상으로 돌아가게 된다. 만성적 사용 이후에 중단하게 되면, 중단기간 동안 총 수면시간은 감소하지만 REM 수면 상태의 비율은 증가하게 된다.

Barbiturates는 간 미소체 효소에 의해 간에서 분해된다. 이 계열의 약제는 이 효소작용의 활동을 유도한다. 효소 유도는 barbiturates의 내성을 야기하고, 많은 약물들과 barbiturates의 상호작용을 일으키게 한다.

부작용(Adverse Effect)

Barbiturates의 부작용은 사용량과 관련 있고 대부분 확장된 효과로 나타난다. 심각한 독성으로 연수에서의 호흡 조절 저하를 포함한 일반 신경계 기능 저하가 나타난다. 호흡조절저하는 종종 barbiturate 남용의 경우 사망의 원인이 되기도 한다. 약물의 약효지속기간과 관련해서 barbiturate의 사용에 따른 잔여 기능 저하나 잔존효과가 관찰되기도 한다. 단기 지속기간을 갖는 약물의 효과는 중기 또는 장기 지속기간을 갖는 약물의 효과보다 덜한 것으로 알려져 있다.

내성(Tolerance)

기능뿐 만 아니라 대사에 있어서도 barbiturate 사용에 따른 내성이 나타난다. 그러나 기능적 내성이 더욱 중요하고 더 빠르게 나타난다. 기능적 내성은 동일한 용량의 약물에서 수정되는 뇌 기능의 역량이 감소하는 것과 같이 약물의 지속적 존재에 대한 뇌신경 화학의 조정을 의미한다. 다시 말해, 동일한 효과가 나타나기 위해 더 많은 약물을 복용해야 하는 것이다. 내성이 증가함에 따라, 유효량 뿐 아니라 독성에 대한 효과가 감소하는 데에도 내성이 작용하므로, 유효량 대비 독성용량인 치료지수가 감소하게 된다. 모든 중추신경계의 억제제들 - alcohol, benzodiazepine, narcotics - 간에 교차내성 나타난다. 이들 모두는 각각 의존성을 나타낼 수 있으며, 금단 현상의 발생 시점을 연기시킬 수 있다.

대사적 내성은 barbiturates에 의한 간 미소체 효소 시스템의 향상으로 나타난다. 내성은 이 시스템에 의해 대사되는 약물의 효과 발현의 강도를 낮추고, 약효지속기간을 줄여 약물의 비활성이 빨라지면서 나타나게 된다. 이 효소 시스템으로 대사되는 다른 약물들에는 warfarin, digitoxin, propranolol, quinidine, phenytoin, tricyclic 항우울제 등이 있다. 또한 스테로이드계 호르몬도 이 효소 시스템에 의해 대사된다. 만약 어떤 환자가 babiturates를 복용하고 나서 warfarin을 복용하게 되면 심각한 문제가 발생할 수 있다. 따라서 warfarin은 치료적 효과를 위해 적정 용량을 사용해야 하는데, 예를 들어 barbiturate를 사용하는 사람들은 barbiturate를 사용하지 않는 사람들보다 warfarin의 사용량이 많은데, 이는 warfarin의 대사작용이 증가하기 때문이다. 만약 barbiturates를 갑자기 중단하면, warfarin 사용량이 너무 높아져 심각한 출혈을 야기할 수도 있다.

장기 과다복용(Chronic overuse)

장기 과다복용은 약물의 감정 또는 기분 효과와 관련하여 개인의 성격을 변화시킨다. 초기 효과는 다행감(euphoria) 또는 우울증(depression)으로 나타난다. 우울증과 관련해 자살경향이 증가할 수 있다. 중추신경계를 저하시키는 약물은 우울증을 심화시킬 수 있다. 점진적인 약물의 사용으로, 동기부여가 안되고, 단정하지 못하고, 혼란상태 등이 나타나는 정서적 불안정성을 야기하는 감정적 변화가 나타나기도 한다. 만성 중독으로 환각이 나타나거나, 종종 만성 정신질환이 나타나기도 한다. Barbiturates 중독의 신경학적 증상에는 어눌한 말투, 복시(double vision), 어지러움과 원근 조절이 힘들어 지고 걸음을 제대로 걷지 못하는 것 등이 있다.

중단(Withdrawal)

Barbiturate의 장기 사용 이후 약물의 갑작스런 중단은 금단현상을 야기한다. 금단현상의 정도는 중독된 정도와 관련된다. Barbiturate 중독의 금단현상은 알코올의 금단현상과 유사하다. 정도에 따라 분노, 불면, 근육 경련, 수전증, 쇠약, 구역, 구토, 착시 및 망상, 환각 및 편집증, 섬망, 경련성 발작, 사망과 같은 현상들이 나타나거나, 경험하게 된다.

벤조다이아제핀(BENZODIAZEPINES)

Benzodiazepines은 가장 많이 처방되는 약물 중에 하나이다. Benzodiazepines의 중추 신경계 효과는 진정, 수면, 불안감소, 근육이완 등이다. 이 계열의 일부 약물은 간질치료에도 사용된다. Benzodiazepines은 barbiturates와 같이 일반적인 신경세포 저하제가 아니다. 이들은 외과적 마취를 야기하지 않으며, 주로 대뇌의 둘레계통(limbic system)와 척수에서 작용하지만 대뇌겉질의 기능을 현저하게 저하시키지 않는다. 이들의 작용은 GABA(gamma aminobutyric acid)에 의해 중재되는 신경세포 억제가 강화된 결과이다. 이들의 호흡기 및 심혈관계에 대한 영향은 미미하다. 전체적으로 benzodiazepines은 barbiturates 보다 훨씬 안전하다. 이 계열 약물들은 REM 수면을 저하시키지 않는다. 그러나 만성적으로 약물을 사용하다가 중단하게 되면, 불면이나 불안과 같은 금단현상이 나타날 수도 있다. 이 약물의 용량은 금단 현상의 발생을 예방하기 위해 일정 기간 동안 서서히 줄여야 한다. 만성적 약물 사용 이후 약물을 서서히 줄이는 것을 'tapering(테이퍼링)'이라고 부른다.

Benzodiazepines 중에서 수면제로 승인된 약물은 현재 flurazepam (Dalmane), Lemazepam(Restoril), triazolam(Halcion)의 3종류가 있다(표 7-2). 이들은 몇 주 이내의 불면증의 단기적 치료에 사용된다. 진정수면제로써 benzodiazepines의 가장 큰 문제점은 낮 시간 동안에도 진정작용이 일어날 수 있다는 것이다. 진정과 운동실조증(ataxia)은 특히 노년층에서 낙상과 골절의 위험을 증가시킨다. 권고된 치료적 범위 내에서도 진정작용은 발생할 수 있다.

Flurazepam(Dalmane)은 30~60분의 속효성(rapid onset) 약물로 반감기는 47~100 시간이며, 매일 사용하면 체내에 축적될 수도 있다. 이는 낮 시간 동안 졸리게 하거나 인지 기능 및 정신 운동 기능에 손상을 가져올 수도 있다. 노인에게 있어서 장기적으로 약효가 지속되는 약물을 사용하면 낙상과 골절의 위험이 증가한다. Flurazepam은 밤마다 2주 이상 사용에 효과가 있는 유일한 수면제이다. 이로 인해 다른 약제보다 덜 남용하게 한다. 이는 또한 골격근 이완에도 우수한 효능을 가진다.

표 7-2 벤조다디아제핀(Benzodiazepines)

약물	반감기(Half-life)	용량(mg)
트리아졸람 (Halcion)	2~5시간	0.125~0.25
테마제팜 (Restoril)	10시간	15~30
프롤라제팜 (Dalmane)	47~100시간	15~30

Temazepam(Restoril)은 평균10시간의 반감기를 가지고, Triazolam (Halcion)은 2~5시간의 반감기를 가지며, 이들은 잔여 진정효과가 적은 편이다. temazepam은 1~2시간 만에 약효가 발효되지만, 반감기가 길어 전체 수면기간 동안 효과적이고 선잠을 자거나 이른 아침에 깨는 사람들에게 보다 효과적인 약물이다. Triazolam은 30~60분에 약효가 나타나고 반감기가 짧아 잠이 들지 않는 문제만 가진 환자들에게 선호된다. 그러나 triazolam은 단기기억상실을 가져올 수도 있고, 장기간 사용할 경우 불면증이 재발할 수도 있다. 만성적 사용 이후 이러한 문제점들을 예방하기 위해 tapering이 요구된다.

Benzodiazepines은 간에서 대사되고, 가끔 다른 활성 산물에서도 일어난다. 언급한 반감기는 모든 생물학적 활성 대사를 나타낸다. 이들은 혈장(plasma) 단백질에 잘 결합하지만 이것이 명백한 임상적 중요성을 나타내는 것은 아니다. 이들은 이 단계에서 어떤 약물과의 상호작용이 일어나는 것으로 보이지는 않는다. 그러나 고령과 간질환은 이들 약물들의 대사에 영향을 미칠 수 있다. 대사 및 배설의 감소는 반감기 즉, 약효 발현기간이 길어지게 된다.

부작용(Adverse effects)

Benzodiazepines의 부작용은 졸림, 기면, 정신착란, 정신 및 신경운동기능의 손상 등이 있다. 부작용은 노년층에서 더 많이 나타나고, 사용량 및 약효발현기간에 관계가 있다. 용량이 늘어나고, 반감기가 증가할수록 부작용의 가능성은 높아진다. 노인에게 있어 낙상의 위험은 향정신성 약물을 사용함으로서 증가한다. 그러므로 용량 범위 내에서 저용량을 사용하는 것이 노인에게는 더 적합하다.

기타(OTHERS)

일반의약품인 수면유도제는 많은 사람들이 사용한다. Diphenhydramine 또는 doxylamine이 항히스타민제의 유효성분이다. 진정 수면제의 효과는 다양하지만, 대부분이 항히스타민의 졸리는 부작용의 특성을 이용한다. 내성과 부적절한 용법용량으로 효과의 부족이 나타나기도 한다. 이 역시 낮 시간의 진정작용이 나타날 수도 있다. Diphenhydramine과 같은 일반의약품에는 Sominex, Nytol, Compoz, Sleep-Eze 3, Sleepinal 등이 있다. Unisom은 중추신경계에 작용하는 다른 항히스타민 제제인 doxylamine을 포함하고 있다. 항히스타민제의 중추신경계 저하 작용은 다른 기능 저하제에 첨가되기도 한다.

물리치료 시 약물 정보(PHYSICAL THERAPY NOTES)

진정 수면제의 사용으로 인한 낮 시간의 진정작용은 물리치료에 있어 주요한 어려움이 될 수도 있다. 주의력이 떨어지고, 환자가 지시에 따르거나 집중하는 능력에 영향을 미칠 수도 있다. 환자들은 혼란스러워 하거나, 비협조적이게 된다. 주의 지속시간과 기억력은 이러한 약물들의 일부에 의해 영향을 받기도 한다. 기능적 역량이 감소될 수도 있다. 또한 조증에서 울증 또는 무관심 등을 나타내는 성격 변화와 관련이 되기도 한다. 환자들은 낙상으로 인한 부상의 위험이 증가되는 어지러움증과 기립성 현훈을 경험하기도 한다. 이러한 환자들에게는 앉았다가 일어날 수 있도록 천천히 일어날 수 있도록 지시한다. 보행 보조도 필요할 수 있다. 낙상의 위험이 남아 있는 진정 효과로 증가한다. 낙상과 이어서 일어나는 골절로부터 보호하는 것이 노인들에게는 특히 중요하다. 낙상에 대한 두려움은 어지러움증이 재발하는 것을 겪은 환자들에게서 나타나며 이는 좌

절감과 동시에 의존성이 나타나게 한다. 걸음걸이가 이상해지기도 한다.

항히스타민제를 포함한 일반의약품들은 진정작용을 일으킬 수 있고, 이는 노인들에게서 특히 문제가 될 수 있다. 복합감기약에는 항히스타민제가 주로 들어 있다.

학습 목표(LEARNING OBJECTIVES)

1. 진정제와 수면제의 차이를 이해한다.
2. 불면증에 사용되는 약제의 종류를 열거한다.
3. 바리비투레이트 사용과 관련된 약물 내성의 기점을 이해한다.
4. 진정 수면제의 사용 시 환자에게 나타나는 불리한 효과와 이러한 불리한 효과로 물리치료에 방해를 주는 것을 이해한다.
5. 진정수면제를 초기 사용이나 만성 사용 시 수면 패턴에 어떠한 영향을 주는 지를 이해한다.

참고문헌(ADDITIONAL READINGS)

1. Ho IK: Mechanism of action of barbiturates. *Annu Rev Pharmacol Toxicol* 1981; 21:83-111.
2. Kales A, Kales JD, Soldatos CR: Insomnia and other sleep disorders. *Med Clin North Am* 1982; 66:971-991.
3. Moran MG, Thompson TL, Nies AS: Sleep disorders in the elderly. *Am J Psychiatry* 1988; 145:1369-1378.
4. Nicholson AN: The use of short-and long-acting hypnotics in clinical medicine. *Br J Clin pharmacol* 1981; 11:61S-69S.

Chapter

08

항불안제

Antianxiety Drugs

불안은 극도의 긴장, 근심, 불편 등의 감정을 뜻한다. 모든 사람들이 한두 번쯤은 불안을 경험할 수 있다. 불안의 범위는 빈맥(tachycardia)으로 가슴이 두근대는 것에서부터 정상적인 기능을 방해하는 공포증과 심한 공황장애까지 광범위하다. 일상생활과 관련된 일반적인 불안 증세는 항불안제 약물 치료가 필요하지 않다. 약간의 불안은 중요한 학교 시험이나 새로운 직업과 같은 새롭거나 스트레스 상황을 직면하는 데 도움을 주기도 한다. 일반적으로 갑작스런 불안 증세는 자연적으로 해결된다. 다만 불안이 정상생활을 불가능하게 하는 때에만 약물치료가 필요하다. 불안의 증상은 주로 빈맥, 두근거림, 운동성 긴장, 근심 등 자율신경계의 자극과 관련한다. 호흡곤란, 숨막힘, 질식과 통제불가의 느낌을 빈번하게 경험하게 된다. 임상적 불안의 종류에는 공황발작, 범불안장애(Generalized anxiety disorder), 강박장애(Obsessive－compulsive disorder; OCD) 등이 포함된다. 공황발작은 갑작스럽게 극심한 두려움이 일정기간 지속되는 것이다. 이러한 발작은 주로 몇 분간 지속되지만 더 오래 나타날 수도 있다. 범불안장애는 상황에 대해 비현실적이고, 과도한 공포와 불안 상태가 6개월 이상 지속된다. 강박장애는 시간이 소요되거나 직장생활 또는 사회적 기능을 방해하는 강박이나 충동으로 나타난다. 불안에 대처하거나 떨쳐버릴 수 없을 때 이는 부적응(maladaptive) 상태가 된다. 불안은 가장 흔히 치료되는 정신질환 중 하나이다. 불안 치료에 사용되는 약물을 항불안제(anxiolytics drugs) 라고 하고, 이 약물로는 공식적으로 항정신질환(antipsychotic) 치료제인 강력한 정신안정제(major tranquilizer)와 약한 정신안정제(minor tranquilizer) 등이 있다.

우울증은 불안장애 중 가장 흔한 증상으로 의학적 질병이 있을 때에도 수반된다. 불안과 우울은 다양한 기간에 다양한 증상을 나타내는 동일한 행동장애의 일부로 간주된다. 이 장에서는 불안 자체에 대한 치료만 다루기로 하고 우울증 치료는 다음 장에서 다룬다.

불안의 생화학적 기전은 밝혀지지 않고 있다. 그러나 불안 장애 치료제들의 기전 연구를 통해 신경화학적 불균형에 대한 일부 정보를 얻을 수 있다. 항불안제의 역할도 하는 benzodiazepines은 GABA를 통해 신경 억제를 증가시킨다. 불안치료에 사용되는 새로운 약제들은 세로토닌계(serotonin system)를 통해 작용한다. Buspirone(Buspar)는 세로토닌의 작용을 증가시켜 항불안제의 효과를 나타낸다. 이 약물은 재흡수를 막기보다는 세로토닌 수용체를 차단하는 역할을 한다. 그러나 일부 세로토닌 수용체의 특수형(subtype)들이 존재한다. 이러한 다양한 수용체의 유형들의 조절을 이해하기 위해서는 보다 많은 연구가 필요하다. 강박장애에서 buspione의 효능을 통해 이 장애에 대한 세로토닌의 역할을 살펴볼 수 있다.

벤조다이아제핀(BENZODIAZEPINES)

Benzodiazepines의 항불안 작용은 대뇌 변연계와 그물체(신) 내 작용의 결과이다. 이러한 약물들은 대뇌겉질의 작용을 크게 저하시키지 않는다. Benzodiazepines의 중추신경계 효과는 진정, 수면, 불안 감소 및 근육 이완 등이다. 일부 Benzodiazepines은 간질치료제로도 사용되나, 이는 12장에서 다루기로 한다. Benzodiazepines은 일반신경세포를 저하시키지 않고, barbiturate와 같이 외과적 마취 상태를 가져오지도 않는다. 이 약물들은 진정작용이 있으나, barbiturate와 비교해 보았을 때 약한 진정작용을 나타내는 평평한 용량반응곡선을 보여준다. 이 약물들은 대뇌변연계와 척수에 작용하지만 대뇌겉질에서의 저하는 크게 나타나지 않는다. 이러한 작용들은 GABA에 의한 신경세포 억제의 결과이다. 호흡기 및 순환기계에 대한 이 약물들의 효능은 미미하다. 이들은 중추신경계 흥분상태를 경감시키고, 불안에 의한 생리적 변화를 억제한다. 떨림, 발한, 구역, 호흡량 증가, 심박수 증가, 혈압 상승 등이 제거되거나 그 강도가 줄어든다.

디아제팜(Valium)은 benzodiazepines중 가장 널리 사용되는 성분이다. 이들은 동일한 항불안 효능을 갖고 있지만 부작용은 다양하게 나타난

표 8-1 항불안제(Anxiolytics()

약물	반감기(Half-life)	성인 일일 용량(mg)
벤조다이아제핀		
디아제팜(Valium)	30 ~ 60시간	2 ~ 40
클로로디아제폭사이드(Librioum)	28 ~ 48시간	10 ~ 80
옥사제팜(Serax)	6 ~ 11시간	30 ~ 120
클로라제파이트(Tranxene)	50 ~ 80시간	15 ~ 60
로라제팜(Ativan)	12 ~ 15시간	1 ~ 10
알프라조람(Xanax)	12 ~ 15시간	0.5 ~ 4
프라제팜(Centrax)	40 ~ 70시간	20 ~ 60
기타 항불안제		
메프로바메이트(Miltown)	6 ~ 17시간	1,200 ~ 1,600
히드록시진(Atarax, Vistaril)	3시간	200 ~ 400
부스피론(Buspar)	2 ~ 3시간	20 ~ 30

다. 반감기가 짧은 benzodiazepines인 로라제팜(Ativan), 옥사제팜(Serax), 알프라조람(Xanax)는 낮 시간 동안의 진정작용이 덜하다. 클로로디아제폭사이드(Librium)는 diazepam 보다는 진정작용이 더 나타난다. 항불안제로 사용되는 benzodiazepines은 표 8-1에서 설명하고 있다.

부작용(Adverse effect)

Benzodiazepines의 부작용은 중추신경계의 과도한 저하 현상으로 나타나는데, 부작용에는 졸림, 나른함, 정신 혼란, 운동실조증, 방향감각 상실 등이 있다. 이들은 주로 노인에게서 나타난다. 약물 남용 및 의존은 다양하게 나타난다. 중독이 있을 수도 있으나, 대부분은 2개월 이상 치료기간이 연장되거나 과다 복용한 경우이다. 장기간의 사용, 특히 고용량으로 또는 다른 남용하는 약물과 병용하므로 해서 문제점이 발생하기도 한다. 장기간 사용하다 약물을 갑자기 중단하게 되면, 금단현상이 나타나기도 한다. 금단현상은 반발 불안과 불면 현상의 재발로 나타나며 복용하던 환자의 약 50%에서 나타나 몇 달간 지속된다. 점진적인 중단이 이러한 금단현상의 심각성과 발생을 감소시켜준다. 이 약물은 잠재적인 위험에도 불구하고 benzodiazepines은 상대적으로 안전한 약물로 인식되고, 약물 자체에 치명적 요소는 없는 것으로 알려진다. 약물부작용으로 혼수상태도 흔하지 않다. 호흡을 제대로 못하는 경우 만성 폐쇄 폐질환(COPD)를 제외한 호흡기 또는 순환기계의 기능 저하가 드물게 발생한다. 지효성(long-acting) benzodiazepines은 노년층에서 더 긴 반감기를 가진다. 이는 혼란이나 과도한 진정작용과 같은 중추신경계 독성을 일으켜 골절이나 낙상을 발생하게 하기도 한다. Benzodiazepines은 alcohol, barbiturates, narcotics와 같은 다른 중추신경계 저하에 있어 다른 저하제와 함께 사용된다.

기타 항불안제(OTHER ANXIOLYTICS)

메프로바메이트(Miltown, Equanil)은 골격근 이완에 효과가 있다. 그러나 지속적으로 사용하면 내성이 발생한다. 또한 약물 의존성이 높은 것으로 보고되었고, 금단현상이 장기간 복용 후에 흔히 발생한다. 가장 흔한 부작용으로 졸림이 있고 고용량에서는 실조증이 나타난다. 이 약물을 복용하는 사람들에게서 저혈압이 종종 발생하기도 한다.

히드록시진(Atarx, Vistaril)은 진정작용과 항불안의 특성을 가진 항히스타민제이다. 성인은 200~400 mg/day을 분복(divided doses)한다. 경구 복용 후 15~30분 내에 임상적 효과가 나타나는 속효성(rapid onset) 제제이다. 부작용은 경미하나, 항콜린 작용으로 유도된 입마름(dry mouth)이 제한적으로 나타나기도 한다. Barbiturates와 alcohol 같은 다른 저하제와 함께 사용할 때 부가적인 중추신경계 저하가 나타난다.

부스피론(Buspar)는 선택적 항불안 제제이다. 이 약물은 세로토닌 수용체의 작용물질(agonist)이지만, 세로토닌과 이 약물의 항불안 작용과의 관계에 대해서는 밝혀지지 않았다. Barbiturates, alcohol, benzodiazepine 등과 같은 중추신경계 저하제와 교차 내성이 없고, 앞서 언급한 진정작용의 금단현상을 완화시키지는 않는다. 또한 근육 이완이나 항간질의 특성은 없다. 물리적 의존성을 가지는 지에 대해서는 입증된 바가 없고, 이 약물의 남용 및 중독 가능성은 낮다. 약물 중단에 따른 금단현상도 거의 없다. 부스피론은 또한 benzodiazepine보다 진정작용이 적고, 운동기능 손상도 적다.

부스피론은 혈장 단백질과 결합하지만, 혈장 단백질로부터 다른 약물들을 이동시키는 문제점을 나타내지는 않는다. 이 약물은 간에서 대사되고, 대사체는 주로 신장을 통해 배출된다. 혈장이 제거되는 반감기는 2~3 시간이다. 권장사용량은 20~30 mg/day로 분복한다. 향정신성 monoamine oxidase inhibitors(모노아민 산화효소 억제제)와 haloperidol(Haldol)을 제외한 다른 향정신약물과 병용된다. 노년층과 장년층의 약동학적 결과는 유사하게 나타난다. 장기치료시설 내 향정신성 약물 사용의 새로운 규제에 따라 부스피론과 같은 진정작용이 없는 항우울제의 사용이 증가될 것이다.

물리치료 시 약물 정보(PHYSICAL THERAPY NOTES)

Benzodiazepines은 barbiturate처럼 낮시간 동안의 진정작용의 문제점이 심각하지는 않지만, 과다 복용 시 과도한 진정작용과 실조증이 나타날 수 있다. 진정작용이 나타나는 약들은 운동 및 인지 기능에 있어 손상을 줄 가능성이 있다. 그러므로 진정 수면제에 대한 물리치료 시 주의 사항들이 여기에서도 적용된다.

특히 새로운 상황에서의 불안은 일반적인 것이고, 정상적인 행동반응으로 간주된다. 많은 환자들은 물리치료를 처음 받게 되었을 때 어느 정도의 혼란을 경험한다. 이는 현 상황에 대한 불확실성과 관련이 깊다. 물리치료의 행위 측면은 기존 치료를 극대화시키고 경미한 불안을 안정화하는 데 매우 중요하다.

학습 목표(LEARNING OBJECTIVES)

1. Barbitutates와 Benzodiazepines을 비교하되 낮에 나타나는 진정 효과에 대한 문제를 관련하여 이해한다.
2. Benzodiazepines의 과량투여 시 나타나는 효과와 물리치료 시 방해가 되는 면을 기술한다.

참고문헌(ADDITIONAL READINGS)

1. Dominguez RA: The benzodiazepines: A current review for the nonpsychiatrist. *Hosp Formul* 1983; 18:1049-1056.
2. Meyer BR: Benzodiazepines in the elderly. *Med Clin North Am* 1982; 66:1017-1035.
3. Stavrakaki C, Vargo B: The relationship of anxiety and depression: A review of the literature. *Br J Psychiatry* 1986; 149:7-16.
4. Taylor DP: Buspirone, a new approach to the treatment of anxiety. *FASEB J* 1988; 2:2445-2452.
5. Woods JH, Katz JL, Winger G: Abuse liability of benzodiazepines. *Pharmacol Rev* 1987; 39: 251-413.

Chapter 09

기분장애를 치료하는 약물

Drugs used in Treatment of Mood Disorders

대부분의 사람들은 심지어 하루에도 몇 번씩 기분의 변화를 경험한다. 사랑하는 사람을 잃게 되어 슬픈 것과 같은 우울은 정상적인 기능적 과정이라 할 수 있다. 이차적 요소는 다른 의학적 상태나 특정 약물의 부작용이다. 피로와 쇠약(우울과 관련될 수도 있는)에 대한 호소를 야기 시킬 수 있는 의학적 상태에는 빈혈, 저혈당증, 저칼륨혈증, 쿠싱증후군, 심부전 등이 있다. 부작용으로 우울이 야기될 수 있는 약물에는 베타차단제(-), 메틸도파(methyldopa; Aldomet), 글루코코티코이드(glucocorticoids), 씨메티틴(cimetidine; Tagemet), 벤조다이아제핀(benzodiazepine) 등이 있다. 우울증(depression)이나 조증(Mania)의 임상적 진단은 기분 전환의 기간과 강도에 기초한다. 따라서 많은 정신과 의사들은 우울에서부터 극도의 행복감까지를 하나의 연속체라고 생각한다. 어떤 사람의 기분이 스펙트럼의 한쪽 끝에 있다면, 적절한 사회적이거나 직업적 기능이 이 상태를 변화시킨다.

정동 장애(Affective disorders)라고도 일컫는 기분 장애(Mood disorders)는 우울장애와 조울증(Bipolar disorders)을 포함한다. 우울장애는 조증 또는 경조증의 상태가 없는 울증의 기간을 의미한다. 조울증의 주요 특징은 주로 하나 이상의 주요 우울한 상태가 동반되는 조증 또는 경조증의 상태이다.

주요 울증 상태는 최소한 2주간 거의 대부분의 활동에서 흥미나 기쁨이 상실되거나 우울한 기분인 상태이다. 울증의 증상이 각각의 우울한 상황 모두에서 나타는 것은 아닐 수 있다. 어떤 사람은 식욕이 변화-일반적으로 감소하지만 증가하기도 함-하여 체중이 크게 변화한다. 수면장애는 불면 또는 과수면으로 나타난다. 종종 기운이 없거나, 과거에 즐거웠던 활동들에 대한 흥미가 감소하여 가족이나 친구로부터 고립되기도 한다. 가치가 없다거나, 죄의식을 느껴 죽음을 계속 생각하거나 자살을 생각하거나 시도하는 증상들이 수반되기도 한다. 우울증상태에서는 집중하기가 힘들고, 쉽게 산만해 진다.

조증 상태의 주요 특징은 우월한 기분이 상승되거나 확장되거나 과민하게 된 특정 기간이다. 직업적 기능이나 일상 사회활동 및 관계의 현격한 손상이 야기 될 만큼 심각할 수도 있고, 심지어 다른 사람을 해치지 않게 하기 위해 입원이 요구되기도 한다. 이러한 환자들은 자존감이 확대되어 있거나, 과장된 기분을 느끼며, 수면의 필요성이 줄어든다고 느끼며, 쉽게 산만해 진다. 상승된 기분은 행복감 뿐 아니라 과장되게 묘사된다. 경조증에서는 증상이 덜 심각하고, 망상이 나타나지 않는다. 손상은 일반적으로 입원을 요구 할 만큼 심각하지는 않다.

기분장애는 환경에 의해 크게 영향을 받는 유전적 성향이 있는데, 유전적 성향의 결정적인 취약점은 환경에 의해 영향을 받는다는 것이다. 물론 자녀의 죽음 등과 같은 주요한 특정 외부적 사건들이 어떤 사람에게 울증 상태를 가져올 수 있는 지 여부를 예측하는 것은 불가능하다. 우울증의 유전적 측면은 뇌의 주요한 영역에서 하나 이상의 신경전달물질의 결핍과 관련한다고 여겨진다. 가장 최근의 우울증 치료제는 대사를 방해하고, 하나 이상의 신경물질을 재생하여 시냅스에서 신경물질이 집중적으로 증가하게 한다. 항우울제의 임상적 효과가 나타나는 데 몇 주가 걸리는 반면, 신경전달물질의 차단이 몇 시간 내에 발생한다는 점에서 이러한 신경전달물질의 결핍 이론에는 논란의 여지가 있다. 항우울제들은 신경전달물질 대사에 있어서 주요 작용들에 따라 구분된다. 예전의 재흡수 억제제들은 하나 이상의 신경전달물질에서 작용을 하였다. 최근 약물들은 단일 신경전달물질의 재흡수를 선택적이고 광범위하게 막는다. 이는 항우울제의 주요 부작용을 피하게 한다. 삼환계(Tricyclic) 항우울제는 항콜린 및 순환기 부작용을 가지고 있다. 모노아민 항산화(Monoamine oxidase) 억제제는 기립성 저혈압(postural hypotension)을 야기한다. 그러나 식이 또는 약물 상호작용은 고혈압의 위험을 가져온다.

우울증은 노년층에서 일반적인 기분 장애이다. 우울증은 당뇨, 내분비 장애, 갑상선 질환, 심각한 빈혈, 단핵구증가증, 고혈압, 암 등으로 심화될 수 있다. 또한 alcohol, 항히스타민제, 항콜린계 약물, barbiturates, benzodiazepines과 같은 신체 기능 저하제(depressant drugs) 들도 우울증을 유발할 수도 있다. 대사나 독성에 의한 우울증은 항우울제를 사용하기 보다는 촉발(precipitating)요소를 제거하는 치료가 최선이다.

MAO(단아민산화제) 억제제

(MONOAMINE OXIDASE INHIBITORS; MAOIs)

이 계열의 약물들은 신경말단에서 모노아민 산화효소를 억제한다. 그리고 산화효소는 노르에피네프린의 대사 역할을 한다. 그러므로 효소 억제는 시냅스에서 노르에피네프린의 수치를 증가시켜 수용체와 작용할 수 있게 한다. 치료효과를 보려면 2~4주간의 치료기간이 필요하다. 현재 사용되고 있는 MAO억제제는 표 9－1에 나열되어 있다. 이들 약물은 경구 투여 후 쉽게 흡수된다. 1일 1회 복용으로 치료 효과가 지속된다.

교감신경계의 활동 증가는 일반적으로 부교감신경계 활동을 감소시

표 9-1 MAO 억제제(Monoamine Oxidase Inhibitors)

약물	일일 총 용량(mg)
트라닐싸이프로마이드(parnate)	10-30
아이소카복사지드(Marplan)	10-30
페넬진 설페이드(Nardil)	60-90

키고, 입마름(dry mouth), 어지러움, 변비, 배뇨곤란, 사정 지연, 발기부전 등을 일으킨다. MAO억제제의 사용으로 인한 잠재적으로 심각한 문제점으로는 티라민(tyramine)이 함유된 특정 음식과 함께 복용했을 때 고혈압 발작이 유발될 수 있다는 것이다. 음식 속에 포함된 티라민이 간접적으로 작용하여 신경 말단에서 세포외액으로 노르에피네프린을 이동시키기 때문이다. MAO억제제를 복용하는 사람은 반드시 오래된 치즈, 청어조림, 염장청어, 닭의 간, 콩, 키안티(chianti) 와인, 일부 맥주 및 이스트 추출물 등과 같은 티라민이 함유된 음식이나 음료를 피해야 한다.

기립성 저혈압의 가능성이 부작용으로 나타난다. 이러한 경우 용량을 줄여야 한다. MAO억제제는 간 손상을 야기할 수 있으나, 정상적인 용량을 복용하는 경우에는 드물게 나타난다.

삼(3)환계 항우울제(TRICYCLIC ANTIDEPRESSANTS)

이 계열의 약물들은 화학적 구조에 의해서 명명되었다. 보통 이 약물들은 건강한 사람들에게는 어떤 자극적 효과도 나타나지 않지만, 때로는 기분이 나빠지는 느낌을 받을 수 있다. 그러나 임상적으로 울증인 환자들이 복용하였을 때 이 약은 기분을 좋게 한다. 기분이 임상적으로 개선되는 데에는 2~3주의 치료기간이 필요하고 완전한 치료 효과는 4주가 되어야 나타난다. 이들의 작용기전은 시냅스 앞부분 신경 말단에서 노르에피네프린 재흡수를 막는 것과 관련된다. 임상적 개선에 장기간이 소요

표 9-2 삼환계 항우울제(Tricyclic Antidepressants)

약물	일일 총 용량(mg)
아미트립틸린(Elavil, Endep)	50-150
데시프라민(Norpramin)	100-300
독세핀(Adapin, Sinequan)	75-150
이미프라민(Tofranil)	30-200
노트립틸린(Aventyl, Pamelor)	75-100
프로트립틸린(Vivactil)	15-60
크로미프라민(Anafranil)	100-250
아목사핀(Asendin)	200-300
트리미프라민(Surmontil)	50-150
마프로틸린(Ludiomil)	50-150

됨에도 불구하고, 노르에피네프린 재흡수를 막는 것은 즉각적으로 일어난다. 삼환계 항우울제는 표 9-2에 나열되어 있다. 삼환계 항우울제는 경구 복용 후 소화기에서 잘 흡수된다. 이들은 간이나 다른 활성 산물에서 흡수된다. 소아나 60세 이상 노인들에게서는 대사가 다소 느려진다. 흡수나 대사의 개인적 차이로 인해 삼환계 항우울제의 용법용량은 광범위하다.

크로미프라민(Anafranil)는 구조적으로는 삼환계이지만 선택적 세로토닌 재흡수 억제제(Selective serotonin reuptake inhibitor; SSRI)에 속한다. 이 약물들은 강박장애(Obsessive-compulsive disorder; OCD) 치료에도 사용된다. 마프로틸린(Ludiomil)은 구조적으로 사환계(tetracyclic)이나 삼환계 항우울제와 약리학적 프로파일이 유사하여 이 항우울제 계열에 포함된다.

비정형 항우울제(ATYPICAL ANTIDEPRESSANTS)

비정형 항우울제(표 9-3)에는 새로운 세대의 항우울제와 말초 및 중추에 대한 항콜린성 억제제, 그리고 순환기에 작용하거나 진정작용의특징을 갖는 삼환계 항우울제 등으로 구성된다. 이러한 약물들에 의해 영향

표 9-3 비정형 항우울제(Atypical Antidepressants)

약물	일일 총 용량(mg)
세토로닌 흡수억제제	
플루오제틴(Prozac)	20 ~ 80
트라조돈(Desyrel)	150 ~ 400
부스피론(Buspar)	40 ~ 50
도파민 흡수억제제	
Bupropion	200 ~ 300

을 선택적으로 받는 신경전달물질들은 세로토닌과 도파민이다. 그리고 이들 약물은 순환기 질환이 있는 환자들에게 더 안전하다.

플루오제틴(Prozac)는 세로토닌 흡수를 억제하는 선택적 작용을 한다. 그러나 이 약물의 부작용은 긴장, 불안, 불면, 구역 및 설사 등 소화장애, 두통 등이다. 식욕부진으로 체중이 감소하는 것은 삼환계 우울증 치료제의 기능과는 무관하다. 사실 이 약물은 기분을 좋게 한다. 플루오제틴은 일부 환자들에게서 폭력성 자살 집착을 야기하는 것으로 고소당하기도 했으나, 이는 치료되지 않은 우울증 환자 역시 자살 성향을 갖고 있다는 사실을 염두해 두어야 한다.

트라조돈(Desyrel)은 세로토닌 작용 뿐 아니라 항세로토닌 작용을 한다. 플루오제틴과 반대로 트라조돈은 진정을 시킨다. 그러나 플루오제틴과 마찬가지로 항콜린 작용이 없고, 삼환계 치료제에 비해 심혈관계에 효과가 적다.

부스피론(Buspar)는 재흡수 억제제이기 보다는 세로토닌 작용제(agonist)이다. 이 약물은 항불안제로 8장에서 다루었다. 항불안 및 항우울 작용은 용량의존적이며, 저용량(20~30mg/일)은 항불안작용을 하고, 고용량(40~50mg/일)은 항우울작용을 한다. 부작용에는 두통, 어지러움, 구역 등이 있다. 그러나 식욕에는 영향이 없고, 항콜린계 부작용도 없다. 불안과 우울에 있어 플루오제틴과 부스피론의 효과를 통해 세로토닌 역시 이와 같은 장애에 영향을 줄 수 있다는 이론들을 이끌어 낼 수 있다.

부스피론과 플루오제틴은 Clomipramine와 함께 강박장애를 치료한다. 강박장애는 불안 장애의 일종으로 작업 시간을 낭비하고 방해하며, 사회적 기능에 방해를 하는 강박과 혼란의 특징을 갖는다. 이러한 약물들도 역시 세로토닌계(serotonin system)에 영향을 줌으로써 강박장애에 대한 세로토닌의 역할을 이해할 수 있게 된다.

Bupropion(Wellbutrin)은 항콜린 작용이 거의 없고, 심전도 변화와 기립성 저혈압을 유발하지 않는 도파민 재흡수 억제제이다. 이 약물은 진정작용이 없고, 식욕을 자극하지도 않는다. 그러나 사람에 따라 식욕을 감퇴시켜 체중을 감소시킬 수 있다.

삼환계와 비정형 항우울제의 부작용(Adverse effects of tricycle and antidepressants)

다양한 삼환계들 중에서 사용량은 매우 다양한 만큼 부작용도 다양한다. 삼환계 항우울제는 심근 활동의 직접적 저하를 야기할 수 있다. 이는 만약 각차단과 같은 기존 기능 결핍이 있는 경우라면, 매우 위험하다. 이 약물들은 빈맥, 부정맥, 기립성 저혈압을 유발하는 항콜린 작용과 항알파아드레날린 작용을 하기도 한다. Amitriptyline(Elavil)과 imipramine(Tofranil)은 심전도 변화를 일으켜 심부전을 악화시킬 수 있고, 심방 및 심실 부정맥을 악화시킬 수 있다. 그러나 특정 상황에서 이들 약물들은 부정맥을 치료하기도 한다. 노년층에 이들 약물들을 사용하는 것은 딜레마이다. 노년층에서 우울증은 흔히 나타나고 이들은 흔히 심장질환도 갖고 있기 때문이다. 기립성 저혈압은 삼환계에서 흔한 부작용이나 심각하지는 않다. Amoxapine(Asendin), desipramine(Norpramin), nortriptyline(Aventyl, Pamelor) 등은 다른 삼환계 항우울제보다 기립성 저혈압이 적게 나타난다. 플루오제틴과 트라조돈과 같은 비정형 항우울제들은 심장에 대한 영향이 적다.

항콜린계 증상은 아세틸콜린의 차단으로 나타난다. 구갈, 변비, 시야 흐림, 요이상정체가 amitiptyline, imipramine, trimipramine, mortriptyline, doxepin 등 오래된 약들에게 나타난다. 이러한 부작용들은 젊은 환자들에게는 단순한 불편함일 수 있지만, 노인들이나 임상적 기능이 저하된 환자들에게는 위험하다. 이들 약제는 혼란, 기억 장애, 말더듬 등을 유발하기도 한다. 노인에게서 파킨슨병을 치료하기 위한 항히스타민이나 항콜린와 같은 항콜린 효과가 있는 다른 약제들을 함께 투여하는 것은 심각한 정신 혼란을 야기할 수 있다. 삼환계 중에서 amitriptyline은 가장 항콜린 작용이 심하고 진정작용이 있다. 내림차순으로 삼환계의 항콜린 작용 강도를 나타내면, amitriptyline 〉 doxepine 〉 imipramine = protriptyline 〉 nortriptyline = desipramine 순이다. Amitriptylinerhk doxepine은 진정작용이 있어 불면이나 불안이 있는 환자에 도움이 될 것이다. Desipramine은 진정작용이 없어 불면을 악화시킬 것이다. 요이상정체는 노년기 남성 특히 전립성 비대증 환자의 문제점을 악화시킨다. 비정형 항우울제는 항콜린 작용이 적다.

대부분의 삼환계들은 식욕을 촉진 시키는 효과가 있어 영양공급이 잘 모니터링 되지 않으면 체중이 증가할 수 있다. Desipramine, amoxapine, trazadone 등은 다른 삼환계들 보다 식욕을 덜 증가시킨다.

일부 항우울제는 특히 경련성 질환의 병력이 있는 사람에게 고용량을 사용할 때 발작을 유발할 수 있다. Maprotiline(Ludiomil)과 bupropion (Wellbutrin)은 고용량 사용 시 발작을 더 일으킨다.

삼환계항우울제는 clonidine(Catapres), methyldopa(Aldomet), propranolol (Inderal), metoprolol(Lopressor)과 같은 고혈압 치료제와 상호작용이

있을 수 있다. 고혈압 약물들은 삼환계의 작용을 방해하고, 삼환계는 중추 알파 수용체에 작용하므로 고혈압치료제의 작용을 막는다.

노인 및 청소년들에게 있어, 저용량으로 시작하고, 필요시에만 고용량으로 점진적으로 증가시키는 것이 최선이다. 이 연령층은 특히 삼환계의 부작용에 민감하다. 저녁에 1일 1회 복용이 통상적으로 효과적이며, 주로 주간에 어려움을 가져오는 항콜린작용을 최소화 할 수 있다. 또한 직접적인 의료인의 감독이 이루어질 수 없는 외래환자에게는 저용량이 권고된다.

급성 독성은 자살 성향을 가진 환자들에게 매우 위험하다. 알코올이나 다른 진정제의 중추신경계 활동 저하 작용이 다른 항우울제에 의해 나타난다. 항우울제의 과다복용은 약물 관련 사망의 흔한 원인이다.

리듐(LITHIUM)

Lithium carbonate(Eskalith, Lithane)은 조울증이 있는 환자 특히 조증인 기간 동안 기분을 안정화시키는 효과가 있다. 이 약물은 조울증 치료에 삼환계 항우울제와 함께 사용된다. Lithium은 다양한 경로로 신경전달계에 영향을 미치지만 임상적 효과를 나타내는 작용 기전을 알려진 바 없다.

Lithium은 경구 투여 후 소화기에서 잘 흡수되고, 대부분 신장을 통해 배출된다. 반감기는 24시간이고, 연령이 높아지거나 신장기능이 떨어지면 길어진다. 신장기능이 저하된 환자에게는 lithium 사용이 불가능하다. 7~10일의 치료기간이변 통상적으로 완전한 치료 효과가 나타난다.

치료 시작 시점에서 상복부 불편과 같은 소화장애, 수전증, 피로, 졸림 등의 부작용이 나타난다. 고용량 Lithium 독성으로 구역, 설사, 구토, 심각한 수전증, 톱니바퀴경직, 실어증, 섬망 등이 나타난다. 독성의 첫번째 신호는 심부건 반사나 근육수축이다. 효과적인 용량을 유지하고 독성을 피할 수 있는 임상적 상태는 혈장 농도로 모니터링 할 수 있다.

Lithiun은 기형을 유발할 수 있으므로, 임산부 특히 초기에는 피해야 한다. Lithium은 일반적으로 이뇨제를 복용하는 환자들이 복용하면 안 된다. 이뇨제는 lithium의 신장 내 배출을 감소시키고, lithium의 독성을 높이게 한다.

항조증 작용을 하는 다른 약제들에는 antiepileptics carbamazepine (Tegretol), valproic acid(Depakene) 등이 있다. 이들의 조울증 치료에 대한 경험은 많지 않지만, lithium에 효과가 없는 환자들에게 특별히 사용될 수 있다.

물리치료 시 약물 정보(PHYSICAL THERAPY NOTES)

우울과 관련된 가장 흔한 불만은 힘이 없고, 피곤하며, 소화가 잘되지 않는 것이다. 우울증의 증상들은 물리치료를 방해할 수 있다. 만약 환자들이 매우 내성적이라면, 치료에 대한 흥미와 동기 부족으로 치료에 방해가 될 것이다. 대부분의 환자들은 그들의 임상적 상황에 대한 정상적 반응으로 기분이 좋지 않다. 물리 치료의 활동적 측면이 이러한 일시적 우울을 완화시키는 데 중요하다. 운동, 식이 및 사회적 환경 등이 지지적 수단이 될 수 있을 것이다.

기분 장애 치료에 사용된 약물의 부작용은 물리치료를 방해할 수 있다. MAO억제제와 cyclics의 부작용인 기립성 저혈압의 가능성은 물리치료사들이 주의를 해야 한다. 낙상과 골절의 위험은 앞서 언급하였다. 기립성 저혈압은 21장에서 더 다루기로 한다. 삼환계 항우울제는 부정맥과 같은 특정 심장 질환자들에 대한 잠재적 위험을 갖고 있다. Amoxapine (Asendin)은 추체외로 증상을 유발할 수 있다. 이러한 약물들은 지연성 운동이상증의 가능성도 갖고 있다. 삼환계 약물들의 중추 항콜린 작용은 정신 혼란을 야기할 수 있다. 이들의 항히스타민 작용은 졸음을 유발한다.

Lithium 치료를 받는 환자들에게서 lithium 수치는 독성 예방을 위해 모니터링 되어야 한다. 그러나 임상적 신호와 증상도 매우 중요하다. 심부건반사 증가, 수전증, 피로, 졸림, 말더듬 등은 물리치료사에 의해 쉽게 파악될 수 있다.

우울은 약물의 부작용으로도 나타날 수 있다. Clonidine(Catapres), hydralazine(Apresoline) 및 다른 중추신경 저하제들은 우울을 유발할 수 있다.

학습 목표(LEARNING OBJECTIVES)

1. 신경전달물질과 관련된 항우울제의 약리기전에 대하여 이해한다.
2. 약리학적 효과에 수반되는 약물의 부작용에 대하여 인지한다(예, 삼환계(tricyclics)의 항콜린 작용).
3. 물리치료에 영향을 미치는 다양한 약물들의 부작용에 대하여 기술한다(예, 기립성 저혈압, 추체외로계 증상).
4. MAO억제제와 특정 음식물과의 상호작용에 대하여 기술한다.
5. Lithium(리튬) 독성의 부작용에 대하여 나열한다.

참고문헌(ADDITIONAL READINGS)

1. Coryell W, Keller M, Lavori P, et al: Affective syndromes, psychotic features, and prognosis. I: Depression. *Arch Gen Psychiatry* 1990; 47:651-657.
2. Coryell W, Keller M, Lavori P, et al: Affective syndromes, psychotic features, and prognosis. II: Mania. *Arch Gen Psychiatry* 1990; 47:658-662.
3. Furlanut M, Benetello P: The pharmacokinetics of tricyclic antidepressant drugs in the elderly. *Pharmacol Res* 1990; 22:15-25.
4. Rudorfer MV, Potter WZ: Antidepressants. *Drugs* 1989; 37:713-738.
5. Shaw DM: Drug alternatives to lithium in manic-depressive disorders. *Drugs* 1988; 36:249-255.

Chapter

10

정신병 치료제

Antipsychotic Durgs

정신병(pcychoses)은 일상생활에 방해가 충분하게 될 정도로 개인의 정신기능이 손상된 상태이다. 사실을 받아들이지 못하고 개인의 현재환경에 적절히 활동을 할 수가 없다. 가장 많은 정신병으로는 정신 분열증(schizophrenia), 망상 장애(delusional disorders), 기질적 정신 장애(organic mental disease), 그리고 기분장애(mood disorders)가 있다. 정신병 환자의 완치는 약물치료 이상의 것을 필요로 한다. 정신병 환자의 완전한 재활을 위해서는 심리적 그리고 다른 보완적인 조치들이 필요하다.

정신분열증은 감정과 사고의 발달장애를 특징으로 하는 정신병으로 망상과 환각을 포함한다. 정신분열증의 진단 기준은 표 10 - 1에 제시되어 있다. 이러한 사람들의 정신기능은 사회적 그리고 직업적으로 일상적인 수행에 방해될 정도로 충분하게 손상되어 있다. 정신분열증은 특히 중간둘레계통 - 대뇌이마엽 경로(mesolimbic - frontal cortical pathways)에서의 중추도파민성신경활성화(central dopaminergic neuronal activity)의 과잉으로 초래된다. 항 정신병제에 의한 도파민 길항작용은 파킨슨병의 증상들을 일으킨다. 이것은 아마도 흑색질 - 세로줄무늬체(nigorstriatal pathways) 사이의 경로에서

표 10-1 정신분열증 진단을 위한 기준(Criteria for Diagnosis of Schizophrenia)

적어도 다음 중의 한 가지 이상 : 망상(delusions) 환각(hallucination), 특히 청각적인 환각 논리에 맞지 않는 말(incoherence) 둔마된 정서(flat affect)나 부적절한 정서(inappropriateness) 긴장증(catatonia)
이전 수준에서 기능 악화(deterioration)
최소 6개월의 증상기간
45세 이전의 발병
예외 선행된 우울증이나 장기간에 걸친 조증이 없는 경우 기질성 뇌증후군(organic brain syndrome)이나 정신박약(mental retardation)에서 기인하지 않는 경우

비 특이적인 도파민 억제 때문일 것이다. 파킨슨병 치료에서의 도파민 향상은 정신분열증의 몇몇 증상들을 일으킨다. 뇌의 특별한 영역에서의 도파민 수용체의 유형에 대한 완전한 이해와 여러 가지 유형의 수용체에 더욱 특이적으로 작용하는 약물의 개발로 이러한 몇몇의 연관된 부작용을 피할 수 있다.

신경이완제(antipsychotic agents)란 용어는 자발적인 운동들과 복잡한 행동을 억제하는 항 정신병 물질의 작용을 가진다. 그러나 척수반사(spinal reflexes)와 무조건적 통증 자극에 대한 도피는 온전하게 남아있다. 이런 약물들은 환경에 대한 흥미와 자주적 행동(initiative)들을 감소시키고 정서와 감정의 표출을 억제시킨다. 그러나 이러한 약물들을 통해 정신운동 활동의 정상화와 함께 환자의 혼란과 동요를 줄일 수 있다. 정신병 환자들의 특이성 중에 하나는 여전히 높은 지적 수준을 요구하는 기능들은 남아있다.

항 정신병제는 노인성 치매에서의 행동장애 치료에는 효과가 없으나, 많은 노인성 치매환자들의 진정(sedation)을 위해 부적절하게 사용 되어왔다.

약물(DRUGS)

항 정신제제의 작용기전은 중추신경계의 특정한 영역에서 도파민에 대한 길항작용이라고 생각된다. 이러한 항 도파민 작용은 피라미드바깥길 증후군(extrapyramidal symptoms)에서 잘 보여진다. 도파민 수용체 길항제들은 빈번히 항 정신제제만큼 효과적이고, 도파민 활동을 증가시키는 약물들은 정신병을 일으키거나 정신분열적 병변을 악화시킨다. 전형적인 신경이완제는 중간둘레계통(mesolimbic)과 흑색질-세로줄무늬체(nigorstriatal pathways) 경로에서 작용한다. 이 부분들에서 약물량의 차이는 진정 작용의 정도와 부작용의 위험과 관련이 있다. 중추신경계에 작용하는 많은 다른 약물들과 같이 수용체 차단작용이 즉시 일어나지만 임상적인 효과는 적어도 3주 이후까지 또는 더 많은 치료를 할 때까지 나타나지 않는다. 정신병 치료에 사용되는 약물은 표 10-2에 나열되어 있다.

클로르프로마진(Thorazine)은 1950년대에 소개되었고, 그 이후로 많은 정신병 환자들이 이 약으로 치료되었다. 이 약은 혁신적이고 유익하며, 의학과 정신의학 분야에 크게 영향을 주었다. 정신병 환자들은 동요(agitated)와 불안(restless)이 줄어들었고, 자폐증 환자들은 더 즉각적인 반응을 보였다. 이 약물들은 환자가 지능적 기능이 온전함과 더불어 쉽게 흥분한다는 점에서 진정최면제와는 다르며, 운동실조(ataxia)나 불협응(incoordination) 등은 나타나지 않는다. 공격적이고 충동적인 행동들은 줄어들었고 조작적 행동(operant behavior)은 감소되었으나, 척수반사들은 변하지 않았다. 따라서 항 정신제제는 전체 중추신경계의 억제작용 없이 환자를 진정시킨다.

클로르프로마진은 간에서 대사되며 한번 복용으로 오는 효과는 대개 24시간 지속되므로 하루 한번 복용으로 유용하다. 이 약물은 지용성이고 대뇌에 침착이 된다. 그러므로 혈장속의 농도와 치료적 반응과는 상관성이 적다. 노인이나 유아는 대사불활성이 저하되어 있으므로 복용량 초과를 방지하기 위해 복용량을 저하할 필요가 있다. 클로르프로마진은 알파 수용체 억제(alpha blocking) 작용이 있으므로 기립성 저혈압에 원인이 될 수도 있다. 이러한 부작용 때문에 노인들은 하루 한번 이하의 적은 용량으로 자주 복용하는 것이 더 좋은 반응을 나타낼 수 있다. 그러나 어린이는 더 증가된 대사불활성이 나타나므로 조심하여야 한다.

할로페리돌(Haldol)은 클로르프로마진보다 더 적은 콜린 억제성이고 더 적은 alpha blocking 작용을 가진 항 정신제제이다. 그러나 저혈압은 클로르프로마진과 마찬가지로 문제가 될 수 있다. 피라미드바깥길증후군은 일반적으로 클로르프로마진보다 할로페리돌에서 나쁘다. 티오리다진(Mellari)는 낮은 위험도의 피라미드바깥길증후군 부작용을 가지고 있고, 클로르프로마진이나 할로페리돌에 비해선 더 적은 진정작용을 가지고 있다. 심각한 눈 손상의 위험은 티오리다진의 장기간 복용을 제한할 수 있다.

클로자핀(Cozaril)은 클로르프로마진이나 할리페리돌에 반응하지 않는 환자들에게 유익할 수 있다. 이 약은 중간돌레계통에서 더 선택적인 작용을 한다. 클로자핀의 장점은 피라미드바깥길증후군과 지연성 운동장애

표 10-2 항 정신제제(Antipsychotic Drugs)

약물	일일 총 용량(mg)
클로로프마진(Thorazine)	200 ~ 800
할로페리돌(Haldol)	2 ~ 20
트리플로프로마진(Vesprin)	20 ~ 60*
메소리다진 베실레이트(Serentil)	100 ~ 400
티오리다진(Mellaril)	200 ~ 800
아세토페나진 말이에이트(Tindal)	40 ~ 120
트리플루오페라진(Stelazine)	4 ~ 20
록사핀 썩시내이트(Loxitane)	60 ~ 100
클로자핀(Clozaril)	300 ~ 600
모린돈(Moban)	15 ~ 255
티오티진(Navane)	6 ~ 30
* 근육 내 주사	

(tardive dyskinesia)의 낮은 발달 위험도이다. 대부분의 항 정신병 약물은 강력한 도파민 수용체 차단제지만 클로자핀은 약한 도파민 수용체 차단제인데, 이는 왜 이 약물이 다른 항 정신병 제제들에 비해 더 적은 피라미드바깥길증후군을 나타내는 지를 설명한다. 그러나 원하지 않는 운동효과와 현저한 심혈관계 변화가 있다. 만약 다른 콜린 억제성 약물들과 함께 복용한다면 클로자핀의 콜린 억제성 작용은 증가 되어 질것이다. 여러 가지 고혈압 억제제에 의해 저혈압은 악화될 것이다. 이 약을 복용하는 1%의 환자에서 치명적일 수도 있는 혈액질환인 과립구 감소증이 발생할 수도 있다. 그러나 만약 약 복용을 즉각 중단한다면 빠른 회복이 가능하다. 백혈구 수치의 변화를 체크하기 위한 빈번한 혈액검사를 필요로 한다. 최근에는 이 약의 배분과 함께 혈액감시를 포함하는 Clozaril 환자 관리 시스템을 통해 상용화되고 있다.

클로자핀은 경구복용 이후 위장관계로부터 신속히 흡수되고 간에 의해 포괄적으로 대사된다. 반감기는 14에서 16시간이고 24시간 이상의 작용효과가 있다. 이 약은 진정작용의 부작용 때문에 자기 전에 복용할 것을 권유하고 있고, 장기간 치료에서 안전하고 효과적인 것으로 검증되고 있다. 갑작스런 복용 중단은 입원을 요하는 갑작스런 증상의 재발을 동반하는 금단증상(withdrawal symptoms)을 초래할 수 있다. 정상을 벗어난 혈액수치로 이어지는 금단결과를 제외하고는 이 약은 점차적으로 줄여야 한다.

부작용(Adverse effects)

신경이완제제의 부작용은 일반적으로 비 특이적인 수용체 차단으로부터 기인한다. 중추신경계와 자율신경계 내에서의 콜린성(cholinergic)(muscarinic), 노르아드레날린(noradrenergic) 그리고 도파민 수용체 차단은 이 약물들에서 보여지는 대부분의 부작용의 원인이다. 콜린억제성으로 인해 자주 보고되는 부작용들은 입 마름(건조한 입), 흐릿한 시야, 저하된 위장활동, 그리고 진정작용이다. 진정작용에 대한 내성은 대게 며칠 안에 발달한다.

항 정신병제제는 또한 노르에피네피린(norepinephrine)의 혈압 상승을 차단하는 alpha adrenergic 차단 효과를 가지고 있어 기립성 저혈압과 빈맥을 가져올 수 있다. 강한 alpha adrenergic 차단 효과는 triflupromazine(트리플루프로마진)과 클로르프로마진, 약한 작용으로는 trifluoperazine(트리플루오페라진)과 클로자핀에서 볼 수 있다. 이들 약물들의 효과에 대한 내성은 지속적인 복용으로 발생할 수 있다. 그리고 노인환자에게 나타나는 기립성 저혈압은 골절과 낙상 등을 동반할 수 있다.

도파민 저항 작용은 더 심각한 것들을 초래한다. 급성 긴장이상(dystonia), 정좌불능증(akathisia), 그리고 파킨슨증상이 항 정신병 치료 초기에 나타난다. 급성 긴장이상은 일시적으로 나타나고 추가적인 치료 없이 사라진다. 정좌불능이나 운동적 동요(restlessness)는 대개 항 정신병약 복용량의 감소에 반응한다. 그러나 복용량 감소는 다시 정신병 치료를 악화시키는 원인이 된다. 피리미드바깥길증후군은 파킨슨 증상들과 구별이 되지 않고 가장 문제가 될 수 있는 부작용 중에 하나이며, 이러한 증상들은 benztropine mesylate(벤즈트로핀메실라이트; Cogentin)이나 trihexyphenidyle(트리헥시페니딜; Artane)에 반응할 수 있다.

항 정신병제제는 또한 노인에서 회복이 불가능한 지연성 운동장애를 초래할 수 있다. 이것은 항 정신병치료 중에 혹은 치료가 중단된 후에 나타날 수 있다. 60세 이상의 환자, 특히 이전에 중추신경계 질환을 가지고 있는 환자들은 지연성 운동장애로 발달하는데 더 위협적이다. 지연성 운동장애는 구강-얼굴(oral-facial) 운동장애, 무도무정위운동(choreoathetosis), 입술로 소리를 내고 빨기(lip smacking and sucking), 턱의 측면 운동(lateral jaw movements), 그리고 혀 투척 징후(darting tongue sign) 등은 무도병과 비슷한 질병이다. 지연성 운동장애를 줄이기 위해서는 저용량이면서도 가능한 효과적인 복용량을 사용해야 한다. 항 정신병에서 며칠간의 약물복용 중단이 지연성 운동장애를 예방하지는 못한다. 따라서 지연성 운동장애에 대한 효과적인 약물치료는 없어 보인다.

어떤 항 정신병제제는 발작의 역치를 낮춘다. 발작에 민감한 간질환자에 있어 적절한 신경이완제의 선택은 간질 역치에 대한 효과에 관련하여 이루어져야 한다. 티오리다진은 이런 역치에 최소한의 작용을 하는 반면, 클로르프로마진은 간질환자들이 발작하게 만들지도 모른다.

각각의 항 정신적 약물에 대한 개개인의 반응을 예측하기는 불가능하다. 개개인의 반응이 다르기 때문이다. 따라서 특정한 약물의 선택은 특정한 부작용의 가능성과 처방하는 의사의 경험으로 이루어진다.

항 정신병제제는 높은 치료적 성과를 가지고 있으며, 과다복용 시에도 알코올이나 다른 중추신경계 진정제들과 함께 복용하지 않은 경우에는 그리 치명적이지 않다.

물리치료 시 약물 정보(PHYSICAL THERAPY NOTES)

제어하기 힘든 정신병을 지닌 환자의 물리치료는 매우 어렵다. 환자의 집중력 부족과 빈번한 공격성은 어떠한 형태의 상호적인 프로그램을 유지하는데 있어 극심한 어려움을 초래한다.

어떤 약이든 저혈압을 유발할 가능성을 가지고 있기 때문에, 낙상으로 인한 부상으로부터 환자를 보호하기 위해 특별한 주의가 요구된다. 특히 항 정신병제제의 최초 복용 후 보행 시에는 반드시 보조가 필요하다.

피라미드바깥길증후군은 항 정신병제제의 빈번한 부작용이기 때문에 물리치료사는 이러한 증상들의 출현에 주의해야 한다. 운동불능, 근육강직, 진전, 그리고 다른 운동 증상들 등이 빈번히 나타난다. 이러한 증상들은 일반적으로 약물치료를 시작한 한달 안에 나타난다.

정신병은 만성 염증성 질병들의 치료에 사용되었을 glucocorticoids (글루코코티코이드)의 만성복용에서부터 발달할 수 있다. 이것은 격일로 복용하는 치료나 국소적인 적용보다는 경구투여로 매일 처방했을 때 더 잘 일어난다.

학습 목표(LEARNING OBJECTIVES)

1. 정신병 치료에 있어 항 정신병제제의 사용을 이해한다.
2. 항 정신병제제의 일시적, 그리고 영구적 부작용을 설명한다.
3. 항 도파민 작용에서 기인하는 항 정신제제의 부작용을 나열한다.
4. 항 콜리성 작용에서 기인하는 항 정신병제제의 부작용을 나열한다.
5. Alpha adrenergic blocking 작용에서 기인하는 항 정신병제제의 부작용을 나열한다.

참고문헌(ADDITIONAL READINGS)

1. Baldessarini RJ, Tarsy D: Relationship of the actions of neuroleptic drugs to the pathophysiology of tardive dyskinesia. *Int Rev Neurodiol* 1979; 21:1-45.
2. Coyle JT: The clinical use of antipsychotic medications. *Med Clin North Am* 1982; 66:993-1009.
3. Johnson DAW: Pharmacological treatment of patients with schizophrenia. *Drugs* 1990; 39:481-488.

Part IV

운동질환

Disorders of movement

Chapter

11 파킨슨병을 치료하는 약물

Drugs used in treatment of Parkinson's disease

50만명 이상, 특히 55세 이상인 사람들은 파킨슨병에 영향을 받는다. 파킨슨병은 바닥핵(basal ganglia)에서 도파민의 작용이 저하됨으로써 발생할 가능성이 높다. 특히 도파민성 흑질줄무늬체(nigrostriatal tract)의 퇴화가 주요한 원인으로 예상된다. 그러나 파킨슨병의 정확한 원인은 알 수 없지만 유전이 그 원인이 되지는 않다.

최근 연구를 보면 내재적이거나 외적인 원인에 의한 자유 라디칼독소(free radical toxin)가 원인인 MPTP(1-methyl-4-phenyl-1,2,3,6-tetrahydropyridine)에 의해 파킨슨병이 발병하는 것으로 추측하는 연구가 있다. 파킨슨병의 특성은 운동완만, 강직, 휴식 시 진전, 자세불안정이다.(파킨슨병은 일반적으로 도파민계의 저하이상으로 인해 아세틸콜린-도파민 균형이 깨진 것이므로 상대적으로 아세틸콜린이 증가된 현상이 나타날 수 있다.)

아세틸콜린이 활성화되는 동안 땀과 타액이 증가할 수 있다. 또한 파킨슨병은 정신착란을 동반할 수 있다. 많은 파킨슨 환자들은 우울증을 나타내는데, 이것은 파킨슨병에 의한 것이라기보다 파킨슨병 자체가 원인이라고 생각된다. 파킨슨 환자의 우울증은 관절염과 같이 활동성 저하에 의한 질병에 의한 것보다 심각하다. 또한 감각이상 즉, 마비, 통증, 작열감 등을 나타낸다는 보고도 있다. 하지만 이것이 감각계의 이상인지 신경계의 통합에 의한 이상인지는 아직 알 수 없다.

1. 운동완만(Bradykinesia)은 동작이 느려지는 것뿐만 아니라 운동부족과 부정확한 운동도 나타낸다. 파킨슨병 환자들은 보행 시 팔의 움직임이나 말하는 동안 눈의 깜빡임, 제스처, 표정이 사라지며, 이후에는 무표정한 가면얼굴(masked facies)이 된다. 반복적인 움직임은 느려지고 불규칙해진다. 정밀한 동작이 잘 되지 않으며, 의자에서 일어서거나 차를 타거나 내리는 큰 동작이 어려워진다. 이런 것들이 운동을 계획하는 것에 문제인지 운동이 실행되는 것에 문제인지는 알 수 없다.

2. 강직(Rigidity)은 굽힘근과 폄근이 동시에 장력(tone)이 증가하여 발생한다. 강직은 수동운동 시 마치 톱니바퀴와 같은 느낌을 받을 것이다. 이런 강직은 속도와 연관성이 깊은 경직(spasticity)과는 차이가 있다.

3. 휴식시 진전(Rest tremor)은 파킨슨병에서 매우 흔한 증상이며 초기 증상 중 하나이다. 진전은 수면 시나 수의적인 움직임 시에 감소한다. 그러나 감정적인 스트레스 시 악화된다. 이것은 손의 구슬 굴리는(pill-rolling) 모습처럼 보여진다. 비정상적인 움직임은 당황스러운 동작을 유발하는 원인이 되기도 하고, 큰 동작에 장애를 유발하기까지 다양할 것이다. 많은 파킨슨 환자들은 머리의 진전도 동반한다. 머리의 진전은 본태성(essential) 진전처럼 보이며, 머리가 흔들리지 않도록 노력하면 오히려 더 악화되어 나타난다. 본태성 진전은 수면 시 사라진다.

4. 자세 불안정(postural defects)은 질병의 후반기에 주로 나타난다. 환자는 점진적으로 구부정한 자세와 가속보행(festinating gait)을 나타낸다. 이런 구부정한 자세는 큰 장애를 발생하며 불안정하다. 파킨슨 환자들은 워커(walker)의 손잡이를 붙잡고 이용하는데 어려움이 있고, 워커는 뒤로 넘어지는 것에 대해서 방지할 수 없기 때문에 일반적으로 잘 사용되지 않는

다. 파킨슨 환자들은 보행을 시작하거나 방향을 바꾸거나 멈추는데 어려움이 있다.

파킨슨병의 약리학적 관리

(PHARMACOLOGIC MANAGEMENT OF PARKINSON' S DISEASE)

바닥핵은 억제성 도파민계와 활동성 콜린계의 균형에 의해 조절(Output)이 이루어진다. 파킨슨병 치료를 위한 약은 흑색줄무늬체(striatum)의 도파민을 증가시키거나 아세틴콜린의 활성량을 감소시키기 위해 사용된다. 파킨슨병의 치료는 아세틸콜린에 대해 적절한 도파민의 비율을 맞추는 것이다.

항콜린계 약물(Anticholinergic drugs)

항콜린계 약은 질병의 초기에 선택할 수 있다. 트리헥시페니딜(Trihexyphenidyl; Artane)은 초기 파킨슨병의 치료 시 아세틸콜린의 효과를 줄이기 위해 사용된다. 그러나 이 치료방법은 도파민 수준에는 영향을 주지 않는다. 항콜린계 약을 사용함으로써 아세틸콜린 효과가 감소하고 이로 인해 도파민이 상대적으로 활성화된 것 처럼 보이지만 실제로 도파민은 여전히 감소되어 있다. 항콜린계 약은 강직이나 운동완만보다 진전의 감소에 더 효과적이다. 트리헥시페니딜은 장기적으로 항정신병약 투여와 관련된 추체외로 증상(extrapyramidal symptoms)을 치료하기 위해 사용되어 왔다.

항콜린계 치료시 입마름, 요정체(urinary retention), 변비 또는 정신혼란, 섬망(착란) 그리고 환각의 부작용을 나타낼 수 있다. 이러한 부작용은 파킨슨 환자에게 영향을 미치지 않는 것이 일반적이고 지속적인 치료과

표 11-1 항콜린계 약물(Anticholinergic drugs)

약물	일일 총 용량(mg)	일일 복용 횟수
트리헥시페니딜(Artane)	12 ~ 15	3
벤즈트로핀(Cogentic)	1 ~ 2	1
에토프로파진(Parsidol)	50 ~ 600	2
올페나트린(Norflex)	200	2
비페리덴(Akineton)	8 ~ 16	3 ~ 4

정에서 증상은 완화된다. 일반적으로 파킨슨병이 진행되면서 내성 도파민은 더 감소하고 항콜린계 약을 사용해도 그 효과는 나타나지 않는다.

도파민계 약(Dopaminergic drugs)

도파민계 약은 도파민수용체를 통해 활성화된다(표 11-2). 도파민을 그 자체로 사용하면 뇌혈관장벽(blood-brain barrier)을 통과할 수 없기 때문에 약으로써 사용할 수 없다. 레보도파(Levodopa; Larodopa)는 도파민의 전구물질로써 뇌혈관장벽을 통과할 수 있다. 레보도파는 뇌신경과 주변조직간에 L-amino acid decarboxylase(엘아미노시드 데카르복실제)에 의해 도파민으로 바뀐다. 도파민을 생산하는 주변조직들은 파킨슨병의 치료에 아무런

표 11-2 도파민계 약물

약물	일일 총 용량 (mg)	일일 복용횟수
레보도파(Larodopa)	8 g	Several
(Sinemet) *	300 ~ 800 mg	3
브로모크립틴(Parlodel)	100 mg	2
아만타딘(Symmetrel)	200 mg	2
셀레길린(Eldepry)	10 mg	1 ~ 2

* 카르비도파와 레보도파의 복합제

도움이 되지 않고 복용한 약제의 90%이상은 체내에서 대사되어 버릴 것이다. 이렇듯 약제가 대사되므로 뇌에 충분한 양의 레보도파를 위해 다량의 레보도파 복용이 필요하게 된다. 레보도파의 반감기가 짧은 것(60~90분)도 약제가 대사되기 때문이다.

레보도파와 탈카르복실화효소(peripheral decarboxylase inhibitor)인 카르비도파(Carbidopa)의 복합작용은 레보도파의 복용량을 감소시키고 도파민의 말초 활성화에 따른 부작용을 감소시킨다. 이런 복합제를 시네메트(Sinemet)라고 부른다. 카르비도파 그 자체로써 뇌혈관장벽을 통과하지 않고 약제로써도 효과가 알려져 있지 않다. 바닥핵에서 레보도파의 변환은 카르비도파에 의해 억제되지 않는다. 시네메트는 레보도파가 아닌 파킨슨병을 치료하는 다른 약물과 함께 사용될 수 있고 필요에 따라 용량을 줄일 수 있다.

레보도파를 복용한 환자의 80 %에서 구역, 구토, 거식증(anorexia)의 부작용이 나타난다. 이런 부작용에 대한 내성은 점차 증가될 것이다. 식사 시 약을 함께 복용하면 이러한 부작용을 줄일 수도 있지만 이렇게 하면 더 많은 양을 복용해야 할 것이다. 도파민이 심장의 베타 - 1(beta - 1)수용체를 자극하여 일과성 빈맥(순간적인 심박급속증)이 일어날 수도 있다. 이런 증상이 나타나서 치료가 필요하다면 베타차단제(협심증, 고혈압 등의 치료제)를 사용할 수도 있다. 레보도파를 복용하는 환자의 30% 정도가 기립성 저혈압을 호소한다. 지속적인 사용으로 내성이 생길 수 있다. 낮에 과도하게 졸릴 수 있는데 이는 지속적인 치료와 함께 감소될 수도 있다.

레보도파를 복용하는 환자의 절반이 3개월 후에 비정상적인 운동장애를 나타낸다. 운동장애의 유형으로는 안면설 틱증(faciolingual tics), 찡그린 표정(grimacing), 고개 까딱거림(head bobbing), 체간과 사지의 흔들림 등이고 내성이 발달하지는 않는다. 복용량을 줄이면 이런 문제점들을 줄일 수는 있지만 치료효과도 줄어든다. 레보도파를 복용한 환자에게서 환각,

망상증(paranoia), 조증(mania), 우울증과 같은 정신적인 장애가 발생할 수도 있고 복용량을 줄이거나 복용을 중단하면 부작용이 없어진다.

일반적으로 레보도파는 3년 동안 효과를 나타낸다. 이 3년이라는 기간은 파킨슨이 발병한 후 3년이라기 보다는 레보도파를 복용한 기간과 더 관련이 깊다. 줄무늬체에 레보도파로부터 변환된 도파민은 실행 가능한 신경세포를 필요로 한다. 이러한 이유로 많은 의사들이 파킨슨 초기에는 항콜린계약을 처방하고 마지막으로 레보도파를 사용한다.

레보도파를 복용한 환자에게서 사지의 부동과 모든 기능에서의 온-오프 현상(on-off phenomenon) 등 증상의 심각한 변화를 자주 볼 수 있다. 이런 현상은 아주 짧은 기간, 단 하루 동안에도 관찰될 수 있다. 이런 현상은 혈중 레보도파 수치와 관련이 있다. 약의 투여간격을 단축시킬 필요도 있다. 이런 온-오프현상은 위장관 흡수와 간섭에 관련이 있는 것으로 보인다. 이러한 레보도파의 약리학적 효과는 건강한 사람이나 바닥핵과 관련된 신경학적 질병이 아닌 사람에서는 관찰되지 않는다.

도파민 경로에 영향을 주는 다른 약들도 사용되고 있는데, 브로모크립틴(Bromocriptine; Parlodel)은 도파민 작용제이고 파킨슨병의 성공적인 치료를 보여주었다. 아만타딘(Amantadin; Symmetrel)은 신경종말부터의 도파민 분비와 재흡수의 지연 등에 관여하는 항바이러스제이다. 이 약은 레보도파와 함께 사용할 수 있어 이를 통해 레보도파의 투여를 줄일 수 있고 결과적으로 부작용을 감소시킬 수 있다. 아만타딘은 다른 약제에 비해 부작용이 없지만 그 효과가 6~8주정도 밖에 되지 않는다. 그러나 간헐적인 사용은 효과를 회복시킬 수 있다. 아만타딘의 장기간 복용으로 국소 부위의 노르에피네프린 분비로 피부의 망상피반(livedo reticularis)과 자줏빛 반점(purplish mottling) 같은 부작용이 나타난다. 이것은 투약을 중지하면 사라진다. 또한 입이 마르고 변비를 호소할 수 있다. 아만타딘은 추체외로 증상의 치료에도 사용할 수 있다.

셀레길린(Selegiline; Eldepryl)은 파킨슨병에 희망을 갖게 해준다. 셀레길린은 전에 데프레닐(deprenyl)로 불렸다. 이것은 모노아민산화 효소-B (monoamine oxidase - B)의 억제제로 중추 신경계에서 도파민 저하에 관여하는 효소의 억제제이다. 이 약은 예비 임상실험에서 증상의 진행이 느려진 것을 보여주었다. 실험에 참여한 환자 수가 제한적이었으나, 특별히 심각한 부작용을 나타내지 않았다. 또한 정신병 치료에 있어서도 특별한 부작용은 나타나지 않았다.

물리치료 시 약물 정보(PHYSICAL THERAPY NOTES)

파킨슨병은 운동장애와 정상기능의 방해가 일반적이기 때문에 물리치료사들은 파킨슨 환자들을 많이 치료한다. 물리치료의 치료목적은 가능한 오랜 기간 동안 최대한의 기능을 보존하는 것이다. 물리치료는 파킨슨병의 진행을 막을 수는 없지만 환자의 기능이 되도록 오래 유지되도록 할 수 있다. 새로운 약물치료의 발전이 계속되고 있어 오랜기간 동안 기능을 유지해주는 것이 가능하다.

물리치료의 목적은 정상기능을 방해하는 운동기능장애를 감소시키는 것이다. 만약에 환자의 기능적 능력이 물리치료를 시작하기 전에 이미 감소되어 있다면 기능적 회복이 반드시 필요하다. 감소된 기능을 회복시키는 것보다는 현재의 능력을 유지하는 것이 분명 더 쉽다. 운동은 유연성을 유지하는데 중요하고 계속해서 상태가 악화되는 것을 예방한다.

자세불안정은 치료사에게 당장 문제가 될 것이다. 환자가 균형을 잃어버릴 상황에서도 균형을 유지하려는 반응(보호반응)을 하지 않는 것에 대한 혁신적인 치료계획이 필요하다. 파킨슨병 치료에 사용되는 일부 약물의 부작용으로 나타나는 현기증과 기립성 저혈압에 대한 위험이 제기된다. 이런 환자들은 휠체어를 사용하거나 일정한 영양을 섭취하는 것과 같은 것에 대한 필요한 최소한의 균형이 요구되는 운동이나 자세를 유지하는 것에 심각한 문제가 있다.

심한 흔들림(wide swing)을 동반한 온-오프현상은 치료계획을 세우는데 어려움을 줄 수 있다. 환자는 단기간 내에서도 기능적으로 이동할 수 있는 능력이 달라질 수 있다. 치료계획과 일정에서 유연성은 중요하게 요구되는 사안이다.

운동완만과 강직에 의한 운동시작의 어려움이 있다. 어떤 동작이 시작되기 전에 환자의 자세가 바르다면 손실된 기능을 보상해줄 수 있을 것이다. 환자는 바른 자세에 대한 "느낌(feel)"을 잃어버릴 수 있다. 잘못된 앉은 자세는 환자가 일어서는 동작을 방해한다.

구부러지고 고정된 자세는 자연스러운 움직임을 방해한다. 상반율동움직임(reciprocal rhythmical movement)이 강조된 보행과 회전 동작이 강조된 치료프로그램은 정상자세를 촉진시킨다. 구부러진 자세와 강직은 폐기능에 악영향을 미칠 것이다. 신전운동이 강조되어야 한다.

휴식 시 진전은 기능에 직접적으로 영향을 주지 않지만 환자가 사회생활을 하는데 있어 주저하게 할 수도 있다. 환자가 스트레스를 받거나 불안하면 진전이 증가되어 나타난다.

학습 목표(LEARNING OBJECTIVES)

1. 파킨슨병에 의한 뇌의 신경화학적 변화를 알아야 한다.
2. 파킨슨병의 치료에 사용되는 약의 종류와 이론적 배경을 알아야 한다.
3. 파킨슨병의 일반적인 진행을 이해해야 한다.
   질병의 증상과 약의 부작용을 비교 설명한다.
4. 파킨슨병의 치료에 사용되는 약의 부작용이 환자의 모든 치료에

어떤 영향을 미치는지 설명한다.

참고문헌(ADDITIONAL READINGS)

1. Coleman RJ: Rational management of the "on-off" syndrome in Parkinson's disease *Q J Med* 1990; 74:121-131.
2. Halliwell B: Oxidants and the central nervous system: Some fundamental questions. *Acta Neurol Scand* 1989; 126:23-33.
3. Heinonen EH, Rinne UK: Selegiline in the treatment of Parkinsons's disease. *Acta Neurol Scand* 1989; 126:103-111.
4. Nutt JG: Parkinsons's disease: Evaluation and therapeutic strategy. *Hosp Pract* 1987; 22(Apr):107-136.
5. The Parkinson Study Group: Effect of deprenyl on the progression of disability in early Parkinson's disease. *N Engl J Med* 1989; 321:1364-1371.
6. Shoulson I, and the Parkinson Study Group: Deprenyl and tocopherol antioxidative therapy of parkinsonism (DATATOP). *Acta Neurol Scand* 1989; 126:171-175.
7. Steg G, Ingvarsson PE, Johnels B, et al: Objective measurement of motor disability in Parkinson's disease. *Acta Neurol Scand* 1989; 126:67-75.

Chapter

12 항간질약

Antiepileptic Drugs

발작(seizures)이 전기임상적 사건(electroclinical events)과 관계된다면 간질(epilepsy)은 반복적 발작의 경향이 있는 것으로 설명된다. 하지만 모든 발작이 간질에 의한 것은 아니다. 간질은 만성적인 중추신경계 장애이며 공통적으로 갑작스럽게 또는 일시적으로 운동, 감각, 자율신경계, 정신상태 등에 비정상적인 현상을 유발한다. 이것은 일반적으로 뇌세포, 특히 대뇌겉질의 비정상적이고 과도한 전기적 반응과 관련되어 있다. 간질은 의식이 손실되고 근육활동을 조절할 수 없으며, 연축(twitching) 또는 경련(convulsion)을 일으키는 것과도 관련이 있다. 간질의 유형은 뇌파도(EEG)의 패턴과 임상적 발현에 의해 구분된다. 약물치료는 선택적으로 이루어지므로 정확한 진단이 중요하다. 항상 간질이 원인이 되는 것은 아니지만 열, 머리 외상 또는 바이러스 감염 등으로 발생할 수 있다.

간질의 유형(TYPES OF EPILEPSIES)

긴장-간대성 간질(Tonic-clonic epilepsy) 또는 대발작(grand mal)은 다

음과 같은 순서로 발생하는 것이 일반적이다. 신체 모든 근육의 긴장성 경축에 이어 다발성 간대성 경련(Jerking)과 신체 중요 기증의 지속적 저하 그리고 최종적으로 의식저하 등이 이어진다. 경련중첩증(status epileticus)은 대발작의 형태이고 응급상황으로 이어질 수 있다.

소발작(petit mal, 실신발작, 결여발작) 또는 가벼운 발작은 갑작스러운 의식상실과 기억상실을 나타낼 수 있고 일반적으로 눈깜빡임과 신체 경련이 동반된 대칭적인 긴장성 운동이 나타날 수도 있고, 또는 그렇지 않을 수도 있다. 또한 소발작은 경련(불수의적 근육 수축 현상)을 일으키지 않을 수도 있으며 대부분 유년기 또는 청소년기에 시작된다. 소발작은 정상적인 활동에 지장을 줄 수 있으므로 치료를 해야만 한다. 예를 들어 아동이 길을 건너거나, 자전거를 탈 때, 나무에 오를 때 등 일상생활에서 의식이 상실되는 경우에 부상의 가능성이 있다.

한쪽 사지나 일부 근육집단만 제한적으로 경련이 나타나는 단순부분 간질(Simple partial epilepsies)은 의식장애 없이 다양한 징후를 가진다.

정신운동성 간질(Psychomotor epilepsies)은 원인불명의 행동 공격과 의식장애를 동반하고 건망증(amnesic)을 보이는게 일반적이다.

간질의 약물관리

(PHARMACOLOGIC MANAGEMENT OF EPILEPSIES)

항간질약이란 간질장애의 치료에 사용되는 약을 의미한다. 그러나 이것은 근본적인 질병과정에 대한 효과를 의미하는 것은 아니다. 항간질약은 간질병소가 과도하게 활성화되는 것을 방지하거나 간질병소로부터 확산되는 것을 감소시키기 위해 신경세포에 직접적인 영향을 미친다. 그러므로 현재 대부분의 약들은 신경세포들의 비정상적인 전기적 활동을 감소시키는데 목적을 둔다.

표 12-1 항간질성 약물(antiepileplic drugs)

약물	일일 총 용량	하루/횟수
페노바르비탈(Lumlnat)	3 ~ 6 mg/kg(children) 60 ~ 250 mg(Adults)	2 1
페니토인(Dllantin)	4 ~ 8 mg/kg(Children) 300 ~ 400 mg(Adults)	2 ~ 3 1 ~ 3
카르바마제핀(Tegretol)	400 ~ 800 mgChildren) 800 ~ 1200 (Adults)	3 ~ 4
에토석시마이드(Zarontin)	20 mg/kg(Children) 250 ~ 1,000 mg(Adults)	1
발프로이크산(Depakene)	1,000 ~ 3,000 mg(Children)	1 ~ 3
클로나제팸(Klonopin)	.01 ~ .02 mg/kg(Children) 〈20 mg(Adults)	3 2 ~ 3

이상적인 약은 부작용 없이 발작을 통제하는 것이다. 그러나 실제로는 개별적 약물들이 모든 간질을 조절하지 못하고 가벼운 중추신경계 손상부터 재생불량성 빈혈증(aplastic anemia)이나 간부전(hepatic failure) 같은 부작용으로 죽음까지 초래하는 경우도 있다. 그러나 특정 유형의 간질에 대한 만성 치료약들의 작용기전에 대해서는 확실히 알 수 없다.

모든 약의 부작용은 치료의 시작과 함께 빈발한다. 이러한 이유로 약물치료는 일박적으로 환자의 발작 수준보다 낮은 용량(발작이 나타나지 않을 수준)에서 시작해서 최대 권장량에 도달기까지 서서히 증가시키며 부작용이 나타나기도 한다. 간질관리에 사용되는 약은 표 12-1과 같다. 이 리스트는 유지치료(maintenance therapy)에 필요한 내용이며, 초기 복용양은 일반적으로 낮게 시작한다.

페노바르비탈(Phenobarbital)

첫번째로 효력있는 항간질약은 페노바르비탈(Luminal)이다. 이 약물은 항경련을 목적으로 사용할 때는 진정-수면제 목적으로 사용할 때보다 적은 용량을 사용한다. 그러나 진정 목적으로 사용할 때는 일부 예민한 사람에게는 제한되며, 계속 사용하면 진정효과에 대한 내성이 생긴다. 페노바르비탈은 전신성 긴장-간대성 발작과 부분발작에 효과적이고 다른 약과 함께 사용할 수도 있다. 이것은 소발작에 대해서는 효과가 없지만 긴장-간대성 간질의 발생을 방지하기 위해서는 사용되며, 또한 정신운동성 간질(psychomotor epilepsy)에도 사용할 수 있다. 이 약의 작용기전은 아마도 막의 안정화(membrane stabilization)와 연관되어 있을 것으로 생각된다. 이 약을 어린이에게 사용하는 것에 대해서는 논쟁의 여지가 있는데, 그 이유는 이 약에 대해 민감하고 과잉반응을 보일 수 있고 또 기분이나 행동양식의 문제 그리고 인지장애를 보일 수 있기 때문이다. 또한 페노바르비탈로 장기간 치료한 아동의 경우 지능발달이 감소된다는 보고도 있다. 노인에게 있어서는 동요(agitation), 불면증 그리고 혼란상태(confusion)의 원인이 될 수 있다. 페노바르비탈의 장기적인 치료는 결합조직의 변화로 인한 Dupuytren's 구축, 동결견(frozen shoulder) 그리고 일반적으로 쑤시는 듯한 통증의 원인이 되기도 한다.

페노바르비탈은 소장에서 흡수되고 최고 혈중 농도는 4시간 후에 도달한다. 이것은 간에서 분해되거나 신장을 통해 배설되며 반감기는 24~140시간이다. 이 약의 50%는 단백질과 결합하기 때문에 혈장 단백질의 농도를 감소시키는 질병에서 자유약물 농도가 증가된다. 이 약은 간에서 대사하고 신장으로 배설된다. 또한 이 약은 간의 미세소체 효소계(microsomal enzyme system)를 활성화시켜 간효소계에서 대사하는 다른 약제들과 같이 반감기를 감소시킨다.

페노바르비탈의 전신부작용은 드물지만 신경 및 정신영역의 독성효과는 빈번하다. 정상적인 용량에서도 자주 행동과 인지 기능에 영향을 미쳐 부작용을 일으킨다. 과다복용 시에는 안구진탕증, 구음장애, 협동장애 그리고 운동실조증을 나타날 수 있다. 페노바르비탈의 특징적인 독성효과는 진정작용이다. 이것은 치료의 시작과 함께 나타날 수 있지만 그 용량이 증가하면서 내성도 생긴다. 페노바르비탈의 갑작스런 중단은 불안장애, 정서장애, 수면장애, 진전, 발한, 혼동 그리고 발작과 같은 금단증상이 나타날 수 있다. 따라서 사용량을 점차적으로 줄여나가 금단증상을 최소화 시켜야 한다.

페니토인(Phenytoin)

페니토인(Dilantin)은 긴장-간대성 그리고 정신운동성 발작 치료에 일차적으로 사용되는 약이다. 이 약도 페노바르비탈과 마찬가지로 진정작용의 가능성은 없다. 이 약제는 과도한 과분극(hyperpolarized)을 통한 신경세포의 과흥분성(hyperexcitability)을 감소시킨다. 이로 인해 세포는 분극 후에 불응기가 길어지게 된다. 페니토인은 간질이 발생되는 부위로부터 형성된 비정상적인 폭발성 활성화가 인접한 정상 뇌조직으로 확산되는 것을 어느 정도 막아준다. 그리고 이 약물은 넓은 치료적 안정역(high therapeutic index)을 갖고 있다.

페니토인은 장에서 발프로이크 산(valproic acid; Depakene)과 같은 위치에서 약 90%가 혈장단백질과 결합하면서 흡수된다. 경구투여 후 혈장 반감기는 약 22시간이지만 환자마다 차이가 있다.

독성효과가 낮은 수준의 페니토인의 장기적인 투여로 발생된 부작용은 어지러움, 운동실조, 현훈(vertigo) 그리고 자세불균형과 같은 소뇌-안뜰(cerebellar-vestibular) 효과와 안구진탕(nystagmus), 복시와 같은 시각장애를 포함한다. 높은 수준의 독성효과로 구음장애, 협응장애 그리고 상당한 흔들림(unsteadiness)이 분명히 나타나고, 강한 독성효과로는 기면(drowsiness), 무기력(lethargy) 그리고 혼수상태 등이 나타난다. 페니토인에 의한 잇몸증식(gingival hyperplasia)은 세심한 구강관리로 조절이 가능하다. 이것은 21세 이하의 젊은 환자에게서 흔하고 성인에게서는 드물게 나타난다. 또한 약물 알러지와 피부발진이 심해질 수 있는데 이런 경우에는 약물 투여를 중지해야 한다. 약간의 다모증(hirsutism)이 나타날 수 있으며, 과민성, 환청(hallucinations) 그리고 정신적 반응(psychotic reactions)도 나타날 수 있다. 때로는 거대적아구성 빈혈(megaloblastic anemia)이 드물게 나타나는 경우도 있다. 페노바르비탈과 페니토인의 작용기전은 서로 다르기 때문에 같이 사용할 수 있는데, 오히려 두 약물을 모두 조금씩 사용하는 것은 한 가지 약물만 사용하는 것보다 심각한 부작용을 줄일 수 있는 장점이 있다.

카르바마제핀(Carbamazepine)

카르바마제핀(Tegretol)은 전신 긴장-간대성 발작과 단순-완전부분 발작(simple-complex partial seizure)에 사용된다. 일반적으로 단순-완전 부분발적치료는 다른 간질의 치료보다 효과적이지 않다. 그러나 카르바마제핀은 페노바르비탈보다 부분발작에 더 효과적이다. 카르바마제핀은 아동에 사용할 때는 페노바르비탈보다 부작용이 적으며 삼차신경통(trigeminal neuralgia)에도 사용된다.

카르바마제핀은 간의 효소에 의해 분해되므로 36시간의 반감기를 가진다. 그러나 24시간 후에 간 분해효소의 유도가 감소될 수 있으므로 페노바르비탈과 동시에 사용할 수 있다.

카르바마제핀의 만성투여는 기면, 현훈, 운동실조, 복시 등이 나타날 수 있다. 그러나 인지, 감정, 행동 양식 등에는 미치는 영향이 적다. 이것은 페니토인과 페노바르비탈보다 정신 및 행동양식에 문제를 일으키는 독성이 적기 때문이다. 사실, 이 약들은 각성과 정신기능의 증진과 함께 감정과 활동수준을 향상시킨다. 또한 무관심과 창의성의 부족을 감소시키고 사고와 활동의 개선, 정신집중을 향상시켜 준다. 매일 조금씩 혈장수준이 변하는 이유는 느리게 유리되기 때문이다. 비록 이 약은 부작용이 다양하지만 심각한 부작용은 드물다. 다른 약물치료와 비교해보면 카르바마제핀은 비교적 안전하다. 메스꺼움, 복시, 어지러움과 같은 신경학적 부작용이 가장 많이 나타난다고 보고되고 있고, 일반적으로 약을 계속 사용함으로써 빠르게 내성이 생긴다. 노인에게 신경계부작용은 좀 더 민감하게 나타난다. 부작용으로 발진을 보일 수도 있으나 일시적이다. 또한 혈액 독소가 유발될 수 있으나 역시 드물게 나타난다.

에토석시마이드(Ethosuximide)

에토석시마이드(Zarontin)는 긴장-간대성 발작이 아닌 소발작의 치료에 주로 사용되는 약이다. 이 약은 환자에게 50%이상 효과를 나타낼 수 있다. 페니토인과 페노바르비탈이 소발작에 효과가 없지만 에토석시마이드와 병행치료하면 긴장-간대성 발작을 억제할 수 있다.

에토석시마이드는 10% 미만이 단백질과 결합한다. 이 약은 성인의 경우 반감기가 50시간 이상이고 아동의 경우는 약 30시간으로 혈장에서 천천히 없어진다.

장기간 동안 에토석시마이드를 복용하면 식욕부진, 구역, 구토와 같은 위장 증상이 나타나기 시작한다. 이것은 주로 사용량과 관련이 있고 사용을 줄이면 증상도 완화된다. 또한 에토석시마이드의 사용시 지속적인 두통을 나타낼 수 있다. 혼수상태나 졸음 등 중추신경계의 증상이 나타날 수도 있고, 장기간 에토석시마이드을 사용하면 파킨슨과 같은 증상을 볼 수 있다.

발프로이크 산(Valproic Acid)

발프로이크 산(Depakene)은 전신 긴장-간대성, 간대성 발작, 소발작 등의 치료에 사용된다. 비록 에토석시마이드은 발프로이크 산보다 부작용이 적거나 덜 심각하지만 일반적으로 이 두 약은 함께 사용하는 경우가 많다. 소발작에 있어 발프로이크 산과 에메사이드의 효과는 동일하다.

발프로이크 산은 퇴행성 중추신경계 질환 또는 무산소성 뇌병변에 의해 발생된 간대성 발작(myoclonic seizures)에도 일차 선택약으로 사용한다. 그러나 이 질병들이 치료에 불응하기도 한다. 발프로이크 산은 소발작과 간대성 발작 중 하나 또는 함께 나타나는 긴장-간대성 발작 환자에도 사용된다. 치료 효과는 치료를 시작 후 몇 주 동안 나타나지 않을 수 있다. 발프로이크 산은 경구투여 후 장에서 빠르게 흡수되어 최대혈장농도는 약 2시간 후에 도달한다. 위장관의 불쾌감을 줄이기 위해 장용정 물질(enteric coated preparation)을 사용하는데, 이는 경구투약 3~8시간 후에 최대 농도를 나타내는 가변적 흡수성(variable absorption)을 가진다. 발프로이크 산은 광범위하게 단백질과 결합(약 90%)되고 간에서 대사된다. 반감기는 12~16시간이다.

발프로이크 산 치료의 시작 시 가장 많이 알려져 있는 부작용은 위장관 장애로 식사 후 약을 복용하거나 장용정 물질을 사용하면 피할 수 있다. 발프로이크 산의 일반적인 부작용은 진전과 탈모증이다. 본태성 진전(type of essential tremor)은 약의 용량과 관련이 많은데, 이 약에서는 치료가 중단될 정도로 심각한 경우는 드물다

발프로이크 산의 사용시 의지적으로 다이어트를 하지 않는다면 체중증가와 식욕증진의 원인일 수 있다. 드물게 카르바마제핀과 함께 사용하면 인지나 정동(affective) 그리고 행동에 미치는 영향은 잘 알 수 없지만, 특이하게 호중성백혈구감소증(neutropenia)과 골수억제증(marrow suppression)이 나타난다. 또한 저혈소판증(Thrombocytopenia)도 나타난다.

발프로이크 산의 심각한 독성효과는 간부전(liver failure)이다. 이것은 일반적으로 치료 초기 몇 개월 동안 계속된다. 투약 전에 간기능 검사를 통해

간기능을 알아보고 투약을 개시한 후에도 정기적인 검사를 받아야 한다.

클로나제펨(Clonazepam)

클로나제펨(Klonopin)은 벤조디아제핀으로 소발작의 치료에 효과적이다. 사용 후 3~6개월 이내에 항간질작용으로 내성이 생기므로 장기간 치료에는 제한적이다. 부작용은 졸음, 운동실조, 기분전환(changes in mood)과 같은 벤조디아제펜의 증상들이 나타난다. 중추신경계의 저하 효과는 알코올, 바르비투르산(barbiturates), 항우울제와 같은 다른 중추신경 저하제의 약효를 증가시킨다. 행동양식장애(behavioral disturbances)는 아동에게서 좀 더 흔하고 과흥분과 공격성의 증가도 나타날 수 있다. 그러나 심각한 독성효과는 드물다.

물리치료 시 약물 정보(PHYSICAL THERAPY NOTES)

항 간질약의 사용은 발작으로 인한 두부 외상을 방지해 주지만, 이를 위한 임상적 연구는 거의 없다. 부작용을 나타나는 진정 효과는 물리치료에 방해가 된다.

불완전한 조절을 동반하는 소발작 아동들에게는 집중력 상실과 같은 증상들이 나타난다. 이는 길을 건널 때와 같은 상황에서 보호를 받지 못하면 위험한 상황에 처해질 수 있다.

학습 목표(LEARNING OBJECTIVES)

1. 간질의 다양한 유형을 이해한다.
2. 간질 치료에 사용되는 약의 종류와 부작용을 안다.

참고문헌(ADDITIONAL READINGS)

1. Bleck TP: Convulsive disorders: The use of anticonvulsant drugs. *Clin Neuropharmacol* 1990; 13:198-209.
2. Bleck TP, Klawans HL: Convulsive disorders: Mechanisms of epilepsy and anti-convulsant action. *Clin Neuropharmacol* 1990; 13:121-128.
3. Dichter MA, Ayala GF: Cellular mechanisms of epilepsy: A status report. *Science* 1987; 237:157-164.
4. Farwell JR, Lee YJ, Hirtz DG, et al: Phenobarbital for febrile seizures-effect on intelligence and on seizure recurrence. *N Engl J Med* 1990; 322:364-369.
5. Scheuer ML. Pedley TA: The evaluation and treatment of seizures. *N Engl J Med* 1990; 323:1468-1474.
6. Temkin NR, Dikmen SS, Wilensky AJ, et al: A randomized, double-blind study of phenytoin for the prevention of post-traumatic seizures. *N Engl J Med* 1990; 323:497-502.

Chapter

13

경직과 골격근 이완제

Spasticity and Skeletal Muscle Relaxants

골격근 이완제(skeletal muscle relaxants)는 경직을 치료하기 위해 사용된다. 현재 이런 약물은 비경직성 근육(nonspastic muscles)의 약화가 원인이 아닌 골격근의 경직을 감소시키기 위한 치료로써 충분히 만족스럽지는 못하다. 왜냐하면 약물은 경직이 나타나는 근육에 선택적으로 작용하는 것이 아니라 호흡근을 포함한 모든 골격근은 영향을 주기 때문이다. 경직 치료를 위한 약물은 먼저 눈 주변의 약증을 나타내고 이어서 손과 발, 머리와 목, 복부 그리고 사지, 마지막으로 횡격막의 약증을 유발한다. 경직은 명확하지는 않지만 내림신경로의 장애 시 나타나는데, 특히 겉질척수로(corticospinal), 그물척수로(reticulospinal), 안뜰척수로(vestibulospinal)의 신경전달 저하가 원인이다. 경직은 고위중추의 비정상적인 조절에 의한 과반응이므로 말초반사궁(peripheral reflex arcs)은 경직의 주된 원인은 아니다. 그럼에도 불구하고 약리학적 목표는 피부와 근방추의 구심성 자극, 사이신경세포 그리고 방추속 섬유(intrafusal fibar)와 방추외 섬유(extrafusal fiber)의 원심성 자극에 작용한다.

경직의 약물치료(DRUG TREATMENT OF SPASTICITY)

단트롤렌(Dantrium)은 직접적으로 근세포질세망(sarcoplasmic reticulum)의 칼슘 유리를 차단하므로 골격근을 이완시킨다. 따라서 단트롤렌은 상위운동신경 병변이 있는 환자의 경직을 감소시키므로써 기능적 능력을 향상시키기 위해 사용한다. 이런 약물은 다발성경화증, 무정위성 뇌성마비와 같은 경직성 질환의 치료에 사용된다. 내성은 잘 나타나지 않고 부작용으로 경직되지 않은 수의적 골격근도 약증을 나타내며, 간 기능장애를 유발시킨다. 일반적인 근육의 약증은 경직 못지 않게 기능을 손상시킬 수 있다. 단트롤렌은 경직으로 인해 간호가 불가능하고 보행이 어려운 환자들에게 많이 사용된다. 단트롤렌은 디아제팜(Valium)보다 효과적이지는 않지만 이완에는 유사한 반응을 나타낸다.

디아제펨은 중추신경에 작용하여 골격근을 이완시키는데, 특히 척수에 작용하여 GABA의 전달 효율성을 향상시킨다. 이로 인해 구심성 신경말단의 시냅스 전 역제를 향상한다. 이것은 주로 외상, 긴장 또는 무리한 운동에 의한 근경련의 치료에 사용된다. 또한 굽힘과 폄 경련의 조절에도 사용된다. 경직과 뇌성마비의 무정위성 운동에도 디아제펨으로 치료할 수 있다. 그러나 4개월 이상 된 치료에 대해서는 평가하지 않았다. 약의 용량에 따라 차이가 있지만 가장 고질적인 부작용은 졸음이다. 중추신경계의 기능을 저하시키기 때문에 다른 중추신경계 기능저하제와는 혼용을 피한다. 치료와 부작용 둘 다 내성을 가진다. 다른 벤조디아제핀(benzodiazepines)도 골격근의 이완효과를 가지고 있고 대부분의 적응증과 금기증이 동일하다.

또 하나는 GABA 유도체로써 중추신경에 작용하는 바클로펜(Lioresal)이 있다. 이런 약물들은 일차 구심성 신경종말의 흥분성 신경전달물질의 유리를 감소시켜 항경직 효과를 나타내고 이로 인해 척수의 단일신경연접부(monosynaptic)와 다중신경연접부(polysynaptic)의 신경전달을 저하시킨다. 이것은 막전위(membrane potential) 작용 없이 척수전각 운동신경의 흥분성시냅스 후전위(EPSPs)를 감소시킨다. 그러므로 척수손상으로 인해 경직이 유발되는 완전척수손상 환자에게 효과적이다. 따라서 이 약물은 다발성경화증과 척수손상의 치료에 주로 사용된다. 그러나 뇌성마비나 뇌졸중의 치료에는 적합하지 않다. 경련에 대해서는 굴곡 또는 신전근들의 경련 빈도와 강도를 감소시키고 굴곡근의 긴장력이 증가되는 것을 감소시킨다. 부작용은 졸음과 근약증이고 이로 인해 보행장애 환자의 운동을 더 제한할 수도 있다. 발작을 막기 위한 최소 역치 용량은 간질환자의 용량보다 낮게 투여 된다. 약물을 오랫동안 사용한 환자가 갑자기 투여를 중단하면 환청과 환각, 불안장애(anxiety) 그리고 빈맥(tachycardia)을 일으킬 수 있다.

급성 근경련의 약물치료

(DRUG TREATMENT OF ACUTE MUSCLE SPASMS)

급성 근경련에 사용하는 약물은 클로르족사존(Parafon Forte, Paraflex), 사이클로벤자프린(Flexeril), 그리고 카리소프로돌(Soma) 등이다. 급성 근경련에 사용되는 약물들은 중추신경계의 반응과 관련이 있다. 특히 척수의 사이신경세포의 활성이 차단되는 것과 깊이 관련이 있으나 아직까지 그 기전이 확실히 입증된 것은 아니다. 신경근접합부나 골격근에는 직접 작용하지 않는다. 급성골격근 경련의 치료의 효능은 확실하지 않다. 진정제(sedative)의 부작용은 휴식(rest) 시간을 점차 증가시키는 것인데, 이 역시 급성 근경련에는 긍정적인 요소로 작용한다. 휴식과 열(heat)은 불편함을 완화시켜준다. 외상의 자연치유과정에서 발생되는 급성 근경련은 손상을 피할 수 없다.

물리치료 시 약물 정보(PHYSICAL THERAPY NOTES)

경직 치료를 위한 골격근 이완제의 사용은 물리치료사에게 있어 유리하게 작용할 것이다. 그러나 이완제의 사용은 경직을 감소시키지만 원하지 않는 부작용도 유발시킨다. 단트롤렌은 이완제로 작용하고 동시에 경직되지 않은 근육의 긴장까지 감소시킨다. 이로 인해 환자의 전반적인 기능은 감소할 것이다. 그러나 보행장애(nonambulatory) 환자라면 관절가동범위 유지 등과 같은 효과를 얻기 위해 경직 감소가 필수적이다.

디아제팜과 같이 골격근 이완이 주 작용인 약물에서 올 수 있는 졸음과 같은 부작용은 분명히 물리치료에 방해가 될 것이다. 장기간의 치료효과, 즉 4개월 이상의 치료 효과는 평가되지 않으며, 치료효과에 따라 내성은 증가된다. 중추신경에 작용하는 약은 과도한 운동이나 직접적인 외상으로 발생된 급성 근경련의 치료에 사용될 수 있다.

학습 목표(LEARNING OBJECTIVES)

1. 직접적으로 작용하는 약물과 중추신경계에 작용하는 이완제간의 차이를 이해한다.
2. 골격근 이완제를 처방하는 이유를 알아야 한다.
3. 경직(spasticity)과 급성 근경련(acute muscle spasm)의 치료에 사용되는 약물의 장기간 사용시 반응을 설명할 수 있어야 한다.
4. 임상적 관점에서 경직에 대한 약물치료의 이해 득실을 설명할 수 있어야 한다.

참고문헌(ADDITIONAL READINGS)

1. Pinder RM, Brogden RN, Speight TM, et al: Dantrolene sodium: A review of its

pharmacological properties and therapeutic efficacy in spasticity. *Drugs* 1977; 13:3-23.

2. Wroblewski B, Glenn MB: Antispasticity medication in the patient with traumatic brain injury. *J Head Trauma Rehabil* 1986; 1:71-72.
3. Young RR, Delwaide PJ: Spasticity. *N. Engl J Med* 1981; 304:28-33, 96-99.

Part V

염증·면역 질환

Inflammatory/Immune diseases

Chapter

14 비마약성 진통제와 비스테로이드성 소염제

Non-Narcotic Analgesics and Nonsteroidal Anti-Inflammatory Drugs

비마약성 진통제는 통증이 약할 때와 보통일 때 통증경감을 위해서 사용된다. 통증은 염증이나 조직의 손상으로 발생하는데 대부분 근골격과 관련이 있으며 이 약들을 사용한 치료는 효과적이다. 다른 한편으로, 내장기관에서 기원한 내장심부 통증에는 효과가 없다. 비마약성 약들에는 아스피린과 비슷한 효능의 아세트아미노펜, 아스피린 그리고 아스피린혼합물들이 포함된다. 비마약성 약들의 장점은 만성적으로 사용되어도 약의 내성이나 마약중독이 없다는 것이다. 대부분의 이러한 약들은 해열제로 사용되어 올라갔던 체온을 내려가게 해줄 것이다. 그러나 이것들은 정상체온일 때는 온도를 낮추는 직접 효과는 없다.

염증이란 세포의 손상으로 화학물질이 조직으로부터 배출되고 백혈구가 세포손상에 반응하여 이동하는 것이다. 손상은 박테리아, 외상, 열 또는 화학물질 등에 의해 일어난다. 염증의 4가지 증상은 발적(redness), 발열, 통증 그리고 부종이다. 손상을 입은 세포들·적혈구를 제외한 세포막(phospolipase)은 효소가 활성화되어 인지질(phospholipids)에서 아라키돈산(arachidonic acid)이 방출된다. 아라키돈산은 두 가지 효소 경로로 나뉘어

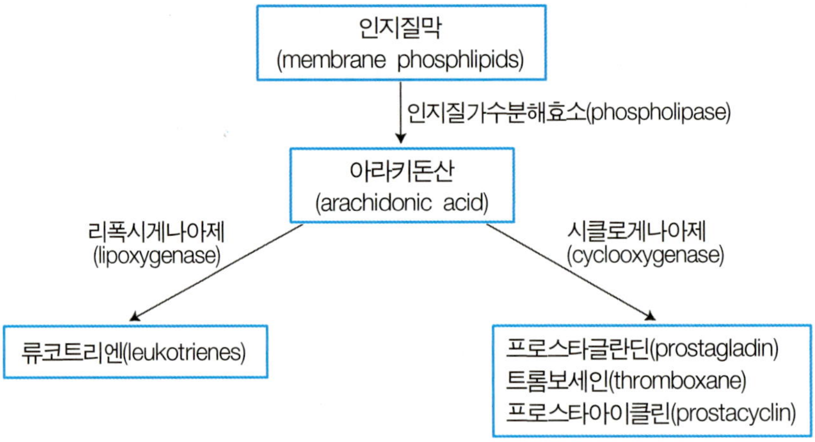

그림 14-1 아라키돈산의 대사작용 시 효소의 경로

세포막에 인지질로부터 아라키돈산이 방출된다. 시클로시게나아제와 리폭시게나아제 효소는 아라키도닉산으로부터의 프로스테로이드와 류코트리엔의 합성을 각각 자극한다. 아스피린과 다른 NSAIDs는 시클로시게나아제 효소를 억제한다.

활성화된다(그림 14-1). 리폭시게나아제(lipoxygenase)의 경로는 많은 병리학적인 반응에 관련되어 류코트리엔(leukotrienes)을 합성한다. 여러 종류의 류코트리엔은 혈소판과 상호작용, 혈관벽의 탄력성조절, 혈관투과성 증진 등이 나타나 염증의 다른 면에도 영향을 미친다. 하지만 류코트리엔은 열을 만들지는 않는다. 두 번째 경로는 시클로게나아제(cycloxygenase) 효소가 개입되며 소위 프로스타글란딘(pro-stagladin)을 합성할 때도 쓰인다. 합성된 물질은 외형적으로 프로스타글란딘, 트롬보세인(thromboxane), 프로스타아이클린(prostacyclin) 등이 있다. 그림 14-1은 약리학적 억제를 보이는 아라키돈산 대사 경로를 표현한 것이다.

아스피린과 아스피린처럼 작용하는 약은 글루코코티코이드(glucocorticoid)와 스테로이드성 항염증제(steroidal anti-inflammatory drugs; SAID)로부터 구별되며, 대부분은 비스테로이드성 항염증제(nonsteroidal anti-inflammatory drugs; NSAID)라 분류한다. (글루코코티코이드들은 Chapter 15에서 다시 논의될 것이다.) 현재 이용할 수 있는 NSAIDs는 시클로시게나아제를 억제할 수 있으나 리폭시게나아제에 대해서는 확실한 효과를 가지고 있지는 않다. 염증 반응 동안 방출되는 다른 화학물질들은 히스타민, 키닌(kinins), 인터루킨 1(interleukin1)과 골수를 자극하여 중성구(neutrophils)와 단핵백혈구(monocytes)의 순환을 촉진시키는 요소들이다. 인터루킨1은 내부 발열물질이라고 불리며 열을 만드는 것을 책임지고 있다. 다양한 화학물질간에 작용하는 중복성(redundancy)이란 하나의 매우 작은 억제과정이 반응 전체를 억제하는 현상이다. 혈소판막의 시클로시게나아제 효소를 아스피린과 다른 NSAIDs가 비가역적으로 억제하여 혈소판의 반응성을 억제하게 된다. 항혈소판효과(antiplatelet effect)에 의해 이 약제들은 심근경색, 일과성뇌허혈발작(TIA) 또는 혈소판 활동의 억제가 요구되는 상황 등에서 사용된다.

아세트아미노펜(ACETAMINOPHEN)

아세트아미노펜(Tylenol, Datril, Excedrin, 그 외)은 시장에서 오랫동안 팔렸으나 이것의 기전에 대해서는 명확하게 알려져 있지 않다. 아세트아미노펜의 효과는 경증 및 중등증 통증과 열을 내리는데 효과가 있다. 아세트아미노펜은 해열제와 진통제로 쓰이는데, 이는 아스피린과 같은 역할이다. 그러나 이것은 항염증제가 아니고 혈소판의 활동의 감소에 영향을 주지 않는다. 아스피린과 같이 위장에서 염증을 일으키지도 않지만, 오랫동안 사용하게 되면 신장에 독성을 일으킬 수 있다. 또한 한 번에 많은 양을 먹으면 간에 심각한 손상을 준다. 성인은 일회 500~1000 mg으로 하루에 4000 mg을 넘지 말라고 권장한다. 어린이들은 일회 40~480 mg으로 나이와 체중에 맞추어 24시간 이내에 5번 이상의 투여는 안 된다고 권장한다. 아스피린을 쓰지 못하는 사람들에게 진통, 해열을 위해 아세트아미노펜을 사용할 수 있다. 아스피린을 사용할 수 없는 경우로는 아스피린으로 위를 자극하는 경우(주로 출혈이 오래 지속되거나 혈소판이 억제될 때)와 어린이나 10대 청소년기에 감기와 유사한 증상이 나타나거나, Reye's 증후군의 가능성이 있을 때 이다.

비스테로이드성 소염제 NSAIDs

(NONSTEROIDAL ANTI-INFLAMMATORY DRUGS, NSAIDs)

아스피린과 다른 NSAIDs는 해열제(antipyretic), 진통제(analgesic), 항염증제(anti-inflammatory)이며, 이들의 기능은 3A's라 부른다. 아스피린과 다른 NSAIDs의 활동기전은 아라키돈산으로부터 프로스타글란딘의 합성을 수반하는 시클로시게나아제 효소를 억제하는 것이다. 프로스타글란딘은 세포의 손상반응이 있을 때, 거의 모든 세포에서 방출되어 통증, 염증, 열이 발생한다. 방출된 화학물질은 중추신경계와 신경종말에서 작용한다. 아라키돈산 대사의 또 다른 경로는, 뒤이어 일어나는 류코트리엔 형성과 함께 리폭시게나아제 효소와 관련된다. 이것들 중 대부분은 염증반응을 수반하나 리폭시게나아제를 억제하는 사이클록시게나아제 억제제는 현재 사용하지 않는다. 이는 염증성질환의 치료에서 NSAIDs의 효능을 완전하게 설명할 수 없는 것이다.

NSAIDs는 해열제와 진통제로 조금의 용량만 있으면 된다. NSAIDs의 항염증활동은 투약의 범위가 매우 넓으며, 따라서 이 약들은 많은 종류의 염증 치료에 사용된다. 염증반응은 방어기전이고, 어떠한 경우에서 염증반응이 손상인자로 기인한 것보다 더 많은 조직의 손상을 일으킨다.

NSAIDs는 효과(efficacy)는 비교할 수 있으나 효능(potency)은 같지 않다. 동등한 용량의 항염증제는 같은 효과를 가지나 환자 개개인에 따라 약의 가변성이 있다. 이러한 변수는 약효과, 부작용, 반응시기 등이다. 류마티스 관절염, 통풍, 퇴행성관절염의 치료중 진통효과의 용량으로는 적당하지 않다. 그러나 항염증 반응을 위해서는 용량을 조절하여 사용할 수 있다. 용량조절 시 부작용을 고려해야 하는데 특히 노인에게 유의해야 한다. NSAIDs의 용량은 표 14-1에 기재되어 있다.

표 14-1 NSAID 효능의 비교 (항염증제)

약물	일일 총 용량 (mg)
아스피린	4,000 ~ 6,000
이부프로펜(Motrin, Advil, Nuprin)	1,600 ~ 3,200
인도메타신(Indocin)	75 ~ 200
메클로페나메이트(Ponstel, Meclomen)	300 ~ 400
나프로젠(Naprosyn, Anaprox)	500 ~ 1,000
페닐부타존(Butazolidin)	300 ~ 400
피록시캄(Feldene)	10 ~ 20
설린닥(Clinoril)	300 ~ 400
톨메틴(Tolectin)	600 ~ 1,600
플루비프로펜(Ansaid)	200 ~ 300

아스피린(ASPIRIN)

아스피린은 10여 년간 사용되어 왔고, 집집마다 구급함에서 찾을 수 있다. 이것의 효과는 대체적으로 가벼운 근골격계 질환에서 많은 사람들이 그 진가를 인정한다. 또한 아스피린은 여러 형태로도 이용 가능하다. 비록 많은 사람이 아스피린을 부작용 없이 사용하지만 몇몇 사람에게는 위 점막에 자극을 주는 한계점이 있다. 완충형(buffered) 아스피린(Bufferin)은 완충하는 성분이 함유되어 있어서 위에 자극을 덜하게 한다. 장용정(enteric coated tablet, Ecotrin)은 위의 산성 환경에서 용해되는 것을 막아줌으로써 위궤양으로부터 위를 보호하려고 만들었다. 시간에 따라 알맞게 투여되는 약(Zorprin)은 아스피린의 반감기를 늘려주고 밤새도록 그 약효가 지속되도록 도와준다. 불완전 흡수나 다양한 흡수문제가 있는 경우 Ecotin과

Zorpin을 사용한다. 아스피린 같은 해열진통제의 용량은 어른은 325~650 mg으로, 매일 4시간 마다 투약하고, 어린이들은 65 mg/kg을 하루에 4~6번으로 나누어서 투약한다.

아스피린을 과용량으로 복용 시 바로 호흡중추에 자극이 되어 과호흡이나 호흡성 알칼리증(respiratory alkalosis)을 야기한다. 계속적으로 농도가 높아진다면 호흡중추의 기능이 저하되고 신장의 기능이 손상되어 복합적으로는 호흡성 산증(respiratory acidosis)과 신진대사성 산증(metabolic acidosis)이 일어난다. 관절염, 통풍, 급성 류마티스 관절염의 항염 치료로 발생하는 경한만성 아스피린 중독 실리실산 중독(salicylism)과 함께 구역질, 이명, 두통, 과호흡 그리고 중추신경계를 자극하게 된다.

아스피린은 화학적으로 아세틸실리실산(acetylsalicylic acid)이다. 나트륨 살리실산염(sodium salicylate; Pabalate)은 경구투여로도 가능하다. 다른 살리실산염(compoundw)은 전신에 사용 시, 심한독성으로 작용할 수 있다. 살리실산염은 사마귀나 티눈의 제거 시, 국소적 상피용해제로도 사용된다. 메틸살리실산염(methyl salicylate; oil of wintergreen)은 국소적으로 반대자극제(counterirritant)로도 사용된다. 이것은 피부의 혈류를 증가시키고 근육이나 관절의 통증을 치료하는데 사용한다. 그러나 피부치료약제의 전신적 증상에 대한 효능은 의심스럽다. 하지만 피부를 통해 흡수되는 약물이 전신중독을 일으키기도 한다.

디플루니살(Dolobid)은 또 다른 살리실산염이지만, 해열제는 아니다. 하지만 이것은 진통과 항염효과가 있어 골관절염치료에 사용된다. 또한 아스피린보다 항혈소판 효과와 위장장애는 적게 나타난다. 디플루니살(Diflunisal)은 아스피린의 청각적 부작용이 적은 약제이다.

비아스피린계 NSAIDs(NONASPIRIN NSAIDS)

비아스피린계 NASIDs의 활동기전 중에는 프로스타글란딘의 합성을 억제하는 기능이 있다. 그것들은 아스피린의 부작용과 유사하다. 아스피린 복용 시, 위장자극에 과감각이 있는 사람들은 일반적으로 이러한 약물들에서도 같은 민감성을 갖는다. NSAIDs의 가장 흔한 부작용은 속쓰림, 소화불량, 구역, 구토, 설사 그리고 변비 등이다. 6개월~12개월 동안 치료 시에 환자의 1%는 위궤양이 발생할 수 있다. 다른 심각한 부작용으로는 신경독증(neurotoxicity), 간독증(hepatotoxicity)(흔치 않음), 신장독증(nephrotoxicity; 심장기능상실, 고혈압 그리고 신상증후군처럼 이미 손상된 신장기능을 가진 노인 환자들에게서 더 자주 나타난다)이 있다. 그 중 신경독증은 두통, 정신이상, 이명 또는 청력의 손상을 야기할 수 있다. 아스피린이 주로 뇌신경 8번에 크게 영향을 미치는 반면, 인도메타신(Indocin)은 두통과 정신이상의 증상을 보인다. 자기 전에 복용하게 되면 중추신경계에 대한 효과는 감소될 수 있다.

이러한 종류의 많은 약들이 새로운 성분들이 추가되어 약리학적 중재의 대중성을 입증하고 있다. 또한 이러한 약들이 아직 개발되지 않은 하나의 "완벽한" 약이 개발되어야 한다는 것을 입증하고 있다. 만약 이 약제들을 최대 반응이 나타나도록 적절하다면 NSAIDs는 유사한 치료 효과를 나타낸다. 그래서 개인적으로는 차이가 있겠지만 약의 효과와 인내성의 관점에서 다른 것보다 한가지 약을 사용하는 것이 더 반응이 잘 될 수 있다.

나프록센(Naprosyn, Anaprox)은 여러 해 동안 사용되어 왔고, 또한 약리학적 측면에서 잘 연구되고 있다. 이 약물은 비교적 잘 받아들여지고, 특히 노인이나 신장이나 간 손상이 경한 사람들에게서는 일반적으로 정량 조절이 필요하지 않다. 나프록센은 두 가지 형태로 이용가능한데; 순수한 약(Naprosyn)과 나트륨염(sodium salt)이 들어있는 약(Anaprox) 등이다. 나트륨

염은 더 빠르게 흡수되어 높은 혈장농도를 빠르게 생산한다. 이들은 통증 경감에는 장점이 될 수 있지만, 만성치료에서는 같은 효능으로 기대할 수 있다. 효능비율은 나프록센 250 mg이 나프록센 나트륨 275 mg와 같다.

피록시캄(Feldene)은 잘 받아들여지고, 긴 반감기를 가지고 있어 하루에 한 번 투여한다. 설린닥(Clinoril)은 신장독성을 일으키는 위험이 있는 환자들에게 사용된다. 페닐부타존(Butazolidin)은 사용 시 심각한 부작용으로 사용제한 한다. 주로 급성염증 특발적으로 발생할 때 만성적으로 사용 시 독성효과로는 재생불량성 빈혈(aplastic anemia)과 과립구결핍증이다. 만약 그것을 짧은 기간(7~14일) 동안 사용한다면 역효과는 발생하지 않는다. 인도메타신(인도신)도 역시 같은 적응증과 금기증을 가진다.

NSAIDs와 상호작용을 일으키는 약물

(DRUG INTERACTIONS WITH THE NSAIDS)

아스피린과 NSAIDs는 진통제/해열제 용량에서 다른 약들과 상호작용하는 성향을 가진다. NSAIDs는 일반적으로 높은 안정성을 가진다. 그러나 심한 병에 걸린 환자들과 노인들은 부작용에 민감한 편이다. 왜냐하면 이 약들은 흔하게 사용되고 보통 부작용이 없는 것으로 알고 있어서 많은 사람들이 "약"으로 잘 간주하지 않는 경향이 있다. 따라서 실질적으로 처방전 없이 살 수 있는 약(over-the-counter drugs)에 속한다.

이뇨제, 베타차단제, 안지오텐신 전환효소억제물질(angiotensin converting enzyme inhibitors) 그리고 메틸도파(aldomet)와 같은 항고혈압제를 NSAIDs와 함께 사용하는 환자들에게 혈압이 서서히 상승할 수도 있다. 인도메타신은 프로프라놀롤(Inderal)와 아테놀롤(Tenormin)의 저혈압 반응을 차단한다. 흥미롭게도 나프록센과 설린닥은 베타차단제를 방해하지 않는다. 그리고 이것들은 프로스타글란딘 합성을 억제하기 때문에 NSAIDs는 푸로세미드

(Lasix)와 다른 고리형이뇨제(loop diuretics)에 대한 신장반응을 감소시키고 심부전 증상을 악화시키는 결과가 나타날 수 있다. 디곡신(digoxin)은 신장 기전에 의해 배출된다. 아스피린, 인도메타신, 이부루펜 등과 동시 투여 시, 신장에서의 디곡신 정화률을 감소시켜 혈장에서의 디곡신 독성을 상승시킨다. 디곡신의 수치는 NSAIDs와 병행 치료 시 지속적으로 관찰되어야 한다. 모든 NSAIDs는 혈장단백질과 광범위하게 결합하고 그래서 단백질 결합부위로부터 전위를 일으켜 혈장에서 약물의 독성 수치를 높인다.

경구 당뇨병약(oral hypoglycemics)과 와파린(warfarin)의 상호작용은 현저한 유의성이 있다. 아스피린은 아마도 와파린과 병행치료를 사용하지 않는다. NSAIDs와 와파린의 다른 상호작용은 혈소판활동과 응고요소의 억제를 통해 출혈의 증가와 관계가 있다는 것을 알 수 있다. 아스피린과 페닐부타존(Butazolidin)은 경구 당뇨병약 활동의 지속시간을 증가시킨다. 톨메틴(Tolectin)은 그러나 단백질결합에도 불구하고 와파린 또는 경구 당뇨병약의 투약을 방해하지 않는다.

NSAIDs는 리튬(lithium)의 신장 여과율을 억제하며 리튬 독성을 발생시킨다. 리튬의 매우 좁은 범위의 치료적 지수 때문에 필요하다면 리튬 용량의 재조절과 함께 혈장농도를 조절하여 독성을 방지해야 한다. 메클로페나메이트(Ponstel, meclomen)는 설사를 일으킬 수 있어 설사를 일으키는 경향을 가지는 경구적 금 요법과 동시에 사용하지 말아야 한다. NSAIDs와 항간질약 사이에서도 상호작용을 한다. 페닐부타존은 페니토인(Dilantic)의 수치를 증가시킨다. 아스피린-발프로산(valproic; Depakene)의 다면적인 상호작용으로 심각한 발프로산 독성을 유도할 수 있다.

물리치료 시 약물 정보(PHYSICAL THERAPY NOTES)

NSAIDs에 의한 혈소판 활동의 억제는 이러한 약들을 사용하는 사람들에게 타박상(bruisability)을 입는 가능성을 쉽게 가진다. 이러한 이유로 외상에 의한 연부조직 손상을 가능한 피하여야 한다. 한편, 혈소판감소증(thrombocytopenia)은 혈액 속의 혈소판 수가 감소되었다는 것이다. 이러한 부작용은 NSAIDs가 아닌 다른 몇몇 약물에서도 나타난다. 혈소판 수의 감소인지, 아니면 기능의 감소인지는 모르겠지만, 타박상의 생성은 같다.

아스피린과 다른 약들은 많은 상호작용을 가능하게 한다. 다른 약들과 함께 아스피린을 복용한 사람은 독성반응에 주의해야한다. 독성반응을 감소시키기 위해 약 용량의 조절이 필요하다. 아스피린과 NSAIDs는 정신기능에 대한 효과는 없을지라도, 통증의 유무와 통증을 조절해야 사람에게는 통증조절이 기분에 심각한 결과를 줄 것이다. 이 또한 물리치료에 대한 환자의 흥미와 반응에 영향을 미칠 수 있다.

학습 목표(LEARNING OBJECTIVES)

1. 아스피린과 비아스피린진통제, 아세트아미노펜(acetaminophen)이 포함된 아스피린과 유사한 약 사이의 다른 점과 공통점을 비교한다.
2. 아스피린의 장기간 사용 시 부작용을 안다.
3. NSAIDs와 다른 약들 사이의 상호작용 유형을 설명한다.

참고문헌(ADDITIONAL READINGS)

1. Hochberg MC: NSAIDs: Mechanisms and pathways of action. *Hosp Pract* 1989; 24(Mar): 185-198.
2. Hochberg MC: NSAIDs: Patterns of usage and side effects. *Hosp Pract* 1989; 24(May):167-174.
3. Karsh J: Adverse reactions and interactions with aspirin. *Drug Safety* 1990; 5:317-327.

4. Todd PA, Clissold SP: Naproxen, a reappraisal of its pharmacology, and therapeutic use in rheumatic disease and pain states. *Drugs* 1990; 40:91-137.
5. Verbeeck RK: Pharmacokinetic drug interactions with nonsteroidal anti-inflammatory drugs. *Clin Pharmacokinet* 1990; 19:44-66.

Chapter

15 글루코코티코이드

Glucocorticoids

코티솔(Cortisol)은 부신피질에서 분비되는 글루코코티코이드 호르몬이다. 코티솔의 분비는 뇌하수체 전엽과 시상하부로부터 나오는 호르몬에 의해 조절된다. 시상하부에서의 콜티코트로핀 분비 호르몬(Corticotropin releasing - hormone - CRH)은 뇌하수체 전엽에서 부신피질자극호르몬(adrenocortico - tropic hormone - ACTH)의 분비를 자극한다. 그런 후 ACTH는 부신피질에서 코티솔의 합성과 분비를 자극한다. 코티솔은 CRH와 ACTH을 분비시키는 음성되먹임(negative feedback) 조절기능이 있다. 코티솔은 중요한 대사작용을 하고, 코티솔 분비의 조절은 코티솔에 대한 신체의 요구, 특히 스트레스와 관련되어있다. 코티솔 분비 조절의 다른 중요한 양상은 호르몬 조절 시스템을 앞서 반응하는 중추신경계 작용의 능력과 관련이 있다. 코티솔의 분비는 규칙적인 생활을 하는 사람의 신체리듬에서 나타나는데, 이른 아침에 코티솔 수치는 정점에 이르고 낮 동안 점점 줄어들며 자정을 넘어서 다시 높아지기 시작한다. 정상적인 낮 시간 동안의 코티솔수치의 다양성은 수면 - 각성 주기(sleep - wake cycles)와 연관되어 있고, 교대근무를 하는 사람들에 있어 그들의 수면 - 각성 스케줄에 따라 바뀐다. 수면 - 각성 주기의 변화를 따르는 코티솔 리듬의 재조정은 여러 시차 대를 지나는 것과 연관이 있는데 부분적으로 "시차 피로(jet lag)"의 원인이 된다.

코티솔의 대사작용은 코티솔의 존재 하에서 다른 호르몬들이 각각의 작용을 하게 되는데 코티솔은 이런 다른 호르몬들의 작용을 "허가하는(permissive)"성격을 갖는 것이다. 코티솔의 작용은 코티솔저하증(hypocortisolism)과 코티솔항진증(hypercortisolism)을 비교할 때 가장 잘 나타난다. 간 이외의 조직에서 코티솔은 포도당의 흡수와 이용의 감소, 지방분해의 증가, 단백질 분해를 증가하는 작용을 한다. 간에서는 코티솔은 단백질 합성을 증가시키고, 당원의 합성과 저장을 증가시키며, 포도당 생성을 증가시킨다. 코티솔은 또한 복부의 지방조직에서 지방의 저장을 증가시킨다. 코티솔은 정상적인 골격계 근육의 기능을 유지시키는데 중요하다. 코티솔의 증가 또는 감소와 같은 정상적인 농도의 일탈은 골격계 근육의 약화를 일으킨다. 임상적으로 글루코코티코이드의 가장 중요한 사용은 그것의 항염증작용이다. 그러나 이런 작용들과 정상적인 생리학적 관계는 분명하지 않다.

글루코코티코이드의 약리학적 사용

(PHARMACOLOGIC USES OF GLUCOCORTICOIDS)

코티솔은 자연적으로 발생되는 글루코코티코이드이며 비록 특정한경우에 사용되지만 코티솔은 알데스테론(aldosterone) 또는 미네랄콜티코이드(mineralocorticoid)와 같은 작용을 가지고 있다. 합성된 글루코코티코이드는 미네랄콜티코이드의 작용을 감소시키거나 효과가 없게 한다. 그러나 글루코코티코이드의 대사작용과 항염작용을 분리하는 것은 아직 불가능하다. 그러므로 모든 글루코코티코이드는 중요한 대사작용을 가지고 있다.

글루코코티코이드는 류마토이드 관절염, 기관지성 천식, 콜라겐 질병, 알러지 증상, 그리고 염증성 안구증상과 같은 염증 또는 면역성 증상의 치료에 자주 사용된다. 그러나 염증성 반응과 면역성 질병에서의 글루코코티코이드의 사용이 치유력이 있지는 않다. 이런 질병들은 염증성 반응과 이차적인 면역 복합체 형성이 질병 그 자체보다 더 위험할 수 있다. 이러한 염증과 면역 반응은 억제되어져야 하지만 반응의 원인을 제공하지는 않는다. 코티솔의 항염증 작용 기전은 완전히 밝혀지지 않았지만, 코티솔은 리포콜틴(lipocortin)과 같은 포스포리파아제 억제 단백질(phospholipase inhibitory proteins)의 합성을 조절할 가능성이 있다. 리포콜틴은 세포막에서 포스포리파아제를 억제하여 리포옥시네이즈(lipoxygenase)와 사이클로옥시네이즈(cyclooxygenase) 양쪽 경로의 부산물의 합성을 억제하는 것으로 생각된다. 그러므로, 글루코코티코이드는 염증반응의 중재자인 루코트린(leukotrienes)과 프로스타노이드(prostanoids)의 합성을 억제한다. 글루코코티코이드로 인한 사이클로옥시네이즈의 억제와 더불어 리포옥시네이즈의 억제는 염증성 질병에서 비스테로이드성 항염증제(NSAIDs)보다 월등한 효과를 나타낸다.

만성적인 글루코코티코이드의 사용에서 대사적인 이상이 명백하기 때문에 이 약물이 무해하다고 여겨져서는 안 된다. 짧은 기간의 치료, 특히 생명을 위협하는 경우에서 상대적으로 고농도의 치료는 일반적으로 걱정할 필요는 없다. 그러나 염증성 증상에서 만성적 치료의 경우 복용량은 허용 한계치 내에서 증상을 유지시키는 정도로 적절해야 한다. 장애는 글루코코티코이드를 사용하는 이유이기는 하나 완전한 증상의 완화는 없다.

합성 글루코코티코이드 사이에서 가장 중요한 차이는 약물이 작용하는 기간이다(표 15-1). 만성적 사용의 몇 몇 부작용을 피하기 위하여 격일 치료(alternate-day therapy, ADT)가 시도되어지기도 한다. 이 경우 정상적인 코티솔 수치가 정점에 이르는 아침에 단기간 또는 중간 정도로 작용하는 예비량이 주어진다. 그 후 약물은 낮 기간 동안 대사되고 약물이 주어지지 않는 이틀째는 코티솔의 수치가 정점에 이르는 것을 방해하지 않는

표 15-1 글루코코티코이드 준비

단기간 작용 (생물학적 반감기, 8~12시간)	
코티솔(cortisol)	코테프(cortef), 하이드로콜톤(hydrocortone)
코티손(cortisone)	콜톤(cortone)
중간 기간 작용 (생물학적 반감기, 12~36시간)	
프레드니손(prednisone)	델타손(deltasone), 오라손(orasone), 메티콜텐 (meticorten)
프레드니솔론(prednisolone)	델타 골테프(delta cortef), 콜토론(cortolone)
6-메틸프레드니솔론 (6-mythylprednisolone)	메드롤(medrol)
트리암시놀론(triamcinolone)	아리스토콜프(aristocort)
장기간 작용 (생물학적 반감기, 36~72시간)	
파라메타손(paramethasone)	할드론(haldrone)
베타메타손(betamethasone)	셀레스톤(celestone)
덱사메타손(dexamethasone)	데카드론(decadron)

다. 셋째 날 단기간 작용하는 약물의 두 번째 복용량이 투여된다. 이는 부신 억제를 초래하는 결과를 줄이며 많은 경우에서 질병의 염증 양상을 조절할 것이다. 만약 격일 치료(ADT)가 충분히 증상을 억제시키지 못한다면, 약물이 정점에 이르는 정상 주행성 정점에 일치하도록 약물의 저녁 복용보다 아침 복용을 선호하게 될 것이다.

고농도의 글루코코티코이드를 이용한 장기간(몇 주 이상)의 치료는 항상 어느 정도의 부신피질 억제를 일으킨다. 이런 이유로 만성적 치료 후에 환자는 천천히 약물의 복용을 중단한다. 너무 빠른 중단은 생명의 위협을 일으킬 수도 있는 부신 억제로 인한 증상과 증후를 일으킬지도 모른다. 적절한 중단을 위해 필요한 시간은 부신 억제의 정도와 관련이 있다. 극심한 억제로부터의 적절한 중단은 뇌하수체 전엽이 완전한 기능을 하기 전까지 여러 주에서 여러 달이 걸릴 수 있다. 부신(adrenal) 부전(insufficiency)의 증상은 열, 근육통, 관절통 그리고 피로감이다.

만성적 글루코코티코이드 복용의 결정은 가능한, 그리고 있음직한 약물의 부작용들과 기능적인 장애의 정도, 그리고 약을 사용하지 않을 때의 장애 사이등을 비교하여 균형을 이루어야 한다. 만성적 글루코코티코이드 사용으로 초래되는 대사작용의 혼란 때문에, 이런 약물들이 양성적인 benign 것으로 고려되어지지 말아야 한다. 글루코코티코이드는 경구 또는 비경구적으로, 그리고 국소적으로 투약 될 수 있다. 피부과적 증상들을 치료하기 위한 글루코코티코이드의 국소적 사용은 전신적인 부작용이 나타나지 않는다. 글루코코티코이드 치료로 개선될 수 있는 피부과적인 상태는 알레르기성 피부 상태, 건선, 지루성 피부병, 그리고 다형 홍반(erythema multiforme) 등이다. 그러나 비록 국소적인 적용이라도 만약 많은 흡수가 일어난다면 부신 억제의 전신적 효과를 일으킬 수 있다. 전신적 부작용은 넓은 표면적을 치료하거나 폐쇄적인 플라스틱 덮개를 사용할 때 더욱 잘 일어난다. 염증성 안구증상은 국소적 글루코코티코이드에 의해 치료될 수 있다. 심각한 부작용은 안압(intraocular pressure)의 증가이다. 이것은 회복되지 않을 수도 있으므로 안압의 증가는 치료기간 동안 계속 체크되어야 한다.

글루코코티코이드는 류마토이드 관절염의 치료에 사용되어지기도 하는데, 이 때는 질병이 진행성이거나 장애가 비스테로이드성 항염증제, 금 그리고 다른 물질들로 조절되지 않을 때이다. 장기적인 글루코코티코이드의 사용은 골다공증의 위험을 동반한다. 이것은 월경 후 여성과 노인층과 같은 높은 골다공증 위험군에서 특히 주의해야 한다. NSAIDs는 글루코코티코이드와 동시에 사용되어 지기도 한다. 그러나 이 약물들의 동시 사용은 어느 정도의 위궤양 진행우려가 있다. 만약 한 개나 몇 개의 관절이 관련되어 있다면, 신체 계통의 부작용을 없애기 위해 관절 내 주사를 사용하기도 한다. 그러나 반복적인 관절 내 주사는 관절의 파괴를 초래할 수도 있다.

천식에서의 글루코코티코이드 사용은 다른 치료방법에 반응하지 않는 극심한 경우나 천식 발작 등을 위해 보류되어야 한다. 최근에는 테오필린(theophylline)과 관련된 행동적인 문제들 때문에 아동에서는 흡입식 글루코코티코이드의 사용이 촉진되고 있다. 흡입기를 이용하여 복용이 적절히 이루어지면 신체 계통으로 글루코코티코이드의 흡수는 적어지는 경향이 있다. 그러나 아동에게 있어 성장지연 가능성 때문에 전신적 효과에 대한 주의 깊은 관찰이 중요하다.

글루코코티코이드는 모든 방면에서의 면역계를 억제한다. 이런 이유로 글루코코티코이드제들은 자가면역질환의 치료에 자주 사용된다. 자가면역질환은 면역계가 외부 물질들에 대항하는 대신에, 자기 자신의 조직에 대해 반응하는 예이다. 발달기간 동안에 자신의 세포들에 반응할 것인지에 대한 면역 “여과(filtering)”, “자신(self)”와 “비자신(nonself)”에 대한 인식이 이루어진다. 자가면역질환에서 면역세포들이 “자신”을 “비자신”으로 인식하는 경우가 생긴다.

부작용(Adverse Effects)

만성적인 글루코코티코이드 사용의 부작용은 다양하며 많은 신체 계통에 영향을 끼친다. 체액과 전해질불균형은 고혈압을 일으키기도 하는데 이는 특정 약물의 미네랄로콜티코이드 활동에 의존하기 때문이다. 대사적인 변화는 체지방이 몸으로 재분배시켜서 몸통으로는(복부 비만)을, 얼굴로는(달처럼둥근 얼굴; moon face), 그리고 목의 뒤쪽 부분으로(버팔로 혹; buffalo hump)을 일으킨다. 또한 글루코코티코이드가 인슐린 작용에 대한 반작용하여 일어나는 당뇨병과 비슷한 고혈당증의 발달 가능성도 있다. 단백질 합성에서의 글루코코티코이드 효과는 “스테로이드성 근육병증(steroid myopathy)”이라 불리는 근육 소모와 근 약화를 일으킬 수도 있다. 이런 약화는 특히 몸 중심부 쪽의 사지 근육에 잘 나타나고 약물의 중단 이후에 회복되지 않을 수도 있다. 섬유 아세포의 증식과 콜라겐의 침착은 만성적 글루코코티코이드 치료와 함께 감소되는데, 이는 저하된 흉터 형성의 원인이 된다. 콜라겐 형성에서의 이런 변화는 또한 결합조직의 감소와 튼살(striae)의 발달을 초래한다. 만성적인 글루코코티코이드 사용의 중추신경계적 효과는 긴장과 신경증에 이르는 감정의 변화부터 행동장애에 이르기까지 폭넓다. 글루코코티코이드는 감염의 진전과 전파를 촉진시키고 회복을 지연시킬 수 있다. 글루코코티코이드를 복용하는 사람이 감염이 있을 경우 적절한 감염치료가 주어진다면 글루코코티코이드를 중단하지 않아도 된다. 글루코코티코이드는 장골에서의 성장판을 억제하는데 이는 아동에서의 성장장애를 일으키기도 한다. 이것은 이 연령대에서 만성적인 사용을 제한하게 한다. 글루코코티코이드의 만성적인 사용은 골다공증과 관련된 과정을 재촉진시키고 척추압박골절을 촉진할 수 있는데, 이것은 노인에서 특별히 주의 해야 할 부분이다. 글루코코티코이드의 만성적 사용과 함께 혈관의 약화가 증가되는데 이는 만성적으로 글루코코티코이드를 복용해 온 사람들에게서 쉽게 멍이 드는 원인이 된다.

글루코코티코이드에 의해 시작된 세포작용은 약물이 혈장 내에 남아 있는 시간보다 훨씬 길게 유지된다. 이것을 약물의 생물학적 반감기(biological half-life)라고 부른다.

글루코코티코이드의 생리학적 사용

(PHYSIOLOGIC USE OF GLUCOCORTICOIDS)

글루코코티코이드는 부신 억제에서 대체 치료로 사용되는데, 이는 생리학적 대체라고 일컬어진다. 사용되는 복용량은 내인성 글루코코티코이드(endogenous glucocorticoid) 생성을 자극하는 양이다. 그러므로 앞에서 말한 부작용들은 일어나지 않는다. 글루코코티코이드의 혈중농도의 균형은 아침에 하루 총 복용양의 2/3, 저녁에 1/3을 복용하여 유지된다.

물리치료 시 약물 정보(PHYSICAL THERAPY NOTES)

물리치료사들의 관심 중 하나는 급성 척수신경 손상 치료에서 메틸프레드니솔론의 사용에 대한 보고이다. 손상 부분에 대한 염증 반응은 신경의 생존능력에 매우 치명적인 것으로 나타났다. 글루코코티코이드의 즉각적인 치료는 명백히 염증반응을 억제하고 신경을 보존한다. 염증반응으로 나타나는 조직손상의 기전들은 더 심도 있는 과학적 조사가 이루어져야 할 부분이다.

천식의 치료에 있어 글루코코티코이드의 사용은 18장에서 토론하겠다. 글루코코티코이드의 성장 방해 작용 때문에, 아동에서는 글루코코티코이드를 만성적으로 사용하지 않는다. 그러나 이 약물의 흡입치료는 신체 계통에서의 부작용 없이 효과적인 것으로 나타났다.

만성적인 글루코코티코이드 사용에서 보여지는 독성의 주요증상으로는 쉽게 생기는 멍, 상처회복의 지체, 몸쪽부위(proximal) 근 약화, 그리고 골다공증이다. 이런 모든 증상들은 아마도 어느 정도는 감소된 단백질 합성과 연관이 있다. 글루코코티코이드의 만성적 사용에 대한 가능한 또 하나의 독성반응은 정신병(psychosis)의 발달이다. 이는 높은 복용량과 노인층에서 가능성이 더 크다.

학습 목표(LEARNING OBJECTIVES)

1. 음성되먹임(negative feedback)과 낮 동안의 리듬(diurnal rhythm)을 포함하는 정상적인 글루코코티코이드 분비의 조절 기전을 이해한다.
2. 만성 염증성 질환에서 글루코코티코이드 치료의 결점과 왜 격일

치료가 몇몇 부작용들을 완화시키는지 이해한다.

3. 글루코코티코이드의 복용 방법들과 왜 국소적인 복용이 신체 계통에서의 효과를 나타내는지 열거한다.
4. 만성적 글루코코티코이드 사용에서 가능한 부작용들을 설명한다.

참고문헌(ADDITIONAL READINGS)

1. Bracken MB, Shepard MJ, Collins WF, et al: A randomized, controlled trial of methylprednisolone or naloxone in the treatment of acute spinal-cord injuty. *N Engl J Med* 1990; 322:1405-1411.
2. DiRosa M, Calignano A, Carnucio R, et al: Multiple control of inflammation by glucocorticoids. *Agents Actions* 1985; 17: 284-289.
3. Flower RJ: Lipocortin and mechanisms of action of the glucocorticolds. *Br J Pharmacol* 1988; 94:987-1015.

Chapter

16

관절염에 사용되는 약물

Drugs Used in Treatment of Arthritic Diseases

류마티스 관절염(RHEUMATOID ARTHRITIS)

류마티스 관절염은 만성적이며 원인불명의 염증질환이다. 유전적으로 민감한 개인에게서 면역반응과 세포염증의 활성화와 관련된다. 면역반응을 활성화시킬 수 있는 여러 종류의 자극들이 있을 수 있다. 하나의 제안된 원인 인자는 숙주조직에서 면역반응이나 교차반응을 활성화시키는 바이러스이다. 자가면역은 병의 진행에서 중요한 역할을 하지만 류마티스 관절염의 초기원인인 자가면역을 지지하는 자료는 확실하지 않다. 류마티스 관절염은 대칭적으로 분포하는 원위관절들의 활액막염 같은 지속적인 염증에 의해 그 특성을 나타낸다. 국소적으로 생산된 면역복합체는 면역보체(complement)를 활성화시킨다. 활성화된 보체는 백혈구를 활성화시키면 백혈구는 면역복합체를 섭취하고 산화물과 같은 염증매개체를 방출하게 되므로 이는 양성 되먹임 기전(Positive-feedback cycle)으로 백혈구를 지속적으로 활성화시키고 염증의 화학적 매개체를 방출한다. 만성적인 염증의 증상은 윤활막세포의 증식과 비대로 인한 것이다. 침윤성 세포는 인터루킨-2(interleukin 2), 화학주성 요인(chemotactic foctors)들과 같은 다양한 화학적 염증과, B세포 활성화를 만들어내는 도움 T세포(helper T-cell)이다. 연골파괴를 일으키는 만성적인 윤활염증의 가능성, 골침식, 그리고 이후 발생되는 관절변형들은 이 병의 특징이다. 이 병은 다양한 진행으로 회복과 악화가 반복되기는 하나 일반적으로 악화 형태로 진행된다. 깨끗이 낫거나 영구적으로 완화되는 것은 거의 드물다. 류마티스 관절염은 유전적인 성향이 있는 듯 하다. 약을 사용하고 병을 치료하는 경우와 특히 금요법과 페니실라민(penicillomine)에서 독성반응이 발생하는 것은 유전적인 성향임을 나타낸다.

증상의 시작은 보통 피로, 식욕부진, 전신약화, 그리고 활맥막염 전에 나타나는 불분명한 근골격 증상들과 함께 서서히 일어난다. 류마티즘성 결절과 같은 관절 외(관절바깥) 증상은 관절주위 구조에서 나타난다. 근골격의 약화와 위축은 병을 악화시키는 원인이 된다. 류마티스 혈관염, 다발성신경병증, 피부궤양, 그리고 괴사도 나타날 수 있다. 늑막질환, 폐염 등과 같은 폐늑막증상과 섬유증이 나타나고 무증산 실방염이 생길 수 있다.

손허리 손가락 관절, 근위 손가락뼈 사이(PIP)관절 그리고 손목은 증상이 나타나는 첫 번째 관절이다. 비록 류마티스 관절염이 대칭적인 질환이지만, 흥미롭게도 편측에만 발생하는 환자들이 있으며, 관절염이 그 이후에 발생한다면 발병한 사지에서 염증성 윤활막염이 드물게 나타나기도 한다. 이는 류마티스 관절염의 발생에 있어서, 정상적인 신경근에 병리적 과정이 나타나게 되어 있으나, 현재까지는 병리과정을 이해하는데 어려움이 있다.

류마티스 관절염을 진단하는 특별한 임상검사는 없다. 면역글로불린G(IgG)에 대항해 순환하는 면역글로불린M(IgM)과 같은 류마토이드 인자들의 높은 검출은 류마티스관절염에 한정된 결과가 아니고 때로는 나아가 증가하며 높아지기도 한다. 진단은 임상적기준을 기초로 한다. 미국류마티즘협회는 류마티스 관절염의 진단기준을 정의하였다(표 16-1).

표 16-1 류마티스 관절염의 진단기준

1. 아침강직 (morning stiffness)
2. 세 군데 이상 관절부위의 관절염
3. 손관절의 관절염
4. 대칭적인 관절염
5. 류마티즘성 결절
6. 혈청 류마티스 인자
7. 전형적인 류마티스 관절염의 방사선학적 변화

이 7가지 기준 중 적어도 4가지에 해당한다면 류마티스 관절염으로 분류한다. 기준 1~4는 적어도 6주 동안 나타났어야 한다.

류마티스 관절염의 원인이 알려지지 않았기 때문에, 치료는 증상을 완화시키는데 그 목적이 있다. 명확한 치료는 없지만 증상 완화 방법은 있다. 대부분의 약리학적 치료들은 염증진행을 억제한다. 이것은 발적활동에 따른 분명한 완화기간을 가지는 만성적인 질환이다. 관절염 환자의 치료는 다양한 전문분야의 접근을 필요로 한다. 효과적인 치료의 시작은 관절연골의 비가역적 손실을 최소화 하는 것이다. 물리치료는 갑작스러운 발병 시, 손상을 최소화하기 위해 침범된 관절을 안정시켜주고, 발병하고부터 변형되는 구축을 막기 위해 염증이 있는 관절의 움직임을 줄이고 고정시켜주며, 침범된 관절의 ROM 유지를 위해 운동을 실시한다. 염증성인 관절은 특히 움직임의 영향을 많이 받는다. 유출(effusion)이 있는 관절에서의 운동은 윤활(활액)의 혈류를 감소시켜 관절 내에 압력을 증가시키고, 허혈을 일으키며 결국 조직괴사가 나타날 수 있다. 관절에 유출이 발생했을 때, 정상적으로 5~20° 가량 굽힘이 일어난다. 왜냐하면 완전히 편 상태에서는 굉장히 아프기 때문이다. 완화기간동안 활동의 증가단계는 뼈 손실을 줄이는 데 도움이 된다. 체중지지 관절의 운동은 뼈의 무기질 함량을 촉진하는 가장 잘 알려진 방법 중 하나이다. 관절연골의 매우 작은 파괴는 정상적인 일상생활활동 동안 체중지지관절 운동이나 근육수축에 대한 반응에서 발생하는 진행적인 분리점이 약화된 그것의 정상기능 이전에 필요하다. 보조기들은 변형된 관절들을 지지, 정렬하고 통증을 감소시키며 기능증진에 이용할 수 있다.

약리학적 치료는 아스피린이나 다른 비스테로이드성 소염제, 스테로이드성 소염제, 또는 질병개선약(disease-modifying agent)을 포함한다. 다양한 약들의 장점과 단점은 표 16-2에 나와 있다. 아스피린과 여러 비스테로이드성 약물은 류마티스 관절염의 약물치료에 기초가 된다. 그러나 그것들은 근본적인 병의 진행에 많은 효과를 미치진 못한다. 느린작용(slow-acting)이나 질병-개선 약물(disease-modifying drug)은 NSAIDs에 대해 부적합한 반응을 보이는 환자들에게 사용된다. 류마티스 관절염 환자들 중 대략 반은 이 범주 안에 들 것이다. 심각한 경우, 수술이 적용될 수도 있다. 그것은 엉덩이와 무릎의 대치술에 있어 가장 성공적이다.

표 16-2 류마티스 관절염의 약리학적 관리

약	장점	단점
1차 사용약		
아스피린(Aspirin)	진통제, 소염제	위장증상질환에 변화 없음
비아스피린(Nonaspirin NSAIDs)	보다 적은 위장증상	질환에 변화는 없음
2차 사용약		
금(Gold)	질환에 변화가 있음	혈구감소
히드롯기클로로퀸(Hydroxychloroquine)	잘 견딤, 비싸지 않다	시각적 독성; 보통의 효능
페니실라민(Penicillamine)	높은 효능	자가면역질환 유발 혈구감소
3차 사용약		
애서사이어프린(Azathioprine)	잘 견디고 높은 효능	간 기능에 변화; 혈구감소
메토트렉세이트(Methotrexate)	주1회 투여용법	혈구감소
글루코티코이드(Glucocorticoids)	적은 투여로 잘 견딤	높은 투여량; 소화궤양, 부신억제, 쿠싱증후군(*)

비스테로이드성 소염제(Nonsteroidal Anti-inflammatoty Agents)

아스피린 소염제와 다른 비스테로이드소염제는 장용피약제(enteric coated preparatrons)를 사용하였을 경우, 위통 없는 많은 환자들이 잘 견딘다. 상대적으로 무해한 귀울림은 소염반응의 치료적 단계로 적용한다. 비스테로이드성 소염제의 사용은 증상개선의 기대에 대해 염증진행을 억제하고 관절구조의 진행적 손상을 막는다. 류마티스 관절염의 치료에서, NSAIDs 중 어떤 것도 아스피린보다 더 효과적이지는 않지만, 다른 약들은 위장 부작용의 발생빈도를 더 낮출 수 있다. 장용피약제는 위장부작용을 감소시킬 수 있지만 약의 생체이용률과 절충해야 한다. 하나의 NSAID에 반응하지 않는 환자들은 또 다른 것에 반응할 수 있다. NSAIDs의 더 자세한 논의를 위해 14장을 봐라.

스테로이드성 소염제(Steroidal Anti-inflammatory Agents)

글루코코티코이드는 류마티스 관절염 치료에 효과적이다. 그러나 이 병의 만성적인 성질과 글루코코티코이드의 만성적인 사용에 관련된 독성 때문에 NSAIDs, gold, 그리고 다른 약들에 의해 조절되지 않는 진행성 장애의 치료시에 그 사용을 미뤄둔다. 글루코코티코이드의 더 자세한 논의는 15장에 있다.

서서히 작용하는 약제(Slow-Acting or Disease-Modifying Agent)

서서히 작용하는(Slow-acting agents)는 질병개선약물(disease-modifying agents)과 관련되어 있고, 병의 진행을 바꾸는 이러한 약들의 낙관성을 반영한다. 이러한 약들은 빠른 진행성 질환이나 NSAIDs에 충분히 반응하지 않는 사람들을 위해 남겨둔다. 이 약들의 치료적인 반응은 몇 개월을 갈 수 있다. 치료는 치료실패가 고려되기 전에 6개월까지 지속되어야 한다. 서서히 작용하는 약물의 대부분은 두 번째 실패로 여기는 시간을 놓치는 것과 함께 치료적 효능의 손실이 있다. 하나의 약에 대한 반응의 결핍은 또 다른 약에 대한 반응 예측을 어렵게 한다. NSAIDs는 초기에 적어도 얼마간의 방어가 지속되어야 한다. 이러한 약들 모두는 독성과 관련이 있고, 진료비의 일부는 독성 반응에 대한 검사에 사용하는데 지출되고 있다.

금 요법*(Gold Therapy (Chrysotherapy))*

금 합성물은 리소좀성 효소(lysosomal enzymes)를 억제하고 대식세포의 포식세포활동을 줄여, 병의 진행을 지연시킨다. 이를 통해 염증반응을 감소시킨다. 눈에 띄는 향상이 있기 전 3달간은 치료가 필수적이다.

금 요법은 경구적 그리고 비경구적(근육 내), 두 가지 형태로 이용할 수 있다. 경구적 금 요법, 오라노핀(Ridaura)은 비경구적 형태만큼 효과적이지는 않지만 독성은 덜하다. 더 빈번한 부작용은 위장관과 관련이 있고 묽은 대변과 설사를 동반한다. 설사는 서브살리실산 비스무트(Pepto-Bismol)에 의해 조절될 수 있다. 발진, 피부손상, 혈액병, 그리고 단백뇨 같은 부작용은 비경구적 치료보다 덜 흔하다. 그러나 정기적인 임상검사가 요구된다.

비경구적 금 요법은 오로시오글루코즈(Solganal) 또는 소듐 씨오말레이트(sodium thiomalate), 금(Myochrysine) 등으로 근육 내 주입에 의해 주어지는 것이 주 1회에서 한 달에 한 번으로, 병의 상태에 따라 행해진다. 독성은 저혈소판증이나 과립백혈구감소증과 같은 혈액병의 형태에서 주로 나타나고, 신장독성이나 단백뇨가 보이기도 한다. 부작용의 대부분은 치료의 처음 6개월 안에 발생한다. 독성이 없다면, 이러한 약들은 오랫동안 이로운 반응을 나타낼 것이다.

항말라리아제*(Antimalarials)*

클로로퀸(chloroquine)과 하이드록시클로로퀸(Plaquenil)은 류마티스 관절염의 치료에 있어서 효과적인 항말라리아제이다. 그것들은 콜라겐병의 진행 동안, 과민반응을 포함한 항원형성을 억제하는 것으로 작용한다. 항말라리아제는 또한 전신홍반성낭창과 면역체계의 과도한 자극을 포함하는 또 다른 다양한 계통질병의 치료에 사용된다. 부작용은 매우 드물고, 주로 위장관과 관련되어 있다. 드문 일이기는 하나, 장기간의 사용은 머리카락, 피부 그리고 점막에 영향을 미치는 색소변화가 있을 수 있다. 이 약제의 심각한 독성은 흔하지는 않지만 약이 눈 안에 침착되어 실명에 이를 수도 있다. 이러한 약들, 특히 하이드록시클로로퀸은 매우 잘 견딜 수 있고 독성이 가장 적다. 가격도 가장 저렴하다. 독성검사는 망막에 축적되는 약을 체크하기 위해 안구검사를 1년에 두 번 실시한다.

페니실라민*(Penicillamine)*

페니실라민(Cuprimine, Depen)은 서서히 작용하는 약물 중 활동시작이 가장 느리다. 가장 흔한 부작용은 위장에서 나타나고, 특징적으로 구역질과 미각장애(미각의 상실)가 나타난다. 미각의 상실은 환자를 매우 혼란스럽게 하지만 그것은 대개 일과성이며 약 한 달이나 두 달 안에 내성이 생긴다. 피부발진은 비경구적 금 요법을 시행했을 때보다 덜 빈번하다. 주요 독성은 혈구감소, 신독성 그리고 전신 홍반성낭창, 중증근무력증, 다발성근염과 같은 자가면역질환의 유도를 유도한다. 다시, 혈액검사 CBC와 소변검사가 독성관찰에 필요하다.

아자티오프린*(Azathioprine)*

아자티오프린(Imuran)은 전통적 치료에 반응이 없는 류마티스 관절염의 치료에 쓰인다. 이 약은 항대사제와 면역억제제이다. 그것은 도움T세포(helper T-cell)의 활발한 복제를 억제시키고 추측컨대 B세포를 증식시킨다. 그것은 서서히 작용하는 약물의 많은 효과들 중 하나이고, 비경구적 금 요법이나 페니실라민 보다 더 견디기가 낫다. 가장 빈번한 부작용은 구역질과 다른 위장 증상들, 간 기능의 이상, 그리고 백혈구 감소이다. 한 달에 한 번 혈구계산과 간 기능검사는 독성의 관찰을 위해 필요하다. 알려진 신장독성은 없다. 종양발생(발암) 의혹은 그것이 널리 사용되는 데 제한을 주지만, 아자티오프린과 종양발생 사이의 명확한 상관관계는 없다.

메토트렉세이트(*Methotrexate*)

메토트렉세이트는 암 치료에 사용되는 또 다른 세포독성-면역억제제(cytotoxic-immunosuppressant)이다. 이것은 적어도 하나의 서서히 작용하는 약물에 반응하지 않는 류마티스 관절염의 치료를 위해 미국 식품의약국(FDA)이 최근 허가하였다. 이 약은 다른 서서히 작용하는 약물 보다 활동이 더 빠르다. 치료적 효과는 3~6주 안에 볼 수 있다. 이 약은 다른 서서히 작용하는 약물과 달리 항염증효과가 가능하다. 이는 또한 덜 발생할 것 같은 두 번째 실패에서 더 오랜 반응기간을 가진다. 즉각적인 부작용은 구내염, 구역, 구토 그리고 간 기능의 일과성 장애이다. 경구적 약제에서부터 근육 내 약제까지의 전환(switching)은 이러한 부작용들을 부분적으로 막을 수 있다. 비경구적 형태는 경구적인 것보다 싸고, 집에서 투약할 수 있게 한다. 세포독성과 면역억제의 효과는 류마티스 관절염 치료에 사용된 용량에서 대체로 보이지 않는다. 심각한 부작용은 혈구감소증, 경화증 그리고 급성폐렴과 유사한 증후군이다. 통상적인 혈구계산과 간 기능검사는 독성의 관찰을 위해 필요하다. 이 약은 근본적인 폐질환 환자들에게는 사용을 금한다.

설파살라진(*Sulfasalazine*)

설파살라진은 비록 류마티스 관절염을 위해 미국 식품의약국에서 허가된 것은 아니지만, 실험적으로 사용된다. 부작용은 주로 위장증상으로 구역, 복통, 식욕부진이 가장 빈번하다. 그것은 간 독성과 백혈구감소증의 낮은 발생률과 함께 비경구적 금 요법보다 더 안전한 측면이 있다. 그러나 간 기능과 혈구검사는 매달 2~3번 해야 한다.

골관절염(OSTEOARTHRITIS)

골관절염, 또는 퇴행성관절질환은 관절병증 중 가장 흔하다. 그 원인은 알려지지 않았다. 나이와 관련되어 있지만 콜라겐합성 오류와 관련된 유전적인 장애일 수도 있다. 이 병을 주로 체중지지를 하거나 빈번하게 사용하는 관절에 발생한다. 관절연골의 손실과 연골하골의 재형성(remodeling)이 있다. 비대골형성은 관절모서리에 나타나고 결절도 발생한다.

골관절염은 관절변형의 유형들의 차이로 류마티스 관절염과 구분될 수 있다. 골관절염에서, 원위 손가락뼈 사이(DIP)관절과 근위 손가락뼈 사이(PIP)관절은 손목질환의 증거로 일반적으로 포함된다. 류마티스 관절염에서 손허리 손가락(MCP)관절, 근위 손가락뼈 사이(PIP)관절, 손목관절이 포함된다. 그러나 원위손가락뼈 사이(DIP)관절은 드물게 포함된다. 경추와 요추는 골관절염에서 많이 발병하지만 류마티스 관절염에 드물게 포함된다. 골관절염에서, 류마티스 관절염에서는 보이지 않는 결절성 병발(nodular involvement)이 있다. Heberden 결절(Heberden's node)은 원위 손가락뼈 사이(DIP)관절에 위치하고, Bouchard 결절(Bouchard's node)은 PID에 발생한다. 관절변형과 함께 결절은 손가락의 굴곡과 편측편위(lateral deviation)를 일으킨다.

치료목표는 더 심한 손상 없이, 통증을 감소시키고 ROM을 유지시키는 것이다. 약리학적 치료는 아스피린과 다른 NSAIDs을 급성기 소염제로 사용한다.

통풍(GOUT)

통풍은 관절액(활액)과 연부조직에서 요산결정체(acid cryotal)에 의해 특성을 나타내는 염증질환이다. 첫 번째 발허리 발가락(MTP) 관절에서 자주 발생한다. 발의 통풍(podagra)은 아프고 부어오른 엄지발가락을 가리키는 용어이다. 이 병의 특징은 고요산혈증(hyperuricemia)이다. 고요산혈증은 신장의 배출보다 요산의 대사산물이 더 클 때 발생한다. 이는 과잉생산, 배설부진으로 인해 발생하거나, 둘의 결합으로 인해 발생할 수 있다. 결정체는 요산농도가 요산염을 용해시킬 수 있는 수치보다 높을 때 발생한다. 요산염결정체의 침전은 그 단계와 과요산혈증 기간에 의존한다. 윤활액과 이러한 결정형성에서의 요산염 결정체는 염증반응을 활성화시킨다. 활성화된 백혈구가 결정체를 식균작용하게 된다. 요산염결정체는 또한 관절주위나 신장 같은 다른 연부조직에 침전되며, 통풍결절(tophi)을 형성한다. 통풍결정이 신장에 형성되면 신장 손상을 야기할 수 있다. 고요산혈증은 또한 요산염을 포함하는 신장결석의 가능성이 있다.(이를 nephrolthiasis 라 한다.)

비록 통풍이 만성적인 질환이긴 하지만 그 과정은 변하기 쉽다. 급성 발병은 매우 고통스럽고, 하나 또는 그 이상의 관절이 침범된다. 급성 발병은 하루에서 일주일까지 지속될 수 있고, 증상이 없는 채로 몇 년까지 지속될 수 있다.

치료목표는 급성 발병을 끝내고, 차기 발병을 막는 것이다. 통풍치료에 사용되는 약은 소염제로도 쓰이고, 신장세관으로부터 요산의 재흡수를 막거나 요산형성을 막는다. 콜히친(Colchicine)은 급성 발병을 끝나게 하는 데 쓰이는 가장 흔한 약이며, 증상시작 이후에 바로 치료가 시작된다면 가장 효과적이다. 콜히친은 통풍 관절염에서 특별히 소염제로 처방되지만, 진통제는 아니다. 콜히친은 증상이 줄어들 때까지 2시간 마다 1 mg

씩 투약하고, 부작용이 나타나면 사용을 제한한다.

인도메타신(Indocin)은 콜히친의 부작용을 잘 견딜 수 없을 때 사용할 수 있다. 비록 인도메타신이 부수적인 부작용을 가진다고 해도 콜히친보다 더 잘 견딜 수 있고, 치료는 3~5일에 그칠 수 있다. 인도메타신은 증상시작 이후 지속적인 치료가 있다면 콜히친보다 일반적으로 더 효과적이다.

재발의 방지는 비만인 환자들의 체중감소와 식단조절, 심한 알코올 섭취와 내장육과 같이 퓨린이 풍부한 음식을 피하는 것이 포함된다. 콜히친은 하루에 1~2 mg의 급성발병 치료보다 더 적은 투여량으로 만성적인 근거가 될 수 있다. 구역질, 구토, 설사, 복통과 같은 위장문제는 특히 노인들에게서 심각해질 수 있다.

요산생산이 감소하고 요산배출이 증가하는 항고요산혈증성(mtihyperuricemic) 약이 또한 사용될 수 있다. 요산은 크산틴(xanthine)의 하이포크산틴(hypoxanthine) 산화작용과 요산의 크산틴 산화작용에 의해 만들어진다. 알로퓨리놀(Zyloprin)은 이 효소의 특수한 억제제이다. 이것은 만성적인 사용으로부터, 위장통과 다른 몇몇 부작용이 있다. 이는 약을 중지하기에 충분하다. 알로퓨리놀은 하루에 한 번, 300 mg 투약한다.

프로베네시드(Procalan)은 요산의 신장흡수를 감소시켜, 소변에서의 요산배출을 증가시킨다. 이는 민감한 개인에게서는 요산염 신장결석의 형성을 초래한다. 위장 호소증상은 이 약을 중지하기에 충분하다. 통풍치료에서 프로베네시드의 일반적인 용량은 하루 두 번, 250~500 mg 이다. 프로베네시드는 경구투약 후 완전히 흡수되고, 신장기전에 의해 배출된다. 설핀피라존(Anturane, Aprazone)은 또한 요산의 신장재흡수를 줄이고, 소변배출을 증가시킨다. 이것은 프로베네시드의 부가작용이다. 통풍치료에서 설핀피라존의 일반적인 용량은 하루에 200~800 mg을 3, 4번에 나누어 투약한다. 설핀피라존은 위통을 일으킬 수 있지만 식사와 함께 복용하면 감소할 수 있다. 아스피린은 프로베네시드와 설핀피라존의 요산뇨증 활동을 차단하기 때문에 동시에 사용해선 안 된다.

물리치료 시 약물 정보(PHYSICAL THERAPY NOTES)

물리치료는 관절염 환자의 전체적 관리에 매우 중요하다. 전반적인 목표는 기능을 유지하는 것과 매우 심한 손상을 일으키지 않고 기능적 단계가 더 악화되는 것을 막는 것이다. 이는 병의 변화과정에서 운동과 같은 능동적 치료와, 안정, 부목고정(splinting)을 포함하는 수동적 치료를 번갈아 시행한다. 비록 관절의 ROM 유지가 치료의 목표일지라도, 염증과 부기의 급성기간(episode) 동안 관절의 움직임은 조직 손상을 일으킬 수 있다. 그러나 류마티스 관절염의 활동기 동안 침상안정이 지속된다면, 부가적인 문제들과 함께 상태의 약화를 야기할 수 있다.

NSAIDs의 소염제는 용량이 관절염 치료에 필요하다. 진통제 용량으로는 불충분하다. 다른 NSAIDs에 대한 반응에서 효능과 독성의 상당한 개인적 변이가 있다. 만약 하나의 약이 잘 견디지 못하거나 효과가 없다면, 또 다른 약으로 대체해야 한다.

학습 목표(LEARNING OBJECTIVES)

1. 염증성 면역반응을 포함하는 관절염을 약리학적으로 이해한다.
2. NSAIDs, 글루코코르티코이드, 금 그리고 항대사제와 같이, 관절염을 치료하는 데 쓰이는 약의 다양한 활동을 설명한다.
3. 약(NSAIDs, 글루코코르티코이드, 금, 항대사제(antimetabolites) 그리고 그 외 다른 것들)의 각 그룹과 관련있는 부작용을 설명한다.

참고문헌(ADDITIONAL READINGS)

1. Arnett FC, Edworthy SM, Bloch DA, et al: The American Rheumatism Association 1987 revised criteria for the classification of rheumatoid arthritis. *Arthritis Rheum* 1988; 31:315-324.
2. Arnold M. Schrieber L, Brooks P: Immunosuppressive drugs and corticosteroids in the treatment of rheumatoid arthritis. *Drugs* 1988; 36-340-363.
3. Hardin ED: Rheumatoid arthritis therapy: The slow-actng agents. *Hosp Pract* 1989; 24(June): 163-178.
4. Harris ED: Rheumatoid arthritis. *N Engl J Med* 1990; 322:1277-1289.
5. Marino C, McDonald E, Desai C, et al: Management of acute gout: Current role of colchicine and other tratment regimens. *Hosp Formul* 1990; 25:979-982.
6. Merry P, Winyard PG, Morris CJ, et al: Oxygen free radicals, inflammation, and synovitis: The current status. *Ann Rheum Dis* 1989; 48:864-870.
7. Wolfe CS, Hughes GRV: The optimum management of arthropathies. *Drugs* 1988; 36:370-381.

Chapter

17 신경근육의 면역질환과 염증질환의 치료에 사용되는 약물

Drugs used in treatment of neuromuscular Immune/Inflammatory

이번 장은 질환의 주된 호소(chief complaint)인 근육 약화와 이에 대한 원인으로 면역/염증 과정을 지닌 여러 가지 신경근육질환에 대해 토의한다.

중증근무력증(MYASTHENIA GRAVIS)

중증근무력증은 골격근의 약화와 뚜렷한 피로를 특징으로 하는 신경근육 질환이다. 이 질환은 악화와 부분적인 경감이 빈번히 일어난다. 그러나 2년 이상의 지속적인 경감은 드물다. 중증근무력증은 유전적 그리고 환경적인 요인들의 상호작용에 의하여 신경근 접합부에서 니코티닌2 아세틸콜린 수용체(nicotinic2 acetylcholine receptor)에 대한 후천적 자가면역으로 나타난다. 항체들은 수용체의 퇴화를 증가시킴으로써 시냅스 후 연접막에 있는 이용 가능한 수용체의 수를 줄인다. 그러므로 더욱 급격한 수용체 전환이 이루어진다. 건강한 사람에 있어 아세틸콜린 수용체는 대개 대략 일주일 정도 유지한다. 중증근무력증에서는 수용체는 오직 하루 정도밖에 존재하지 않는다. 눈 바깥(extra ocular) 근육과 얼굴과 목을 지배하는 근육들이 가장 흔하게 영향을 받는데, 영향 받는 근육의 빈도순서는 얼굴근육, 목, 어깨와 엉덩근육, 팔다리의 원위부, 그리고 마지막으로 몸통근육이다. 이 질병은 선택적으로 눈 바깥 근육만 침해할 수도 있다. 전기자극에 대한 골격근의 초기반응은 정상일지 모르나 반응은 급격하게 감소한다. 환자는 짧은 기간이 지나면 수의적인 근육활동을 유지하기 어렵다. 근력은 활동하면 약해지고 쉬면 근력이 증가한다.

약물치료(Pharmacologic treatment)

중증근무력증의 약물치료에는 두 가지 방안이 있다. 첫째는 아세틸콜린의 분해를 억제하는 항콜린에스테리아제(anticholinesterase)를 사용하여 신경전달물질이 운동 종판에 오랫동안 남아있게 하는 것이다. 이런 종류의 약물은 이 병에 대한 근원적인 치료 효과는 없다. 중증근무력증 치료의 두 번째 접근은 이 질환의 면역학적 측면이다. 이 방법에는 글루코코티코이드(glucocorticoids)와 면역억제제(immunosuppressives) 사용, 그리고 가슴샘절제(thymectomy)와 혈장교환법(plasmapheresis)과 같은 다른 치료를 포함한다.

콜리네스테리아제 억제제(*Cholinesterase inhibitor*)

항콜린에스테리아제 약물은 운동 종판에서 아세틸콜린에스터라제(acetylcholinesterase)를 억제하여 아세틸콜린의 저하를 막는다. 이는 신경근접합부에서 아세틸콜린이 더 오랜 시간 남아있게 하고 아세틸콜린과 니코틴2 수용체간의 상호작용을 증대시킨다. 치료의 목표는 최소한의 부작용으로 최대한의 치료효과를 이루어내는 것이다. 아세틸콜린에스터라아제의 억제로 인한 부작용은 다른 콜린성(cholinergic) 부위, 특히 무스카리닉(muscarinic)에 이용 가능한 아세틸콜린의 농도가 증가하는 것이다.

가장 흔하게 사용되는 약물은 피리도스티그민 브롬화물(Mestinon)과

네오스티그민(Prostigmin)이다. 피리도스티그민은 작은 무스카리닉 부작용과 더 지속적인 효능 기간 때문에 자주 사용된다. 그러나 경구투여 이후 장관계에서 흡수가 잘 안 되어서 생물학적 이용가능성이 다양하다. 메칠셀룰로오스(Methycellulose)와 같은 부피가 큰 완화제와 같이 복용 할 경우 완전한 흡수를 억제시킨다. 프리도스티그민은 3시간에서 6시간의 효능을 가지지만 취침 중에도 효과를 볼 수 있도록 천천히 분해되는 정제형태도 이용 가능하다.

콜린성 위기는 과도한 항콜린에스테라아제 물질에 의해 비롯된다. 이는 운동 종판의 일반적인 탈분극으로부터 비롯된 약화와 무스카리닉 수용체(부교감신경 후신경절)의 과도한 자극을 특징으로 한다. 징후와 증상으로는 복부경련, 구토, 설사, 동공축소, 샘 분비의 증가, 그리고 서맥이다.

반면, 근무력증 위기는 약물에 대한 무반응에 의해 비롯된다. 이것은 점진적인 약화가 있지만 무스카리닉 효과는 없는 것이 특징이다. 따라서 이 상태에서는 다른 치료방법들이 시도되는데, 치료방법으로는 기관계의 단순한 보완(특히 호흡계), 또는 콜티코스테로이드제(corticosteroids)를 이용한 격일치료, 가슴샘절제술, 면역 억제제, 혈장교환법과 같은 더욱 과감한 조치들을 포함한다. 근무력증 위기는 일시적이고 얼마 정도 후에 항콜린에스테라아제가 다시 효과적일 수도 있다. 무반응은 이 질병이 악화된 상태이며 원인 불명이다.

글루코코티코이드제*(Glucocorticoids)*

글루코코티코이드제는 항콜린에스테라아제 약물에 잘 반응하지 않는 환자들의 치료를 위해 사용된다. 눈 근육의 중증근무력증은 항콜린에스테라아제 약물이나 가슴샘절제술이 잘 반응하지 않는다. 장애를 줄이기 위한 글루코코티코이드제의 만성적인 사용은 그것에 수반되는 부작용에도 불구하고 많이 사용된다. 만성적인 글루코코티코이드 사용의 독성을 줄이기 위해 가능한 최소의 용량이 사용된다. 유익한 효과가 보여지기까지 대개 2주에서 3주의 치료가 필요하며, 격일 치료가 효과적일 수도 있으므로 시도 해봐야 한다. 글루코코티코이드와 항콜린에스테라아제의 병합치료은 각각 낮은 복용량이 가능하고 부작용을 낮춘다.

아자티오프린(*Azathioprine*)

면역억제 약물인 아자티오프린(Imuran)이 중증근무력증 치료에 효과적일 수도 있다. 이 약물은 아테틸콜린 수용체에 대한 항체의 농도를 줄이고 임상적인 상태를 호전시킨다. 임상적 효과는 6주에서 12주이나, 이 약물은 골수의 억제를 일으켜서 혈액 세포의 감시를 필요로 한다.

다른 치료들(*Other treatments*)

혈장교환법(plasmapheresis)은 극적이나 짧은 임상상태의 향상을 제공한다. 가슴샘절제술은 완전한 경감을 주기도 하나 임상적인 효과가 명백해지기 직전까지 여러 해가 지나야 한다.

특발성 염증 근육병(IDIOPATHIC INFLAMMATORY MYOPATHIE)

피부근염(dermatomyositis)과 다발성 근염(polymyositis)은 근육 안에서 염증성 침투와 관련된 근육의 약화를 특징으로 한다. 피부근염은 또한 얼굴에서 암색의 발진(dark-colored rash), 코와 볼 가장자리 부근과 눈꺼풀, 몸통 그리고 다른 부위에 나비모양의 패턴(butterfly pattern)을 수반한다. 특징적이 피부발진과 관련된 근위부 근육약화로 피부 근염은 꽤 쉽게 진단된다. 다발성 근염은 피부에 수반되는 증상이 없어 진단하기가 더욱 어렵다. 이런 근육 질병들은 자주 자가면역질환을 암시하는 전신성 홍반 루프스(systemin lupus erythematosus)이나 류마토이드 관절염(RA) 같은 연부조직의 질병들과 관련이 있다. 주된 특징은 사지대(limb girdle)와 근위부 근육들의 약화이다. 질병을 앓고 있는 환자는 의자에서 벗어나기 힘들다. 안구근육과 같은 원위부 근육들은 일반적으로 보존되고 근육의 위축은 드물다. 건반사(tendon reflexes)는 정상이거나 증가될 수 도 있다.

약물치료(Pharmacologic theatment)

프레드니손(prednisone)과 같은 글루코코티코이드(glucocorticoid)가 허용된 치료이다. 그러나 이것을 증명할 비교분석한 연구는 없다. 처음에는 의미 있는 호전이 보일 때까지 성인의 경우 하루에 60에서 100mg를 투여하고 이 과정은 3개월 정도를 요구한다. 그 후에 약물 투여량을 줄이거나 격일 치료를 시도한다. 만약 글루코코티코이드가 만족할만한 호전을 제공하지 않으면 애저사이어프린(azathioprine) 또는 메토트렉세이트(methotrexate) 같은 세포독성 약물을 사용해야 할지도 모른다.

장시간의 글루코코티코이드 사용의 부작용은 근육병증이다. 염증성 근육병증이 안정화된 후에 근육약화의 진행은 아마도 스테로이드성 근육병증이나 질환의 재발에서 기인한다. 이것을 치료하기 위해 글루코코티코이드 투여량을 줄인다. 만약 근육의 약화가 글루코코티코이드의 독성 때문이라면, 임상적 상태는 호전될 것이나, 만약 근육의 약화가 질병의 악화 때문이라면 임상적인 상태는 더 악화될 것이고 다른 치료방법이 필요하다.

전신성 홍반 루프스(SYSTEMIC LUPUS ERYTHEMATOSYS)

전신성 홍반 루프스는 여러 기관계에 염증성 병변을 동반하는 면역계 질환이다. 특징적으로 얼굴에 나비모양의 발진, 열, 다발성 관절병증

(polyarthropathy), 그리고 다발성 관절통(polyarthralgin)이 있다. 호흡계, 신장계 그리고 심혈관계 역시 침범하게된다. 질병의 경감과 악화가 빈번하고 잘 알려진 치료법은 없다. 염증반응의 억제를 위해 가장 안전한 약물들을 사용하면 장애를 예방하는 것을 가능하게 한다. 더욱 심각한 신장염이나 심장근육병증을 위해 글루코코티코이드는 예비해 놓고 비스테로이드성 항염증제제와 항말라리아제(antimalarials)를 사용한다.

피부경화증(SCLERODERMA)

피부경화증은 피부의 경화와 손에 널리퍼진 부종을 특징으로 한다. 또한 근육의 약화, 체중감소, 쉽게 피로함, 근골격계 통증 그리고 관절의 강직의 특징이 있다. 혈관의 불안정, 레이노이드병은 80%의 환자에서 존재한다. 구축은 피부의 경화로 인해 발달된다.

이 병의 진행을 효과적으로 막을 수 있는 치료는 없다. 관절에 나타나는 증상들을 줄이기 위해서, 혈관의 불안정성을 보호하기 위해서 그리고 추운 환경을 피하는 것을 위해 진통제와 보완적인 조치들이 사용된다.

말이집 탈락병(DEMYELINATING DISEASE)

일반적으로 축삭은 온전하면서 수초에 나타나는 탈수초 병변들은 중추 또는 말초신경계에서 일어날 수 있다.

다발성 경화증(Multiple sclerosis)

다발성 경화증은 중추신경계에서 수초의 파괴를 수반하는 질병이다. 이것은 염증반응과 관련이 있고 유전적 민감성이 연루 되어진 자가면역 또는 지연성 바이러스(slow-viral)가 원인이라고 생각되어진다. 이 질병은 여성에서 더욱 빈번하고 질병의 시작은 일반적으로 20세와 40세 사이이다. 중추신경계의 연관된 부위에 따라 감각과 운동 장애가 분명하게 나타난다. 이 질병의 고전적인 특징으로는 시력의 손상, 진동과 고유감각자극에 대한 저하된 인식, 운동실조와 활동떨림(intention tremor), 한 개 또는 그 이상의 사지의 약화나 마비, 경직과 굽힘근의 경련이다. 임상적 경과는 예측을 할 수 없다. 질병의 경과는 악화와 경감을 반복하거나 진행적일 수 있다. 질병 과정의 악화와는 상관없는 일시적인 증상이 감염과 힘든 운동과 관련되어 고열로 일어날 수 있다.

완치는 없으며 또한 질병의 악화와 재발의 혹독함을 줄이거나 또는 질병의 진행을 느리게 하는 검증된 치료도 없다. 증상에 관한 치료는 급성 과정을 개선하는데 대한 시도로 이루어진다. 소뇌성 진전(cerebelar tremor)을 줄이기 위해 벤조다이아제핀(benzodiazepine)의 하나인 클로나제팸(Klonopin)이 사용 될 수 있다. 경직이나 굴곡근 경련은 단트롤렌(Dantrium) 이나 바클로펜(Lioresal)으로 치료될 수 있다. 그러나 비경련성 근육들에 있어 일반적인 근육의 약화는 보행이 가능한 환자에게 있어 이런 약물을 사용하는데 방해가 될 수 있다. 글루코코티코이드는 급성 재발의 기간을 줄이는 시도로 사용 되어 왔다. 그러나 이 약제의 만성적 치료가 질병의 과정에 어떤 유익한 효과를 지니는지에 대한 증거는 없다. 면역억제제의 사용은 임상연구가 진행 중에 있다.

길리안 바레 신드롬(Guillain – Barre' syndrome)

길리안 바레 신드롬은 말초신경계에 작용하는 급성 염증성 신경병증이다. 다시 말해, 축삭은 남아있고 수초만 파괴되는 것이 일반적인 과정이다. 호흡근을 포함한 골격근의 약화가 빠르게 진행될 수 있어서 이 질병은 응급상태로 간주되어야 한다. 호흡상태는 면밀히 체크되어야 한다. 근육의 약화는 양측이 균등하고 근위부와 원위부 근육 모두를 수반한다. 반사작용은 억제되거나 없어지고 안면홍조(flushing), 기립성 저혈압, 그리고 심장 부정맥과 같은 자율신경계에 영향을 주기도 한다. 증상은 일반적으로 질병의 시작 후 2주에서 4주 기간에 최고조에 다다른 후 서서히 회복이 뒤 따른다. 예후는 좋아서 85%정도의 환자가 거의 완전한 회복을 보인다.

길리안 바레 신드롬의 원인요소는 아직 불분명하다. 빈번히 바이러스 감염이 증상의 출현이전에 선행된다. 자가면역에 의한 중재는 의심은 되지만 이것 역시 불분명하다. 치료는 보완적 방법으로 혈장교환법이 최고의 임상적 효과를 보여 주고 있다. 그러나 글루코코티코이드는 효과적이지 않다.

물리치료 시 약물 정보(PHYSICAL THERAPY NOTES)

근 질환의 전반적인 임상적 관리에 있어 물리치료는 매우 중요하다. 염증성 근질환, 피부 근염, 그리고 다발성 근염의 활성기 동안에는 관절 구축을 예방하기 위한 관절 범위의 유지가 중요하다. 급성기때는 침상 안정이 필요하나 완전한 침상안정은 장기적으로 볼 때는 부정적이다. 질병 과정에서 약물 조절과 함께 물리치료의 중점 목표는 근력을 증가시키는 것이다. 도수근력측정을 이용한 지속적인 근력 평가는 진전적인 또는 단편적인 변화를 알리는 질병의 경과와 약물치료의 반응을 기록하는 중요한 측면이다.

중증근무력증에서 근육의 약화는 급성기 운동으로 증가 될 수 있고, 심부건반사는 비록 약한 근육일지라도 정상이다.

신경근육전달을 방해할 수 있는 약물들은 몇몇의 부정맥 억제제와 베타차단제(beta blocker)들이다. 부정맥 억제제 퀴니딘(quinidine)과 프로카인아미드(procainamide)는 근막의 흥분성을 줄이고 신경근육 전달을 억제할 것이다. 베타차단제는 신경근육전달을 방해할 수도 있고, 페니실라민(Penicillamine)은 염증성 근 질환과 비슷한 임상적 형태를 만들 수 있다. 약물로 인한 근 질환은 일반적으로 문제가 되는 약물을 복용하지 않으므로 회복할 수 있다.

학습 목표(LEARNING OBJECTIVES)

1. 중증근무력증에서의 제안된 비정상과 어떻게 이것이 정상적인 근육기능을 방해하는 지 설명한다.
2. 중증근무력증의 여러가지 약물치료에 대한 근거를 설명한다. (콜린에스테라아제 억제제, 글루코코티코이드, 면역억제제)
3. 염증성 근 질환에서 글루코코티코이드치료에 대한 근거를 설명한다.
4. 염증성 근 질환의 물리치료 개입에 있어 급성기, 활동기 그리고 장기간의 치료를 서술한다.

참고문헌(ADDITIONAL READINGS)

1. Argov Z, Mastaglia FL: Disorders of neu개muscular transmission caused by drugs. *N Engl J Med* 1979; 301:409-413.
2. Harvard CWH, Fonseca V: New treatment approaches to myasthenia gravis. *Drugs* 1990; 39:66-73.
3. Kantor FS: Autoimmunities: Diseases of 'dysregulation.' *Hosp Pract* 1988; 23(July): 75-84.
4. Plotz PH, moderator: Current concepts in the idiopathic inflammatory myopathies: Polymyositis, dermatomyositis, and related disorders. *Ann Intern Med* 1989; 111:143-157.

5. Steinman L, Mantegazza R: Prospects for specific immunotherary in myasthenia gravis. *FASEB J* 1990; 4: 2726-2731.

Chapter

18 호흡기 약리학

Respiratory Pharmacology

기도폐색질환(OBSTRUCTIVE AIRWAY DISEASES)

기도폐색질환은 만성폐쇄폐질환(COPD)과 천식(asthma)을 포함한다. 만성폐쇄폐질환은 폐기종과 만성기관지염으로 나뉜다. 비록 이러한 질환들이 병리학적인 차이가 있기는 하지만 치료의 주요 목표는 기도를 확보하는 것과 더 많은 호기류를 받아들이는 것이다. 몇 몇 비슷한 약들이 이러한 질환의 치료에 사용된다.

폐기종(Emphysemon)

폐기종은 폐포벽의 파괴와 폐의 탄력지지조직의 손실에 의해 나타낸다. 폐포벽의 손실은 폐포 용적은 변화가 없으면서 모세혈관과 폐포의 가스교환이 가능한 표면이 감소하는 것이다. 폐의 탄력조직은 특히 호기 시에 비연골성 세기관지의 개방이 유지되도록 돕는다. 이러한 지지조직의 손실과 함께, 호기 동안 세기관지가 붕괴하는 압력은 그 안의 압력보다 더 크다. 그러므로 호기 동안 호기류의 저항이 증가한다. 비록 폐기종이

비가역적이기는 하지만 .만약 이미 알려진 손상을 피한다면, 증상의 진행을 늦출 수 있다. 특히, 병의 초기 단계에서 흡연을 중단하는 것은 병의 진행을 막는 데 효과적일 수 있다. 가능하면 환경적/직업적 자극들에 노출되는 것을 피해야 한다. 하지만 때때로 직업이나 장소가 바뀔 수도 있기 때문에 지키기 쉽지 않다. 폐질환의 방지는 호흡기 감염의 치료와 계절성 독감백신(seasonal flu vaccines)과 함께 권장된다.

만성기관지염(Chronic bronchitis)

만성기관지염이란 2년 연속으로 1년에 3달 동안 기관지염이 지속되고, 젖은(분비물이 있는) 기침이 있을 때를 말한다. 기관지벽의 결합조직은 두꺼워 지고, 염증성 세포에 의해 침범된다. 그렇게 되면 점액샘의 분비물이 증가하고 점액마개(mucous plug)에 의해 기류가 폐쇄되며 기도의 말초통로에는 붕괴가 발생한다. 큰 기도 안에 점액을 생산하는 선(샘)의 증식과 비대가 있어서, 큰 기도 안에 점액을 생산하는 선 부위는 작은 기도처럼 보인다. 작은 기도 안에서는 부종, 섬유종, 평활근의 증가 그리고 점액마개의 손상과 함께 염증성 세포의 증가가 있다.

만성기관지염과 폐기종은 동시에 존재할 수 있다. 만일 폐기종이 더 심한 경우와 호흡곤란과 과호흡은 혈액가스의 최소한의 장애와 소량의 가래생성과 함께 나타나는 것이 특징이다. 만약 만성기관지염이 더 심한 경우라면, 환자는 다량의 가래생성과 함께 저산소증(hypoxic), 청색증(cyanotic) 그리고 적혈구증가증(polycythemic)이 나타난다.

만성폐쇄폐질환(COPD)에는 유전적이고 환경적인 요인이 포함된 가족적 감수성(family susceptibility)이 있다. 흡연은 폐기종과 만성기관지염의 주요인이다. 다른 발생요인으로는 대기오염물질(특히 오존), 그리고 미립자(particulate)가 있다.

기관지 천식(Bronchial asthma)

기관지 천식은 다양한 자극에 따른 호흡수(respiratory tree)의 반응성 증가와 함께, 수축하는 기도의 민감성에 의해 특성화된다. 기도에서의 염증반응은 과민성과 기관지연축이 부분적 원인이 된다. 평활근의 수축, 기관지벽의 부종 그리고 부피가 큰 분비물의 존재는 기도의 저항을 증가시킨다. 천식발작(asthma attack)은 호기호흡곤란의 발작(paroxysms)과 천명(쌕쌕거림; wheezing), 폐의 과도한 팽창 그리고 기침에 의해 나타난다. 그리고 발작의 지속시간은 매우 다양해서, 몇 분에서 한 시간까지 지속된다. 발작사이에 증상이 없는 시기도 있고 폐기능이 거의 정상일 때도 있다. 천식지속상태의 발작이 며칠에서 몇 주간 계속될 때 심각한 폐쇄가 있다. 이는 응급치료가 필요하고 더 적극적인 치료가 요구된다.

과민증(hypersensitivity)은 음식방부제로 사용되는 아황산염(sultites) 같은 화학물질과 아스피린(aspirin), 프로프라놀롤(Inderal)과 같은 약에 대해 비알레르기성 반응이 있을 수 있다. 대기오염물질, 직업적/환경적인 먼지, 운동, 체온감소 그리고 감정은 천식발작을 유발할 수 있는 자극이다. 이 질환을 환자 등 이중 몇 몇은 호염기구와 비만세포를 활성화할 수 있는 알레르기성 체질(면역글로불린E－매개체(IgE－mediated))을 가지고 있다. 알레르기성과 비알레르기성 범주 사이를 구분하는 것은 명확하지는 않다.

국소작용 화학물(locally acting chemicals)인 오타코이드(autocoids)는 기도폐쇄와 관련이 깊다. 히스타민은 알레르기 항원을 자극하는 호염기구(basophils)와 조직비만세포(tissue mast cells)로부터 방출된다. 또한 비특이성 자극에 대한 염증반응의 매개체 역할을 한다. 히스타민은 그 방출원인과 관련 없이, 조직부종과 세기관지 평활근 수축에 따른 모세혈관의 투과성 증가와 함께 세동맥 평활근의 팽창을 일으킨다. 히스타민은 또한 위산분비를 증가시킨다. 히스타민에 대한 다른 반응들은 두 개의 다른 히스타민 수용기를 통해 조정(중재)된다. H_2 수용기가 위산분비에 대한 책임이 있는 반면, H_1 수용기는 기관지 평활근과 모세혈관의 내피세포에 관여한다. H_2 수용기와 상호작용하는 약은 19장에 논의되어 있다.

천식은 단지 히스타민만으로 인한 것은 아니다. 이는 H_1 수용기를 차단하는 약에 의해 입증되는데, 그 약은 항히스타민제라고 할 수 있으며, 기관지 울혈과 협착을 경감시키는 효과는 없다. 천식과 관련된 다른 오우토코이드는 류코트리엔(leukotrienes)(LTB_4, LTC_4, LTD_4 그리고 LTE_4)이 있다. 류코트리엔은 아라키돈산(arachidonic acid) 대사의 리폭시게나아제(lipoxygenase) 경로의 생산물(트롬보세인; thromboxane)이고, 아라키돈산 대사의 사이클로옥시게나아제(cyclooxygenase) 경로의 생산물(브래디키딘; bradykinin)이며, 혈소판을 활성화시키는 요인이다. 염증반응에서 이러한 물질들과 다른 물질들의 성질과 관련성은 아직 연구 중이다. 더 많은 특수성과 더 적은 부작용을 가진 새로운 생산물은 현재 개발 중이고 임상실험이 진행 중이다.

천식은 주로 아동과 청소년들에게서 발생한다. 병의 자연적인 과정이 명확히 입증된 것은 아니지만 대부분의 사람들은 나이가 들수록 그 빈도나 심각성이 감소한다.

기도폐색질환 치료에 사용되는 약물

(DRUGS USED IN TREATMENT OF OBSTRUCTIVE AIRWAY DISEASES)

기도 용적(airway capacitance)은 (1) 도관벽을 구성하는 평활근의 이완, (2) 염증성 파괴의 억제와 호흡점막의 종창, (3) 도관 속 공간에 방해가 되는 점막분비물을 제거하는 몇 가지 방법을 통해 개선될 수 있다. 폐기종과 만성기관지염에서 기관지확장제는 유일하게 효과가 있는 약이다. 염증요소가 있는 천식에서는 부가적인 항염증제를 필요로 한다. 점액의 용해를 위해 사용되는 점액용해제(mucolytics)의 효과는 명확히 기록되어 있지 않다. 인체의 수분공급 유지는 매우 중요하고 그것을 목적으로 한다.

기관지확장제(Bronchodilator)

베타 아드레날린성 촉진제(Beta adrenergic agonists)

베타(Beta)-2 아드레날린성 수용기의 자극은 기관지 평활근을 이완시킨다. 또한 이러한 작용은 점액섬모의 이동을 촉진하고 비만세포로부터의 오우토코이드 방출을 감소시킨다. 베타-2 수용기를 통해 중재(매개)된 이러한 이차적인 작용은 잘 알려지지 않았다. 베타 아드레날린성 촉진제는 천식의 급성악화에 대한 치료와 운동으로 유발된 기관지수축을 치료하는데 사용된다. 또한 폐기종과 만성기관지염의 가역적인 기관지연축을 경감시키는 데에도 사용된다. 베타 아드레날린성 촉진제는 글루코코르티코이드와 테오필린(theophylline)을 조합하여 사용될 수 있다. 에피네프린(epinephrine)과 이소프로테레놀(isoproterenol)과 같은 비특이성 베타 아드레날린성 촉진제는 심장에 자극을 줄 수 있다. 그러나 더 특정한 베타-2 아드레날린성 촉진제의 증가는 심장자극을 일반적으로 최소화시킨다. 베타-2 아드레날린성 촉진제는 모두가 특정한 것은 아니고, 특히 용량이 더 많아지면 심장자극이 나타날 수도 있다. 그러므로 이러한 약들은 고혈압이나 허혈심장병이 있는 환자들에게 주의해서 사용해야 한다. 이소프로테레놀은 베타-1과 베타-2 수용기를 자극하지만, 에피네프린은 베타-1과 베타-2 뿐만 아니라 알파수용기도 자극한다. 선택성이 높은 베타-2 아드레날린성 촉진제인 알부테롤(Proventil), 벤톨린(Ventolin), 터부탈린(Brethaire), 그리고 비톨테롤(Tornalate)은 가장 특수한 베타-2 라고 할 수 있다. 베타 아드레날린성 촉진제는 경구투약할 수 있고, 경구흡입에 의해서도 가능하며 피하로도 투약할 수 있다.

표 18-1

약물	흡입수	흡입 시간
혼합된 베타 교감신경 항진제		
(Mixed Beta Adrenergic Agonists)		
에피네프린(Bronkaid Mist)	1~2	3시간 간격
이소프로테레놀(Medihaler-iso)	1~2	3시간 간격
베타-2 교감신경 항진제		
메타프로테레놀(Alupent, Metaprel)	2~3	3~4시간 간격
알부테롤(Proventil, Ventolin)	1~2	4~6시간 간격
터부탈린(Brethaire)	2	4~6시간 간격
비톨테롤(Tornalate)	2~3	8시간 간격
아이소에타린(Bronkosol)	1~2	4시간 간격

표 18-1은 경구흡입으로 투약하는 베타-2 아드레날린성 촉진제의 목록이다. 경구흡입 후 기관지수축의 경감 시작시간은 빠르고, 몇 분이 걸리는 지에 대한 문제이며, 그 효과는 몇 시간 동안 지속된다. 경구흡입은 올바르게 투약했다면 일반적으로 더 적은 부작용이 나타난다. 환자교육과 훈련은 분무제(에어로졸)의 올바른 사용을 위해 매우 중요하다. 왜냐하면 그것들은 골격근의 베타-2 아드레날린성 수용기를 자극하여 진전(tremor)을 일으킬 수도 있기 때문이다. 내성(tolerance)은 이러한 부작용을 더 발생시키고, 적은 용량으로 치료를 시작해서 진행에 따라 약의 용량이 증가하는 것을 최소화 할 수 있다.

메칠산틴(*Methylxanthines*)

테오필린(theophylline)과 같은 메칠산틴은 활동기전이 잘 알려지지 않은 기관지확장제로 직접 작용한다. 이는 폐쇄성호흡질환의 가역적인 기관지 연축을 나타내는 것이다. 이러한 경우의 약은 호흡곤란의 경감을 도울 수 있고, 횡격막의 피로를 줄이는 작용도 한다. 테오필린(Elixophylline,

표 18-2 메칠산틴(Methylxanthines)

약물	하루 총용량	횟수(하루)
테오필린(Elixophyllin)	13mg/kg	3
아미노필린(Mudrane)	600 ~ 1,600mg	3 ~ 4
옥스크리필린(Choledyl)	20mg/kg	3 ~ 4
디필린(Dilor, Lufyllin)	60mg/kg	4

Slo-Phyllin)은 모화합물(parent compound)이고, 다른 것들은 이것의 유도체이다. 일반적으로 이러한 종류의 약은 베타-2 아드레날린성 촉진제보다 덜 효과적이고, 낮은 치료지수를 가진다. 메칠산틴은 서방형제제(sustained release preparation)를 경구투약하고, 간에 의해 대사작용을 하게 된다. 표 18-2는 경구투약이 가능한 메칠산틴과 일반적인 치료 용량을 정리해 놓은 것이다. 그러나 혈청농도는 안전에 대한 경계가 낮기 때문에 계속 관찰되어야 한다. 메칠산틴의 혈장농도는 흡연과 H_2-수용기차단제인 시메티딘(Tagamet)의 결합이나 경구피임제의 복용으로 인해 증가될 수 있다. 하지만 또 다른 H_2-수용기차단제인 라니티딘(Zantac)의 용량은 메칠산틴의 혈장농도에 영향을 주지 않는다. 또 다른 메칠산틴인 카페인(caffeine)은 식사에서 사용하지 말아야 한다. 왜냐하면 특히 중추신경계, 위장(관)계, 그리고 심혈관계에서 치료적 메칠산틴의 부가적인 효과가 있기 때문이다. 역효과로는 신경과민, 두통, 구역, 구토, 그리고 식욕부진이 있다. 메칠산틴은 아동에게 있어, 행동변화를 유발할 수도 있다.

항콜린제(*Antichdinergics*)

부교감신경계 자극과 아세틸콜린은 평활근의 무스카린성 수용기(muscarinic receptrs) 자극을 통해 세기관지 평활근의 수축을 일으킨다. 항콜린제는 이를 막는 데 사용된다. 그러나 부작용에 의한 제한이 있다. 비흡수성 항콜린제는 항무스카린성 작용을 통해 직접적인 기관지확장이 허용된 경구흡입에 의해 투약된다. 새로운 약인 이프라트로피움 브로마이드(Atrovent)는 흡입에어로졸로 사용되는 비흡수성 항콜린제이다. 이 약은 만성폐쇄폐질환(COPD)인 만성기관지염과 폐기종의 치료에 쓰이도록 허가되었다. 이프라트로피움은 천식 치료에서 베타-2 아드레날린성 촉진제보다 효과가 적다. 하지만 폐기종과 만성기관지염의 치료에서는 동등한 효과가 있다. 그것은 혈액뇌장벽(BBB)을 지나가지 못하므로, 다른 항콜린제에서 볼 수 있는 보통의 중추신경계 부작용이발생하지 않는다.

항알레르기제/항염증제(Antiallergic/anti-inflammatory agents)

크로몬(*Chromones*)

크로몰린 소듐(Intal)은 기관지확장제는 아니다. 면역글로불린E-매개 알레르기 반응(IgE-mediated allergic response)동안, 비만세포로부터 히스타민과 다른 오우토코이드의 알레르기항원 유도분비물을 억제한다. 이 약물은 천식의 예방치료에 사용되며, 급성천식발작의 치료에는 부적절하다. 일반적으로 흡입된 스테로이드만큼 효과적이지 않고 모든 환자들에게 효과가 있는 것도 아니다. 그러나 운동 유발성 천식에는 효과가 있다. 이 약은 운동 1~15분 전에 투약해야 약효과를 볼 수 있다. 약은 분말가루로 인한 자극효과를 제외하고 일반적으로 상당한 내성이 있다. 크로몰린 소듐(intal)은 분말과 액상 에어로졸 모두에서 사용가능하다. 권장량은 하루 4번, 2~3회 뿌리는 것이다. 치료적 효과는 일주일 정도 걸릴 수 있다. 크로몰린에 대한 내성은 발생하지 않는다. 아동에게 이 약을 사용하는 것은 특별한 문제가 없다. 그래서 젊은 환자들이 선택하는 약이다.

글루코코티코이드(*Glucocorticoids*)

글루코코티코이드는 다른 약들로 조절되지 않는 급성 또는 만성 천식의 치료를 위한 항염제이다. 이 약은 기관지확장제가 아니다. 글루코코르티코이드는 일반적으로 천식 치료에 있어 단독으로 사용하지 않고, 기관지확장제와 병행하여 사용한다. 글루코코르티코이드의 만성적인 사용 시 수반되는 부작용 때문에 투약은 중증 천식의 사용을 위해 남겨둔 방법이다. 전신 글루코코르티코이드의 만성적인 사용은 성장을 제한하기 때문에 아동에게서 특수한 문제들이 발생하게 된다. 전신 글루코코르티코이드의 만성적인 사용에 대한 더 자세한 논의는 15장에 나와 있다. 경구흡입이나 격일치료는 만성적인 글루코코르티코이드의 치료로 알려진 부작용의 위험을 줄일 수 있다. 경구흡입은 최소화된 전신작용으로 효과적인 국소적 스테로이드 작용을 한다. 경구흡입 치료에 이용 가능한 글루코코르티코이드는 표 18－3에 나와 있다.

표 18－3 글루코코르티코이드의 경구 흡입

약물	흡입수	횟수(하루)
베클로메타손(Vanceril, Beclovent)	2	3 ~ 4
트리암시놀론(Azmacort)	2	3 ~ 4
플루니솔라이드(Aerobid)	2	2

알레르기 비염(ALLERGIC RHINITIS)

알레르기 비염 또는 건초열(hayfever)의 특징은 재채기, 콧물, 코 점막의 종창, 눈 가려움, 눈물흘림이다. 원인이 되는 알레르기 항원은 일반적으로 식물의 꽃가루이다. 항히스타민제(antihistamines)(H1 차단제)가 대체로 효과적이다.

디펜하이드라민(Benadryl)은 다양한 항원에 의해 악화된 계절성 건초열의 치료에 있어, 수년 동안 성공적으로 사용되어 왔다. 또한 현저한 진정작용과 항콜린성 작용도 한다. 디펜하이드라민의 적응증은 알레르기성 비염과 가벼운 두드러기이다. 과도하게 사용했을 시 부작용은 진정과 기면(졸음)이 있어, 주간의 사용에 제한이 있을 수 있다.

최근의 새로운 약은 H_1차단제의 효과뿐만이 아니라 더 전통적인 항히스타민제의 중추신경계 부작용을 줄이는 것까지 발전시켰다. 이러한 특수한 부위의 작용은 혈관뇌장벽을 지나가지 못하기 때문에 발생할 수 있다. 테르페나딘(Seldone)은 졸음과 같이 중추신경계에 미치는 영향이 없는 H_1차단제이다. 혈장단계의 정점은 경구투약 후 약 2시간이 지났을 때이고, 약 20시간의 반감기를 가진다. 이것은 혈장단백질의 광범위한 결합이다. 주로 나타나는 부작용은 위장과 관련되며, 오심, 구토, 그리고 가장 많이 보고된 부작용으로는 위장의 통증이다. 식욕에는 영향을 미치지 않는다. 테르페나딘은 재채기, 콧물, 가려움, 그리고 눈물흘림과 같은 계절성 알레르기 비염과 관련된 증상들을 경감시키기 위해 사용된다. 입 마름과 같은 항콜린성 말초효과는 다른 H_1차단제와 비슷하다.

아스테미졸(Hismanal)은 선택적인 말초 H_1차단제이다. 이 약의 흡수는 식사와 함께 복용하면 효과가 감소하게 되므로, 적어도 식사 1시간 전이나, 2시간 후에 공복상태에서 복용해야 한다. 이 약은 간에서 작용하고 식욕증가와 체중증가는 가장 빈번하게 보고된 부작용이다.

물리치료 시 약물 정보(PHYSICAL THERAPY NOTES)

흡입제는 약의 전달을 향상시키는 계량흡입기(MDI)나 분무기(nebulizer)로 투약한다. 효과적인 투여량의 조절은 사람의 도수호흡(hand-breathing) 협응에 의존하여 하기도(lower respiratory tract)에 전달된다. 아동과 노인은 흡입기 사용에 더 어려움이 있을 수 있다. 약전달(drug-delivery) 체계에 대한 적절한 지시와 훈련은 대부분의 사람들에게 도움이 될 것이다.

호흡기질환의 약리학적 치료는 고치는 것이 아니다. 폐기종과 만성

기관지염은 적절한 치료를 해도 매우 진행적이다. 운동프로그램은 만성폐쇄폐질환(COPD)의 전체적인 치료에 있어 중요한 부분이다. 지구력 훈련(tolerance)은 유산소운동으로 향상된다. 보행프로그램은 효과적이며 적응도도 높을 것이다. 환자에게 적용시에 나이, 폐질환의 악화, 다른 근본적인 질병의 존재, 그리고 동기부여와 같은 제한이 있다면, 운동의 단계는 심혈관 건강을 향상시키기에 충분하지 못하다. 또한 운동으로 얻는 이점들은 운동을 중단하면 쉽게 잃을 수 있다. 입술을 오므린 호흡(pursed lips breathing) 운동을 통해 불안 때문에 오는 과호흡을 막을 수 있다. 폐쇄폐질환으로 인한 신체적 작업능력의 손실은 상태의 악화를 쉽게 야기하고 폐기능을 감소시킨다. 흉부타진(chest percusion), 체위 배담법(postural drainage) 그리고 기침을 포함하는 흉부 물리치료는 과다분비를 하는 환자들에게 적용한다.

건강한 사람의 안정시 호흡은 전체에너지의 단지 몇 %만을 사용한다. 운동과 병행하면, 호흡증가가 필요하며 그만큼 에너지도 많이 소비된다. 기류 증가의 폐쇄가 된다면 호기 시에 더 호흡을 하게 된다. 호흡곤란 또는 호흡과 관련되는 불편함이 있는 질환의 초기단계에서는 격렬한 운동 시에만 발생한다. 폐쇄적인 과정이 진행됨에 따라 호흡곤란은 점차 격한 운동 시에 더 빨리 발생하고, 휴식 시에도 일어난다. 폐쇄의 중증도(심각성)와 그로 인한 호흡곤란은 신체적 활동단계의 감소를 부분적으로 야기한다.

보완산소요법(supplemetal oxygen therapy)은 산소가 심각하게 낮은 부분적 압력(PO_2 〈 60 torr)을 가진 환자들과, 특히 우심부전(right-sided heart failure)의 신호가 있는 환자들에게서 나타난다. 지속적인 산소요법이나 야간의 투약, 이 두 요법이 흔히 사용된다. 산소요법은 운동의 지구력(tolerance)을 향상시킨다.

비록 운동이 모든 치료의 한 부분이긴 하나 운동에 의해 경미한 천식이 유발 될 수 있다. 찬공기는 천식을 일으키는 어떤 알레르기원보다 더 심한 원인이 되기도 한다. 운동 전에 크로몰린 소듐(Intal)과 같은 경구 흡입제를 투약하면 이러한 문제를 줄일 수 있다.

학습 목표(LEARNING OBJECTIVES)

1. 기관지염, 폐기종, 천식, 알레르기성 비염의 기초병태생리학을 이해하고, 이러한 질환 사이의 차이점과 유사점을 설명한다.
2. 천식에서 항알레르기제(크레몰린 소듐)와 항염증제의 사용과 다른 작용들을 설명한다.
3. 기관지확장제, 베타-2 아드레날린성 촉진제, 메칠산틴, 항콜린제, 그리고 항히스타민제의 약리학을 이해한다.

참고문헌(ADDITIONAL READINGS)

1. American Thoracic Society: Standards for the diagnosis and care of patients with chronic obstructive pulmonary disease (COPD) and asthma. *Ann Rev Respir Dis* 1987; 136:225-244.
2. Aubier A: Effect of theophyline on diaphragmatic muscle function. *Chest* 1987; 92:27S-31S.
3. Barnes PJ: Anew approach to the treatment of asthma. *N Engl J Med* 1989; 321:1517-1527.
4. Glynn-Bamhart A, Hill M, Szefler SJ: Sustained release theophylline preparations. *Drugs* 1988; 35:711-726.
5. Insel PA, Wasserman SI: Asthma: A disorser of adrenergic receptors? *FASEB J* 1990; 4:2732-2736.
6. Mahler DA: The role of theophylline in the treatment of dyspnea in COPD. *Chest* 1987; 92:2S-6S
7. McFadden ER: Corticosteroids and cromolyn sodium as modulators of airway

inflammation. *Chest* 1988; 94:181-184.

8. Morris HG: Mechanisms of action and therapeutic role of corticosteroids in asthma. *J Allergy Clin Immunol* 1985; 75:1-13.

9. Newhouse MT, Dolovich MB: Control of asthma by aerosols. *N Engl J Med* 1986; 315:870-874.

10. Petty TL, Rollins DR, Christopher K, et al: Cromolyn sodium is effective in adult chronic asthmatics *Am Rev Respir Dis* 1989; 139:694-701.

11. Reed CE: Basic mechanisms of asthma. *Chest* 1988; 94:175-177.

12. Wasserman SI: Platelet-activating factor as a bronchial asthma. *Hosp Pract* 1988; 23(Nov):49-58.

Part VI

소화 및 대사

Digestion and Metabolism

Chapter

19

위창자 약리학

Gastrointestinal Pharmacology

대부분의 사람들은 일생에 한번쯤은 위장장애로 괴로워해 본 경험이 있다. 위장시스템 조절은 자율신경계에 의해서와 중추신경계 및 위장 시스템 사이에 강력한 상호작용을 하도록 하는 뇌 호르몬에 의해 조절 된다. 이러한 상호작용 때문에 스트레스, 감정 등에 의해 비정상적인 위장 기능을 초래하게 된다. 장기적인 스트레스는 위장기능에 엄청난 영향를 가져올 수 있다.

노화는 대부분의 과정과 마찬가지로 서서히 위장기능에 경종을 울리게 된다. 노화에 의해 위와 장에서 활동하는 위산과 펩신(pepsin)의 분비는 감소하게 된다. 정상적인 노화 과정 중 주로 앉아있는 삶의 방식과 적은 섬유질 식사, 직장에서의 배설에 대한 인식 감소는 노인들에게 특히 변비와 같은 위장 장애를 더 쉽게 갖게 한다. 또한 위장시스템에 대한 약의 부작용은 정상적인 장 기능 장애의 원인이 된다.

노인환자 가운데 과잉투약은 위장질환의 평가와 치료를 복잡하게 한다. 변비도 노인 환자들에 일반적인 증상이다. 그 원인은 낮은 섬유질 식사, 앉아있는 생활 습관, 약물, 위장관의 신경 및 운동조절을 손상시키는 질환의 진행 등 복합적인 원인들이 있다.

소화 궤양(PEPTIC ULCER DISEASE)

소화성 궤양(peptic ulcer)은 점막(mucosal)의 방어능력이 손상되는 것과 더불어 산(acid)과 펩신(pepsin)의 작용이 나타나게 되는 흔한 상위 위장계의 궤양성 장애 중 하나이다. 궤양의 발생에는 산의 부식효과, 펩신의 단백질 가수 분해 효과, 점막의 방어능력의 감소 등이 관련된다. 산과 펩신의 분비물은 유전적 성향, 흡연, 스트레스에 의해서 증가된다. 궤양(ulcers)은 십이지장과 위에서 형성된다. 위궤양(gastric ulcer)은 일반적으로 점막저항의 손실 때문이다. 일반적으로 환자들은 정상이거나 적은 산 분비율을 보인다. 비(非) 스테로이드성 진통소염제(NSAID)에 의해 일어나는 위궤양이 종종 있다. 반면에 십이지장궤양(duodenal ulcer)은 산분비의 증가 및 위장반응의 증가와 관련되어 있다. 위에서 염산을 분비하는 벽세포는 위의 체부에 존재한다. 염산의 분비는 가스트린과 콜린성 미주신경절후 섬유, 무스카린성 수용체(muscarinic receptors)에 의해서 분비되게 된다. 미주신경의 자극은 위산분비를 증가시키고 이것이 벽세포를 활성화시켜 가스트린(gastrin)의 분비를 촉진시킨다. 또한 잘 알려져 있진 않지만 히스타민 또한 위산분비에 중요한 역할을 한다.

최근 위궤양에 대한 치료법들은 위산 분비로 인한 영향을 직접적으로 감소시키는데 있다. 위산분비의 증가는 위장계에서 궤양을 발달시키는 반응으로 생각된다. 최근의 유용한 치료법들은 노화에 대한 대비, 제산제, 히스타민 수용체 차단제, 프로톤펌프[proton pump - 생체막에 존재하여 막의 양측에 존재하는 수소 이온의 전기화학 poter 1차의 반대로 능동수송을 행하는 단백질]억제제, 항무스카린 작용체(antimuscarinic agents), 자기보호체(site protective), 프로스타글란딘 유사체(prostaglandin analogues)가 있다.

표 19-1 일반적으로 사용되어지는 제산제

중탄산 나트륨(sodium bicarbonate)
수산화 마그네슘을 포함한 수산화알미늄(aluminum hydroxide plus magnesium hydroxide) - [Maalox, Mylanta, Gelusil, Di-Gel]
마그네슘트리실리케이트(magnesium trisilicate)
칼슘정(calcium carbonate) (Tums)

제산제(Antacids)

위궤양질환의 중요한 치료목표는 위산을 중화시키는 것이다. 이것을 위해서 제산제(antacid)가 종종 사용된다. 제산제는 일반적으로 식사 후와 취침 전에 복용한다. 표 19-1은 일반적으로 처방전 없이 많이 사용되어지는 제산제의 목록이다.

일반인에게 있어 중탄산나트륨(sodium bicarbonate)이 가장 일반적으로 사용된다. 중탄산나트륨의 만성적인 사용은 염산의 신장배설이 증가됨에 따라 나트륨(sodium)이 흡수되면서 알칼리혈증(alkalosis)의 원인이 되기도 한다. 나트륨의 흡수 때문에 전신에 영향을 주는 제산제에 대해선 숙고해야 한다. 나트륨이 포함된 제산제들은 소금을 제한하는 식이요법을 하는 사람들에겐 추천되어선 안 된다.

수산화 알미늄 젤(aluminum hydroxide gel)은 염산을 중화 시킨다. 이 젤 자체가 흡수시키는 것이 아니기 때문에 알칼리혈증을 유발시키지 않지만 그 효과가 나타나기까지 꽤 시간이 걸린다. 일반적으로 변비를 유발하는 경향이 있는데 특히 노인에게 더 발생된다. 수산화 알미늄젤은 인산염과 결속되어 있어 인산염의 흡수를 감소시킨다. 이것은 신경성 식욕부진증, 불안, 근위축의 원인 될 수 있다. 또한 인산염의 감소는 뼈의 광물제거 작용을 야기할 수도 있다. 이것은 폐경기 이후의 여성에게 골다공증을 유발시키는 부작용을 나타낼 수 있다.

수산화 마그네슘(마그네시아 유(milk of magnesia) - 걸쭉한 흰색 액체로 된 소화제)은 염산을 중화 시킨다. 이 제산제는 설사성(배변을 쉽게하는) 효과가 있고 수산화 알미늄 젤(aluminum hydroxide gel)과 함께 복용하면 변비를 완화 시킬 수 있다. 결합된 유용한 약으로는 마록스(Maalox), 미란타(Mylanta), 젤루실(Gelusil)과 Di-Gel 등이 있다.

천천히 작용하는 약한 제산제인 마그네슘트리실리케이트는 수산화 알미늄과 함께 종종 사용되는 제산제이다. 이렇게 혼합된 형태는(Gelusil) 이산화 규소(silicon dioxide)로써 위를 감싸 염산으로부터 보호하게 된다. 마그네슘트리실리케이트(magnesium trisilicate)는 설사를 일으키기도 한다.

칼슘정(calcium carbonate)은 즉각적으로 반응하긴 하지만 산을 재생산하게 할 수 도 있다. 이러한 칼슘을 흡수하는 것은 일반적으로 먹는 칼슘보충제(Tums)가 원인이 되기도 한다. 이 제산제는 변비효과를 가지고 있다.

처방전 없이 살 수 있는 제산제의 사용은 매우 흔한 일이다. 이러한 제산제에 대해서 많은 사람들이 약물로 생각하고 있지 않고 환자 병력에 대한 처방으로써 말하지 않는다. 제산제의 사용에 대한 위약효과(placebo effect)가 높다. 이것들은 치료적 효과가 매우 낮아서 너무 자주 사용되고 있다. 위장관에서의 제산제 활동 때문에 다른 경구 투약된 약과 상호작용을 일으킬 수도 있다. 약물 흡수에 대한 방해는 위 내부의 pH를 변화 시키거나 다른 약물 복합체들이 용해되지 않을 수도 있다. 이러한 이유 때문에 다른 의료인들은 제산제 복용 최소한 1시간 전이나 두시간 후에 약물을 복용하도록 관리해야 한다.

H_2 수용체 차단제(Histamine - 2 Recepter Blockers)

H_2 수용체 차단제들은 비교적 새로운 시장을 형성하고 있고 빠르게 일반인들에게 많이 처방되어지는 약이 되고 있다. 현재 입증된 H_2 수용

체, 차단제들 목록은 표 19-2와 같다.

표 19-2 히스타민 수용체에 대한 억제제

약물	총 하루 복용량(mg)	하루 복용 횟수(횟수/하루)
시메티딘 (Cimetidine)	800	1
라니티딘 (Ranitidine)	300	1회 또는 2회
파모티딘 (Famotidine)	40	1회 또는 2회
니자티딘 (Nizatidine)	300	1회 또는 2회

H_2 수용체를 차단하는 시메티딘(cimetidine)은 위벽세포로부터 염산이 유리되는 것을 촉발시키는 히스타민을 차단한다. 이러한 인자는 경구투약된 후에 빠르게 흡수된다. 제산제들은 그것의 흡수를 방해한다고 알려져 있기 때문에 동시복용은 추천하지 않는다. 시메티딘과 제산제는 한, 두시간 간격 정도 떨어져서 복용한다고 앞장에서 논의 되었다. 흡수된 복용량의 반정도가 비활동성 대사산물로서 간에서 대사작용을 하고 나머지 반은 변하지 않고 신장에 의해 배설된다. 시메티딘은 간세포내 미세소체 효소계(microsomal system)에 의해 대사되기 때문에 페노바르비탈(phenobarbital - 중추신경억제제)에 의해서 대사작용이 가속화 된다. 청소년들의 배설 반감기는 2시간정도 이나, 나이가 들수록 배설 반감의 시간은 증가한다. 반감기는 간과 신장의 기능장애에 따라 증가하게 된다. 신장의 기능장애가 증가되면 반감기는 두배가 된다. 간의 기능장애가 있게 되면 반감기는 정상보다 10배 증가한다. 시메티딘은 간세포 내 미세소체효소계(microsomal enzyme system)에 의해 효과를 나타내므로 이 시스템에 의해 대사되어 혈장에서의 그 농도를 증가시키는 와파린(Coumadin - 혈전증 예방), 페니토인(Dilantin - 항간질제), 프로프라놀(Inderal - 빈맥예방), 클로르디아제폭사이드(Librium - 정신지체, 불안), 디아제팜(Valium - 신경안정), 항우울증치료제과 같은 다른 약물의 대사 작용을 감소시킬 수 있다. 간세포내 미세소체효소계(microsomal enzyme system)에 의해 대사되지 않는 다른 제제들로 대치되어야 한다. 예를 들면,

베타차단제(beta blocker)인 아테놀(Tenormin - 고혈압, 협심증)과 시메티딘 처럼 약물 상호작용이 없어야 한다. 표 19 - 2에서 제시한 다른 H_2 수용체 차단제들은 간세포내 미세소체효소계(microsomal system)에 의해 대사되지 않으므로 시메티딘을 대처할 수 있다.

시메티딘의 부작용이 드물게 나타나지만 일반적으로 내성이 있다. 최근에는 신장의 기능이 감소하거나 노인들에게 의식장애(mental confusion), 불안(agitation), 졸림(drowsiness)이 나타날 수 있다. 그러나 졸림(drowsiness)은 신장기능의 감소로 인해 나타날 수도 있다. 남성의 유방 이상 비대(gynecomastia)와 발기부전(impotence)으로 보여지는 항남성호르몬(antiandrogenic) 작용은 계속적으로 치료되어 거의 사라졌다.

양성자 펌프억제제(Proton Pump Inhibitors)

새 종류의 약은 위산의 분비를 직접적으로 억제하는데 있다. 이 분류에서 처음으로 승인을 받은 약은 오메프라졸(omeprazole; Prilosec)이다. 이것은 벽세포에서 염산을 분비하게 하는 H^+ - K^+ - ATPase 효소를 직접적으로 억제한다. 기저부 및 위산분비를 자극하는 것 모두 억제된다. 다루기 힘든 증상을 보이는 위 - 식도 역류 질환(gastroesophageal reflux disease, GERD)의 단시간 치료에 적용한다. 표준 경구 투여량은 하루 20 mg이다. 현재는 위궤양에 대한 사용에는 허가되지 않지만, 곧 승인이 이루어질 것이다. 오메프라졸은 간에서 비활성 산물로 배출 반감기가 30에서 90분정도로 빠르게 대사된다. 반감기는 나이가 들수록 약간 증가된다. 이 약은 특별한 부작용은 없으며 일반적으로 내성이 있다. 가장 최근에 보고된 부작용은 설사, 메스꺼움, 입 마름, 어지러움, 두통이 있다. 오랜 기간의 복용에 대한 효험과 안정성은 완전히 평가 되지 않았다. 오메프라졸의 간에 대한 미세소체효소계(microsomal system) 억제 때문에 이 시스템을 이용하여 대사되는 페니토인, 디아제팜, 와파린, 페노바르비탈(phenobarbital - 수면제), 카르바마제핀(carbamazepine - 발작)과 같은 약들과 상호작용이 일어날 수 있다. 오메프라졸은 이러한 약들의 배설을 연장시키므로 이러한 약들의 용량을 감소시킬 필요가 있다. 중추신경계, 심장혈관, 호흡계와 관련된 부작용에 대해선 보고된 바가 없다.

항 무스카린(Antimuscarinics)

위장관의 활동을 감소시키는데 사용되는 항무스카린 작용을 위해 선택된 항콜린제는 다양한 결과들을 가져온다. 처방된 양보다 많은 양을 섭취 했을 경우 분비 활동(secretory activity)이 감소될 것이다. 이러한 물질들은 소화성궤양 치료에 있어 식이요법, 제산제, H_2 - receptor와 함께 사용된다. 또한 과운동성과 같은 경축성위장질환, 경미한 궤양성대장염(ulcerative colitis), 위염(gastritis)의 치료를 위해서도 사용된다. 이 약제는 입마름증, 심박항진(tachycardia), 요폐(urinary retention - 방광에 오줌이 괴어 있지만 배뇨하지 못하는 상태), 흐릿한 시야와 같은 부작용이 나타나는데 항무스카린 효과로 인한 것으로서 복용량과 관련이 된다. 높은 복용량은 중추신경계를 자극할 것으로 생각된다.

피렌제핀(pirenzepine)은 보다 특정한 항무스카린 제제이다. 염화수소산염의 분비 감소에 대한 매우 큰 특이성을 갖으며 다른 콜린억제제보다 부작용이 매우 적다. 하루에 총 100에서 150 mg정도 처방되며 두 번에서 세 번 정도 나누어 복용한다.

작용점 보호 제제(Site - protective Agents)

치료 중단 후에 궤양이 재발되는 것은 흔한 일이다. 이러한 재발에 대한 이론 중 하나는 헬리코백터 파이로리(Helicobacter pylori)와 같은 박테리아 때문이다. 차살리실산 비스무트(bismuth subsalicylate)가 포함된 Pepto-Bismol과 같은 제제는 박테리아의 침습과 궤양의 재발을 감소시킨다.

수크랄페이트(sucralfate; Carafate)은 소화성궤양에 효과적이면서 재발을 방지한다. 이것은 위 표면에 부착되어 화학적 공격으로부터 보호하는 복합제 형태이다. 아주 적은 전신 흡수작용이 있어 그 효과가 국소적일 것으로 추정된다. 궤양 치료를 위해서 수크랄페이트는 식사 한 시간 전과 잠자리에 들기 전, 하루에 4번 투여하여야 한다. 치료는 4주에서 8주로 지속적이어야 한다. 치유된 이후에는, 치료를 유지하기 위해서 하루에 두 번 치료를 함으로써 궤양의 재발을 예방할 수 있도록 해야 한다. 이러한 제제들은 시메티딘(cimetidine), 디곡신(digoxin-심부전치료제), 페니토인(phenytoin-항경련제)의 흡수를 감소시키므로 두 시간 간격으로 나누어서 또한 제산제 투여한다. 또한 제산제 투여도 30에서 60분 정도 나누어서 투여해야 한다. 비스무트와 수크랄페이트와 같은 작용점 보호 제제(Site-protective Agents)들은 위의 활동에 영향을 주지 못하고 약간의 흡수작용이 있다.

프로스타글란딘 유사물(Prostaglandin Analogues)

NSAID(비 스테로이드성 진통소염제)사용과 관련된 위궤양은 전체 사용자 중 15~25%정도에서 나타난다. 이것은 위 조직을 보호하는 프로스타글란딘(prostaglandin-생체 내에서 합성된 생리활성물질로)을 억제하는 성질 때문이다. 프로스타글란딘 E1의 합성 유사체인 미소프로스톨(Cytotec)은 NSAID과 관련된 위궤양의 예방을 위해 승인되었다. 프로스타글란딘 유사물은 분비억제제보다는 공동치료제로서 사용하는 것이 낫다. 비록 미소프로스톨(misoprostol)이 위장관으로부터 흡수되어진다면 이것은 위점막에 직접적인 국소적 작용을 할 것이다. 미소프로스톨(misoprostol)은 분비억제와 점막 보호 활동을 한다.: 기본적으로 위산분비가 자극 되는 것을 억제하는 것이다. 이것은 관절염의 NSAID치료를 방해하지 않으면서 NSAID 약효 기간을 유지시킨다. 이것은 하루 총 400~800 μg을 나누어 복용한다. 부작용은 설사와 경련으로 보통은 일시적이고 복용량을 줄이면 차도를 보이게 된다. 또한 이러한 부작용은 식사와 함께 복용하고 취침 전에 복용하거나 마그네슘이 포함된 제산제의 복용을 피하도록 관리함으로서 감소될 수 있다.

미소프로스톨(misoprostol)은 자궁 평활근을 항진시킬 수 있으므로 임신 중인 여성은 복용해서는 안 된다. 이것은 태아의 생존을 위태롭게 할 수 있고 유산을 유도 할 수 있다.

변비(CONSTIPATION)

설사제(Laxative와 cathartics)는 변비에 일시적인 치료를 위해 사용될 수 있다. 이러한 제제들은 널리 사용되어지고 대중들에게 남용된다. 변연화제(Laxative)는 오랜기간 동안 부드러운 형태의 제제로 생산되어졌고 캐사르틱스 설사제(cathartics)는 즉각적인 배설을 유도한다. 흥분제(Stimulants), 윤활제(Lubricants), 섬유질(bulk), 희석제(saline), 배설을 연하게 하는(fecal softening) 제제와 같은 다양한 부류들이 있다(표 19-3).

배변을 쉽게 하는 흥분제(Stimulantslaxatives) 들은 직접적인 작용으로 창자의 활동을 증가시킨다. 장기적인 설사제의 사용은 의존성을 야기시키고 장의 정상적인 활동을 감소시킨다. 페놀프탈레인(Phenolphthalein)은 비타민D와 칼슘의 흡수를 손상 시킬 수 있다. 이러한 작용은 6~8시간 후에 일어난다.

표 19-3 설사제

약물	하루 총 복용량	복용 시간
흥분제(Stimulants)		
비사코딜(Bisacodyl - Dulcolax)	10 ~ 15mg	취침전
페놀프탈레인(Medilax, Madoane)	30 ~ 200mg	취침전
윤활제(Lubricants)		
Mineral oil, olive oil		
팽창설사제(Bulk laxative)		
사일륨(Metamucil, Mucilose)	1티스푼(8온즈(31g) 액체)	하루에 1~3회

Mineral oil과 olive oil 같은 윤활제(Lubricants laxatives)는 비활성 오일들이다. 이것들은 변의 내용물을 둘러싸고 물의 장 흡수를 억제함으로써 변을 부드럽게 한다. 또한 이것은 지용성 비타민, 칼슘 ,인산염의 흡수를 억제한다.

섬유질 설사제(Bulk laxatives)는 소화되지 않고, 흡수되지 않는 다당류이며 장액을 용해하고 증가시키는 파생된 섬유질이다. 장내 머무는 시간은 12~24시간이거나 최고 36시간이전에 효과가 나타난다. 이것들은 변덩어리의 지나감을 자극하고 연동운동을 촉진시킨다. 사일륨(Psyllinm; Matamucil, Mucilose)은 만성적인 변비관리에 사용된다. 이 제제는 혈액응고방지제(anticoagulants), 디곡신(digoxin-심부전치료제), 살리실산염(salicylates)과 같은 위장계에서의 약과 결속되어 그들의 흡수를 감소시킨다.

설사(DIARRHEA)

지사제(antidiarrheals)는 염증성 급성 설사의 치료에 사용되어 진다(표 19-4). Kaopectate(설사약)은 카올린(Kaolin)(hydrated aluminum silicate 수산화 알루미늄 실리케이트)와 펙틴(pectin)(a complex carbohydrate 복합 탄수화물)로 결합되어 있다. 카오린(Kaolin)은 독소, 박테리아 및 다른 유독한 물질들을 흡수한다. 또한 고체와 덧붙여져 배설물의 농도를 개선시킨다. 펙틴은 위점막을 자극하는 것들로부터 보호할 수 있게 하고 흡수제로서 작용한다. 임상적으로 의미있는 부작용의 없다.

표 19-4 지사제(antidiarrheals)

제제	복용량
카올린(kaolin)과 펙틴(pectin[Kaopectate])	배변 후 3~6스푼
차살리실산비스무트 (Bismuth subsalicylate; Prpto bismal)	2스푼:최대 4번까지 반복해서
다이페녹씨레이트(Diphenoxylate) & 아트로핀(atropine; Lornotil)	2티스푼:하루에 4번
로페라미드(Loperamide)(Lmodium)	4mg후 2mg:배변후 최대 16mg까지

차살리실산 비스무트(Prpto-Bisnol)은 경미한 설사에서부터 중증의 설사까지 모두 사용될 수 있다. 이것은 살리실산이 포함되어 있기 때문에, 아스피린과 동시에 함께 처방되거나 혈액응고 방지제로서 아스피린을 먹는 사람에게 처방되어선 안 된다.

연동운동저해제(antiperistaltics)는 염증성 장 질환을 치료하기 위해 사용된다. 이러한 합성 진통 마취제(synthetic opioids)들은 효과적이고 즉각적으로 작용한다. 아트로핀(atropine)이 들어 있는 다이페녹씨레이트(Diphenoxylate)은 위장 활동을 감소시킨다. 이것의 반감기는 7~8시간정도 이다. 이러한 제제들은 화학적으로 마약성을 가진다. 이것들의 장점을 이용함과 함께 잘 조절되어야 한다. 실제적으로 이것이 바르비투르(barbiturates - 진정제, 최면제), 신경안정제(tranquilizers), 알콜과 함께 사용되게 되면 중추신경계 퇴화를 일어나게 한다. 과용은 심각한 호흡계 억제를 가져올 수도 있다. 또한 이것이 모노아민 산화효소 억제제(monoamine oxidase inhibitors)와 상호작용하게 되면 고혈압을 촉발시킬 수 있다.

로페라미드(Loperamide[Imodium])는 창자에서의 수송시간을 연장시키고, 용량을 감소시키며 배변 덩어리의 부피를 증가시킨다. 이것의 반감기는 대략 10시간 정도이다. 이 약에 대한 감수성은 증가될 수도 있다. 다른 부작용은 복통과 복부팽창, 메스꺼움, 구토가 있다. 이 제제는 중추신경계로 들어가지 않는다. 그러므로 남용 가능성은 없다.

물리치료 시 약물 정보(PHYSICAL THERAPY NOTES)

위장관 질환은 사람의 쾌적한 삶을 방해할 수 있고 실제적으로 최적의 물리치료를 방해 한다. 일반적으로 변비가 초기 증상이다. 변비는 노인에게는 흔한 증상이다. 이것의 원인은 저섬유식단, 불규칙적인 생활 습관, 약물부작용등 매우 복합적이며, 다른 병의 진행과정의 한 원인이 될 수 있다. 정상적으로 나이가 들어감에 따라 위장관계의 신경학적 운동학적 기능이 감소될 수는 있다. 걷기는 장의 규칙적인 패턴을 촉진하므로 권장될 수 있다.

학습 목표(LEARNING OBJECTIVES)

1. 궤양 악화에 영향을 주는 요인을 설명하라.
2. NSAIDs 사용에서 위궤양 악화가 되는 작용기전을 이해하라.
3. 소화성 궤양 치료시 사용되는 다양한 종류의 약의 작용과 각각의 효과가 나타나는 다른 위치에 대해 설명하라.
4. 변비를 유발하는 다양한 인자와 이러한 증상을 치료 할 수 있는 약물의 작용을 이해하라.

참고문헌(ADDITIONAL READINGS)

1. Feldman M. Burton ME: Histamine-2-receptor antagonists. Parts Ⅰ and Ⅱ. *N Engl J Med* 1990; 323:1672-1680; 1749-1755.
2. Garbino PO, Gans JA: Antacids and laxatives for symptomatic relief in the elderly. *J Am Geriatr Soc* 1982; 30:S81-S87.
3. Lauritsen K, Laursen LS, Rask-Madsen J: Clinical pharmacokinetics of drugs used in the treatment of gastrointestinal diseases. Parts Ⅰ and Ⅱ. *Clin Pharmacokinet* 1990; 19:11-31; 94-125.
4. Shamburek RD, Farrar JT: Disorders of the digestive system in the elderly. *N Engl J Med* 1990; 322:438-443.
5. Soll AH: Pathogenesis of peptic ulcer and implications for therapy. *N Engl J Med* 1990; 322:909-916.

Chapter

20 당뇨에 사용되는 약물들

Drugs Used in Treatment of Diabetes Mellitus

인슐린은 췌장에 있는 랑게르한스섬(islets of langerhans)의 베타세포에 의해 분비되는 호르몬이다. 인슐린의 작용은 글루코스(glucose)와 아미노산(amino acid)의 세포 흡수를 증가시키면서 글루코겐, 지방산 그리고 단백질의 세포합성을 위해 활용된다. 인슐린의 분비는 혈액 내 특정 아미노산과 글루코스의 농도 증가에 의해 자극에 의한다. 인슐린이 작용함에 따라 세포 내의 글루코스와 아미노산의 결합과 흡수가 증가되고 혈액 내에서 이러한 물질들의 농도가 감소되게 된다. 이러한 혈액에서의 글루코스의 감소는 인슐린의 분비를 감소시키게 된다. 실질적으로 인슐린의 분비는 섭식과 영양소들의 흡수와 관련되어 있으며 이것의 활동들로 영양소를 저장하여 음식섭취가 이루어지지 않을 때에 몸에 분해 되어 활용되게 된다.

중추신경계와 같은 기관들은 글루코스 흡수를 위해선 인슐린으로부터 독립적일 수 없다. 신경계에 의한 글루코스의 흡수는 혈액 내 글루코스 농도에 좌우된다.

글루카곤(glucagon)은 췌장의 랑게르한스섬의 다른 세포 형태인 알파세포로부터 분비되는 다른 호르몬이다. 다양한 면에서 글루카곤은 인슐린과 반대되는 작용을 한다. 이것은 혈액내 글루코스가 감소되는 것에 반응하여 분비되고 간의 글루코네오제네시스(gluconeogenesis)를 증가시켜 당을 분해 하는 역할을 하게된다. 이 호르몬은 공복기에 혈당을 유지하는데 중요한 역할을 하게 된다.

당뇨병은 인슐린이 존재 하지 않거나 적절하게 분비되거나 작용하지 못하는 질환이다. 당뇨병은 두 가지 형태로 분류된다. 1형은 일반적으로 연소성(소아) 발병 당뇨(juvenile-onset diabetes)로 불리는 것으로 인슐린 분비의 부족 때문에 발생한다. 또한 이것은 인슐린 의존형 당뇨(IDDM) 또는 케톤증 경향 당뇨병(ketosis-prone diabetes)로도 불린다. 이것은 아마도 바이러스와 같은 환경적 요인과 관련된 유전적 민감성에 의한 선천적 자가면역에 의한 것으로 생각된다. 베타세포의 파괴에 의해 면역반응이 유도된다. 아마 유전적 성향이 원인으로 더 많이 고려되고 있다. 이 타입의 당뇨병은 체중 저하, 다뇨증(polyuria), 조갈증(polydipsia)이 주 증상으로 나타난다.

2형 당뇨병은 예전에는 성인기 또는 성인형(adult-onset) 당뇨병으로 불렸으며, 자극에 대한 반응으로서 인슐린의 분비가 결여되거나 분비되어진 인슐린에 대한 적절한 반응의 결여에 의해 나타난다. 이것은 인슐린의 결여 자체가 원인이 되진 않는다. 실질적으로 혈액 내 인슐린의 수준은 정상보다 높을 수 있다. 이것은 비만과 연결되어지는 경우가 많다. 비만은 2형 당뇨병을 유발시키는 위험인자로 알려져 있다. 또한 이것은 인슐린 비의존성 당뇨(NIDDM) 또는 케톤증 저항 당뇨로 언급되고 있다. 2형 인슐린 비의존성 당뇨(NIDDM)은 어린이의 성숙시기(maturity-onset)에 나타나는 당뇨병(MODY)이다.

당뇨병에 대한 진단은 혈액을 통한 인슐린과 글루코스 수준을 적절한 실험실 테스트를 통해 알 수 있다. 경구 포도당 부하 검사 Oral Glucose Tolerance Test(OGTT)는 빠르게 혈액 내 글루코스 수준을 알아내는 것 보다 최종적인 진단을 얻을 수 있다.

당뇨병은 신경병증, 신장질환, 망막증, 죽상동맥경화증(atherosclerosis)과 같은 합병증에 민감하다. 이것은 부적절한 당뇨 자가 관리 때문이거나 스스로 잘 알지 못하는 사이에 병의 진행되는 것 일 수 있다. 그러나 대부분의 의료진들은 바른 당뇨 자가 관리를 통해 당뇨 합병증으로 인한 이환율과 사망률이 감소되고 있다고 말한다. 당뇨병 환자가 당뇨가 없는 환자에게 나타나는 죽상동맥경화증과 같은 형태의 증상도 경험한다. 그러나 이것은 초기 증상으로 나타내고 좀 더 확장되게 된다. 또한 당뇨 환자에게 작은 혈관 질환인 모세혈관질환도 보인다.

신경 병증은 감각이 없고 이상감각 심한 지각과민증, 밤에 더 아픈 통증과 같은 증상을 보이는 말초 다발성 신경장애와 같은 증상을 나타낸다. 신경병증의 초기 증상은 신장 반사의 소실과 진동 감각의 손실로 시작된다. 자율신경장애(autonomic neuropathy)는 삼킴이 어려운 식도기능장애, 위내용 배출 속도의 지연, 변비, 설사를 일으키는 위장관계에서 증상을 나타낸다. 또한 자율신경장애는 압수용체 반사(baroreceptor reflex)와 같은 심장 혈관 반사를 방해 하고 기립성 저혈압의 원인이 된다.

혈관 질환과 신경병증이 병발하면 당뇨 환자의 발에 심각한 문제를 일으키는 원인이 된다. 왜냐하면 신경 병증은 환자가 찰과상이나 절단과 같은 부상에 대한 통증을 느낄 수 없게 한다. 혈관 장애로 인한 순환의 감소는 치료를 지연 시키게 된다. 만일 감염이 뼈와 연부 조직 발전체에 확산되어 발의 종창이 낫지 않고 재발된다면 발의 절단이 유일한 치료가 될 수밖에 없다.

1형 당뇨병의 치료는 인슐린을 보충 하는 것이 필요하다. 2형 당뇨병의 치료는 인슐린의 부족이 아닐 수도 있으므로 식이요법을 하거나 경구 저혈당제(oral hypoglycemic)를 실시한다. 또한 금식 후 정상 혈액 내 글루코스 수준을 유지하지 못하는 2형 당뇨환자에게 인슐린을 처방하고 경구 저혈당제를 처방한다.

인슐린(INSULINS)

인슐린은 단백질로서 장관계에서 쉽게 소화되므로 주사로 투여해야 한다. 현재 판매되는 인슐린은 DNA기술로 재조합하여 합성하였거나 도축 동물의 췌장으로부터 떼어낸 것이다. 돼지 인슐린은 아미노산 잔기(residue) 한 개가 사람과 다르고 소는 세 개의 아미노산 잔기가 다르다. 재조합(recombination) DNA 기술에 의해 인슐린은 인간의 인슐린 아미노산 서열과 같도록 생산되어진다. 이것은 알레르기 반응을 감소시키고 항체 생산을 감소시킨다. 두 가지 형태의 항체는 인간의 인슐린이 아닌 것에 대항하여 생성될 수 있다. IgE 항체는 인슐린에 대한 알레르기 반응에 원인이 된다. IgG 항체는 인슐린과 결합되지만 알레르기 반응을 일으키지는 않는다. IgG 인슐린 복합체는 그것의 활동으로 인해 인슐린을 막게 된다. 이것은 인슐린 저항의 한 형태의 원인이 된다. 대부분의 사람들은 IgG 인슐린 항체에 대한 일정 수준을 가지고 있는 도축동물로부터 분리시킨 인슐린을 사용한다.

인슐린 약물은 작용 시기, 기간, 강도에 따라 분류된다. 이용 가능한 인슐린 약물에 대한 목록은 표 20-1과 같다. 약효의 지속력과 강도는 복용량에 따른다. 많은 복용량은 약효의 강도를 높게 하고 약효의 지속 기간을 길게 한다. 높은 절정 반응을 나타내고 오랜 약효의 지속시간을 갖는 인슐린의 청소치가 감소하므로 신부전증이 발생되는 것이다.

빠른 작용의 인슐린은 인슐린 주사와 Prompt Insulin Zinc Suspension이 있다. 피하 주사를 통해 빠르게 흡수되는 약물을 사용한 인슐린은 주사양에 따라 한 시간 안에 약효가 나타나고 6~8시간 약효가 지속된다. 중간 정도의 지속시간을 갖고 활동하는 약제는 Isophane Insulin Suspension과 Insulin Zinc Suspension이다. 이 약물들은 한 시간에서 한 시간 반 사이에 약효가 나타나고 18~24시간 약효가 지속된다. 약효지속시간이 길게

표 20-1 인슐린 조제물질

형태	약효 시작	지속 시간 (hr)
빠르게 작용		
인슐린 주사	30 ~ 60분	6 ~ 8
속효성(Regular) Insulin		
속효성 일리틴(Iletin)		
prompt insulin zinc suspension	90분	16
속효성 Insulin		
속효성 Iletin		
중간기간 작용		
isophane insulin suspension		
NPH Insulin	90분	24
NPH Iletin		
insulin zinc suspension		
지연성(lente) Insulin	2 1/2hr	24
지연성 Iletin		
장기간 작용		
extended insulin zinc suspension	4 hr	36
초지연성(Ultralente) Insulin		
초지연성 Iletin		
Protamine zinc insulin suspension	4 hr	36
프로타민(Protamine), 아연(zinc), 일리틴(Iletin)		

나타나는 약제는 Extended Insulin Zinc Suspension과 Protamine Zinc Insulin Suspension이다. 이것들은 4~6시간 사이에 약효가 나타나고 24~36시간 약효가 지속된다. 70 %의 NPH(중간 정도의 지속시간)와 30 % regular(속효성)의 혼합약제도 사용되고 있다.

인슐린의 주요 부작용은 저혈당증이다. 이것은 주로 복용량과 복용시간에 대한 부적절한 복용과 식이요법과 운동요법에 대한 부주의 때문이다. 일단 인슐린의 한회 복용량이 주사되어지면 이것은 대사될 때 까지 계속해서 약효를 나타내게 된다. 그러므로 음식물 섭취는 저혈당이 일어나는 것을 예방하기 위해서라도 조절되어야 한다. 이것은 조제약물의 약효시간을 길게 하는 것보다 중요하다.

당뇨 환자들의 저혈당은 땀, 신경과민, 진전, 심박항진과 같은 아드레날린성 증상을 통해 알 수 있다. 만일 저혈당을 중재되지 않고 진전된다면 착란, 비정상적 행위, 의식 소실, 경련과 같은 중추신경계 증상이 나타날 수 있다.

열은 인슐린의 필요를 증가 시킨다. 높아진 온도 때문에 일반적인 대사가 증가되므로 인슐린의 필요가 증가하게 되는 반응이 일어날 수 있다. 또한 인슐린 저항은 감염과 함께 일어난다. 스트레스로 인한 인슐린 요구량의 증가는 길항 호르몬(counterregulatory hormones)의 분비와 관련되어 진다. 또한 인슐린 저항의 메커니즘은 당질코르티코이드(glucocorticoid)의 사용으로 인한 것으로 보인다.

너무 많은 인슐린에 의한 역설적 반응(paradoxical reaction)을 야간성 저혈당증(Somogyi effect)라고 한다. 이것은 생각보다 더 흔하게 일어난다. 이것은 인슐린이 유도하는 저혈당이 저혈당 초기에 필수적으로 대응 하는 호르몬 반응을 일으키기 때문에 일어난다. 환자는 투여된 인슐린 효과에 길항되기 때문에 혈당조절이 일시적으로 중지 되게 된다. 이것은 인슐린 투여를 감소시킴으로써 치료될 수 있다.

당뇨병에는 보통 인슐린 저항(insulin resistance)의 정도가 있다. 2형 당뇨에서 인슐린 저항이 질환 자체의 일부로 나타난다. 인슐린을 사용하는 당뇨에서 심각한 인슐린 저항은 하루 인슐린 요구량인 200 단위 보다 더 많은 양을 요구하게 된다. 인슐린 저항은 종종 인슐린 항체와 연관되어 진다. 그러나 면역중재인슐린 저항은 현재 인슐린의 순도를 개선시키고 인간의 인슐린을 이용가능해지면서 일반적으로 감소된다. 이러한 인슐린 저항의 한계는 일일 정상 분비 비율이 40단위이므로 일반적으로 높다. 인슐린 저항은 비만, 당질 코르티코이드의 사용, 감염, 스트레스와 관련이 높다.

인슐린 알러지는 IgE 항체의 존재를 나타낸다. 이러한 알러지 반응은 초과민반응쇼크(anaphylactic shock)를 일으킬 수 있다. 인슐린 알러지는 인슐린 탈감각에 의해 치료될 수 있다. 특정한 키트와 도구는 이러한 목적으로 유용가능하다.

경구 저혈당제(ORAL HYPOGLYCEMICS)

최근에 미국에서 사용되고 있는 경구 저혈당 제제들은 화학적인 술포닐 요소(sulfonylureas)-혈당 강하 작용이 있는 당뇨병의 경구약(sulfonylurea)이다. 이것은 인슐린을 대신 할 수는 없지만 췌장의 베타세포로부터 인슐린을 분비하게 하는 글로코스의 효과를 대신하는 장점이 있다. 실질적으로 이것은 인슐린 분비를 위한 정확한 용량을 가진 건강한 췌장이 선행되어야 한다. 또한 이 제제는 인슐린 수용체의 증가나 인슐린에 대해 목표기관의 민감성이 증가되는 췌장외효과를 가진다. 이러한 췌장외효과는 인슐린 의존형 당뇨(IDDM)에는 경구 제제가 효과가 없기 때문에 그리 중요하지 않을 수도 있다. 모든 경구 제제들은 위장관계로부터 잘 흡수된다. 그러나 만일 이 제제들을 식사 때보다 식전 약 30분 전에 복용한다면 생물학적 이용가능성이 더 나으며 보다 지속적이다. 이러한 경구 저혈당 제제들은 표 20-2와 같다.

저혈당과 같은 대부분 부작용은 과다복용에 있다. 클로르프로파마이드(Diabinese)와 같은 오래 지속되는 제제들은 오랜 시간 지속되는 것으로 인하여 심각한 저혈당을 일으킬 수 있다. 이것은 예상하는 약물의 청소치가 오래 지속되어 저혈당이 일어났을 때 특별한 문제가 될 수 있다. 일반적으로 이러한 제제들은 내성이 좋다. 0.1% 내외에서 피부과적(발적, 가려움증), 혈액학적(용혈성 빈혈,골수 무형성증) 증상을 경험한다. 1~3%는 위장관계 증상(메스꺼움, 구토, 소화불량)을 경험한다. 일부환자들에게 클로르프로파

표 20-2 경구저혈당제제

제제	지속 시간(hr)	시간/ 날
클로르프로파마이드(Diabinese)	24 ~ 72	1
글리피자이드(Glucotrol)	16 ~ 24	1 ~ 2
글리부라이드(Diabeta, Micronase)	18 ~ 24	1 ~ 2
톨부타미드(Orinase)	6 ~ 10	2 ~ 3
아세토헥사미드(Dymelor)	12 ~ 18	2
톨라자마이드(Tolinase)	16 ~ 24	1 ~ 2

마이드(chlorpropamide)는 이상반응을 일으킬 수 있다. 이것은 클로르프로파마이드 알콜 홍조라고 불리고 이것은 알콜 음료를 먹은 후처럼 몸통과 목, 얼굴에 빠르고 눈으로 확인 할 수 있을 만큼의 홍조를 나타낸다. 이러한 반응은 비록 일반적으로 심하진 않더라도 안타부스(antabuse; 알콜 중독 치료제)와 같은 속성 때문이라고 생각된다. 이것은 일반적으로 개인적인 민감성을 가질 경우 술 마시는 것을 중단하는 것이 아니라 클로르프로파마이드의 복용을 중단해야 한다. 이것들은 혈액 내 글루코스 조절을 위해 다른 제제들은 스위치 역할을 할 수 있다. 클로르프로파마이드의 다른 반응은 항이뇨 호르몬(antidiuretic hormone)의 부적절한 분비와 비슷하다. 부작용은 클로르프로파마이드를 섭취한 환자의 4-5%에서 보이고 있고 희석성저나트륨혈증(dilutional hyponatremia)의 원인이 된다. 이것은 울혈성심부전(congestive heart failure)과 같은 용적 조절의 실패가 있는 환자에게 주로 발생한다.

아세토헥사미드(acetohexamide; 요소분해억제제)를 제외한 모든 경구 저혈당제제들은 간에서 비활성화된다. 아세토헥사미드 자체는 전구제제이며 이것은 간에 의해 활성화된다. 그러므로 간질환은 모든 경구저혈당제제들의 대사작용을 바꾸는 원인이 될 수 있다.

경구저혈당제제들과 다른 약 사이에 상호작용이 가능하다. 이러한 제제들의 사용은 일반적으로 약용량이 문제의 원인이 되므로 항상 사용을 금하는 것은 아니며 저혈당제제들의 복용량은 바꿀 수 있다. 금식기에 알코올 섭취는 글루코네오제네시스 과정의 억제(suppresses gluconeogenesis - 포도당이 해당계의 역경로에 의해 형성되는 과정)로 저혈당의 원인이 될 수 있고 저혈당에 있어 가산 효과를 나타낼 수도 있다. 소염제로 높은 용량을 사용하는 살리실산염(salicylate)은 직접적인 저혈당효과를 가짐으로서 저혈당제제들의 약효를 증가시킬 수 있다. 디큐마롤(dicumarol - 혈액 응고 방지제; dicoumarin의 상표명), 페닐부타존(phenylbutazone; 관절염 등의 진통 · 해열 · 소염제), 설폰아마이드(sulfonamide; 설폰산에 포함된 하이드록시기를 아미노기로 치환한 화합물의 총칭. 항균 작용 있음), 모노아민 산화효소 억제제(monoamine oxidase inhibitor - 심한 우울증 치료제)은 약의 대사에 영향을 미침으로써 경구 저혈당제제들의 약효를 연장시키거나 강화시켜 저혈당을 일으키게 된다. 티아지드(thiazide; 특히 고혈압 환자용 이뇨제)와 베타 차단제(beta blocker; 협심증 · 고혈압 등의 치료제)는 경구 저혈당제제들의 효과를 감소시킨다. 당뇨병에 있어 심장혈관계 질환의 발생율은 증가되기 때문에 이러한 제제들이 함께 처방되게 된다.

1형 또는 2형 당뇨병의 치료에는 약물요법 뿐만 아니라 식이요법과 운동에 세심한 주의가 요구된다. 일단 글루코스 저하 제제들인 인슐린 또는 경구저혈당제제들은 글루코스 저하 효과가 제제가 존재하는 한 길게 지속될 수 있도록 관리 되어야 한다. 그러므로 상당히 많은 글루코스 저하 효과를 예방하기 위해서 식이요법과 운동은 약물 투여량에 맞춰 적절하게 이루어져야 한다. 경구 저혈당 제제들은 인슐린에 비해 저혈당 효과가 적게 나타난다. 그러나 저혈당제제들이 경구약에 의해 효과가 나타날 때 그것은 보통 집중적이고 연장되어진다.

운동은 당뇨의 전체적인 치료에 있어 매우 중요하다. 운동은 인슐린 비의존성으로 글루코스 흡수를 일으킨다. 실질적으로 당뇨가 없을 때 운동은 인슐린 분비를 감소시킨다. 그러나 당뇨에서 이러한 정상 조절은 일어나지 않는다. 환자들이 만일 운동이 인슐린 복용을 감소시킨다고 알고 있거나 글루코스가 포함된 음식을 먹을 때 인슐린의 효과를 운동으로부터 제공받고자 한다면 진행과정에서 저혈당을 예방할 수 있다. 운동의 또 다른 측면은 운동이 인슐린흡수를 가져오므로 중요하다. 운동은 운동근육에 흐르는 혈액의 흐름을 증가시킨다. 만일 인슐린이 주사에 의해 처방되었다면 혈액의 흐름 증가는 주사 부위로부터 빠르게 인슐린을 이동시킬 것이다. 운동이전의 인슐린 투약은 운동을 하지 않는 사지나 복부에 투약되어져야 한다. 운동은 당뇨에 있어 많은 경로로 이익을 주고 질환의 전체적인 치료의 한부분에서 무시되어서는 안 된다. 운동은 저밀도 지질 단백질을 감소시키고 고밀도 지질 단백질을 증가시키는데, 각 혈중지질성분들의 잇점을 아는 것은 중요하다. 왜냐하면 당뇨는 미세혈관과 미세혈관 질환의 위험성을 증가시키기 때문이다. 또한 체중과다인 사람들에게 운동은 체중감소프로그램이 포함되어야 한다. 많은 2형 체중 과다 당뇨에서 체중감소는 당뇨감소와 연관되어지기 때문에 인슐린 민감성이 증가되게 된다. 이것은 인슐린 또는 저혈당제제와 같은 항당뇨제제의 복용량을 감소시키게 된다.

물리치료 시 약물 정보(PHYSICAL THERAPY NOTES)

당뇨에는 복합적 시스템이 포함되어 있기 때문에 이러한 환자들은 치료사에게 많은 문제점을 가지고 올 수 있다. 하지의 좋지 못한 혈액 순환으로 인해 종종 상처가 늦게 치유될 수 있다. 감각저하가 동반된 말초신경계질환 때문에 당뇨에 있어 상처는 빠르게 진행 될 수 있다. 실제적으로 상처는 환자가 알아차리기 전에 매우 커져 있을 수 있다. 세심한 하지관리가 필수적이다. 잘 맞는 신발이 욕창(pressure sores)의 발생을 예방할 수 있다. 발의 부상 때문에 맨발로 걷는 것은 금해야 한다. 예방이 치료보다 전체적으로 쉽다.

또한 말초신경계질환은 고유수용성감각의 소실을 야기할 수 있다. 보행동안에 발의 정확한 움직임과 위치감각이 부족할 수 있다. 이것은 확실한 보행 편차를 야기할 수 있다.

자율신경계질환은 압수용기 반사의 둔화와 감소의 원인이 될 수 있다. 이것은 기립성 저혈압의 원인이 될 수 있다. 빠른 자세 변화를 피하는 것이 넘어짐과 골절로부터 심각한 부상이 일어나는 것을 예방할 수 있다. 운동은 혈액순환을 향상시키고 글루코스 내성을 증가시키고 지질 성분을 증가시킬 수 있다.

학습 목표(LEARNING OBJECTIVES)

1. 인슐린의 생리적 작용을 이해하고, 특히 탈수화, 지방 그리고 단백질 대사에 대하여 잘 알아야 한다.
2. 제 1형과 2형 당뇨병의 원인, 발병시기, 타입별 치료의 차이점에 대해 상세히 기술한다.
3. 인슐린 의존성 당뇨 환자의 전반적인 치료 목표와 인슐린 치료와 식이요법 그리고 운동사이의 상호 작용을 설명한다.
4. 인슐린 비의존성 당뇨 환자에게 경구 저혈당제의 작용을 설명한다.
5. 치료중인 당뇨 환자에게 인슐린이나 경구저혈당제 그리고 식이요법과 운동의 중요성을 설명한다.

참고문헌(ADDITIONAL READINGS)

1. Breidahl HD: What patients with diabetes want to know about their therapy. *Drugs* 1980; 19:135-140.
2. Gerich JE: Oral hypoglycemic agents. *N Engl J Med* 1989; 321:1231-1245.
3. Jarrett RJ: Cardiovascular disease and hypertension in diabetes mellitus. *Diab Metab Rev* 1989; 5:547-558.
4. Melander A, Bitzen P.O. Faber O, et al: Sulphonylurea antidiabetic drugs. *Drugs* 1989; 37:58-72.
5. Moller DE, Flier JS: Problems of insulin resistance. *Hosp Pract* 1988; 23(Oct):83-96.
6. O'Byrne S, Feely J: Effects of drugs on glucose tolerance in non-insulin-dependent diabetics. Parts Ⅰ and Ⅱ. *Drugs* 1990; 40:6-18; 203-219.
7. Zawada ET: Metabolic considerations in the approach to diabetic hypertensive patients. *Am Engl J Med* 1989; 87(suppl 6A):34S-38S.
8. Zinman B: The physiologic replacment of insulin. *N Engl J Med* 1989; 321:363-370.

Part VII

노인의학

Geriatrics

Chapter

21

약리학과 노인

Pharmacology and the Geriatric Population

노인은 인구구성 중 가장 급성장한 부분이다. 특히 질병 수, 빈도의 증가, 노화 사이에서의 연관성과 관련되는 노인군에서의 건강 문제에 관한 관심과 인식이 증가하고 있다. 이 노인군에서의 현재 다양한 병적 상태를 반영하는 약의 수량과 종류 모든 면에서 그 소비량이 증가되어지고 있다. 질병의 증가와 많은 양의 약복용은 장애와 함께 질병률을 높이는 원인이다. 노화와 관련된 생리학적 변화는 다음과 같다. 기본적으로 대부분의 신체계통 기능은 감소하도록 되어있다. 나이가 들면 보상기전이 종종 늦어지고 불충분하게 된다. 손상된 기능은 질병이 있을 때와 같이 그 계통에 스트레스가 주어질 때 확연히 나타날 것이다. 일반적으로, 노인들은 여러 약들의 부작용과 작용에 보다 민감하게 반응한다. 약 처방을 주의하고 함께 환자에 대한 관찰은 많은 부작용을 최소화 할 수 있다. 노인은 다양한 건강 문제와 만성 질환의 발생이 함께 나타나므로 이들에게는 다양한 약을 처방받는 '다량 투약(polypharmacy)'의 대상이 될 가능성이 높다. 이는 하나의 약물 사용 시에 나타나지 않았던 약물간의 상호작용을 야기시킬 수 있고 이로 인해 부작용의 위험요인은 증가한다.

어떤 세포나 기관의 변화는 노화와 함께 많은 약들의 약역학(pharma-cokinetics)과 약동학(pharmacodynamics) 둘 다의 결과로 발생한다. 약동학의 변경은 약의 유효성을 증가시킬 것이다. 노인은 간과 신장 기능에서 노화와 관련된 변화 때문에 많은 약들에 다르게 반응할 것이다. 노화와 함께 간의 혈액량과 대사는 감소된다. 이러한 노화현상은 간이 수행하는 약의 반감기를 증가시킨다. 반면에 간에 의해 활성화 되는 약물들은 반응의 감소를 보일 것이다. 신장에서는 신장의 혈액량, 사구체 여과율, 요세관 분비 감소와 신장에 따라 제거되는 약물의 반감기가 증가 될 수 있다.

노화와 관련되어 지방조직 또는 근육조직의 약화는 신체 질량의 변화는 총 체수분량을 감소시킨다. 따라서 수용성 약물(water-soluble drugs)의 포화용적 감소뿐 아니라 혈장농도의 증가가 초래된다. 디곡신(digoxin)은 이 기전에 따라 혈장 농도에 영향을 미치게 할 수 있는 약의 예이다. 반면에, 신체 조성의 변화와 함께 체중 비율에 따른 지방 조직은 증가한다. 지용성 약은 분포 용적이 보다 크고 반감기가 분명하게 증가한다. 칼슘 차단제가 이 종류에 속한다. 노인에게 있어서 빈도의 재평가, 복용량 조절, 부작용, 약의 활성을 관찰하는 것은 부작용을 최소화하기 위해 필요하다. 특히 노인에서 간의 대사를 요구하며 특히 긴 반감기를 가진 약물은 다루기 어렵다.

노인에서 종말 기관 반응의 변화 때문에 일부 약물은 민감도가 변화한다. 노화에서 기인하거나 병의 진행 과정에 부분에 기인하거나 노인에서 보여 지는 자율신경 기능 장애 또는 기능 상실은 베타 수용기의 민감도가 감소하는 것과 관련이 있을 것이다. 압력 수용기 반사가 심박률이 반응이 감소하거나 반응이 없어지면서 저혈압으로 나타난다. 베타 수용기의 무반응과 함께 베타 작용제와 베타 길항제 둘 다의 반응이 감소되어진다. 노인은 항콜린성 활성 약물에 보다 민감하다. 요폐, 흐린 시력, 기립성 고혈압, 정신착란은 노인군에서 항콜린성 부작용에 따라 발생하기 쉽다.

노인에게 특히 관련된 부작용

(ADVERSE EFFECTS OF SPECIAL CONCERN IN THE ELDERLY)

균형 장애(Impaired balance)

감각계 일부의 기능 감소는 결국 독립적인 보행을 어렵게 하는 원인이 되는 균형 장애를 야기할 것이다. 시각 장애 그 자체 또는 교정 렌즈의 불충분한 조절, 특히 원시 근시 겸용안경은 균형에 해로운 영향을 줄 수 있다. 고유수용성 감각의 감소, 특히 하지와 전정반사의 저하는 균형 반응을 악화시킬 것이다. 약물은 알코올을 포함하여, 기립성 저혈압 또는 어지러움, 진정의 원인으로 보행 효율의 감소와 균형 부족을 악화 시킬 수 있다. 단지 낙상할지 모른다는 두려움이 독립보행의 진행을 억제하게 할수 있다.

진정(Sedation)

특히 운동과 인지기능에 악영향을 줄 가능성이 있는 진정작용의 약제는 노인에게 분명 문제가 된다. 진정, 어지러움 또는 기립성 저혈압이 원인이 되는 약물은 낙상 또는 사고를 촉발하게 한다. 진정제-수면제(sedative-hyponotics)는 여러 주관적 연구에 의하면 불면증 치료에 남용되고 있다고 한다. 오래 지속되는 활성 기간은 육체적, 정신적 장애와 함께 주간(daytime) 진정 상태를 초래할 것이다. 노화에 의한 수면 패턴의 변화는 우려하지 말고 정상으로 간주해야한다. 그러나 생활방식과 식습관은 불면증이나 야간에 잠이 깨는 것 같은 불안증상을 야기하면서 이러한 변화를 가속시킬 수 있다. 낮잠은 취침시간에 잠드는 것을 방해할 수 있다. 침상 환자에게 이것은 특별한 문제이다. 노인은 일반적으로 커피, 차, 청량음료에 있는 카페인의 효과로 인한 중추 신경계 자극에 보다 민감하다. 또한 카페인의 효과는 이뇨 작용으로 야간에 깨어 화장실에 다녀야 하는 원인일 수 있다. 취침전 습관을 바꾸는 것과 같은 비 약리학적 치료는 장애를 증가시키는 문제를 적게 야기시키고 보다 안전하고 장기적으로 효과적이다.

우울증(Depression)

동기 부족(lack of motivation), 주변 소식에 대한 흥미의 감소, 협력의 부족(lack of cooperation)은 우울증과 관련되어진다. 우울증은 노인에서 보다 흔하며 약물의 사용에 의해 또는 질환과 관련 있을 것이다. 중추의 알파 작용제와 같은 항고혈압제, 클로니딘(Catapres)과 메틸도파(Aldomet), 그리고 혈관확장에 직접 작용하는 하이드랄라진(Apresoline)이 우울증을 일으키기도 한다. 프로프라놀롤(Inderal)은 우울증과 관련되어있다. 비록 우울증은 파킨슨병과 관련되어 있지만 이 또한 레보도파(levodopa) 치료와 관련되어진 것이다. 디아제팜(diazepam)과 다른 진정제들만큼 할 수 있는 디지탈리스(digitalis)는 우울증의 원인이 되기도 한다. 기면(lethargy)은 일반적으로 분명한 전신 약화의 주관적인 감정(느낌)으로 정의되어지고, 폐질환, 심부전, 또는 혈관기능부전과 같은 앓고있는 질병의 징후나 우울증과 관련이 있을 것이다. 앞에서 언급한 감각의 부족뿐만 아니라 보행의 효율성이 변화되어 상태를 악화시킴으로써 근력이 감소되어진다.

정신착란(mental confusion)

노인에서 항정신병제와 항불안제, 수면제, 진정제의 사용은 정신 기능 손상과 지남력장애 또는 정신착란의 원인이 될 수 있다. 정신착란은 또한 항콜린성 작용과 함께 약물의 부작용일 수 있다. 항히스타민은 다이펜하이드라민(diaphenhydramine)과 같은 처방전 없이 살 수 있는 약은 감기

치료제와 수면 유도제처럼 그들의 사용을 면밀히 관찰하지 않았을 때, 주목할 만한 문제를 야기할 수 있다. 항정신병제 특히 클로르프로마진(Thorazine)은 심각한 항콜린성 활성을 가진다. 삼환계 항우울제의 아미트립틸린(Elavil)은 높은 항콜린성이다. Ia형 항부정맥제인 디소피라마이드(Norpace)는 강력한 항콜린성이다. 항파킨슨제는 항콜린성과 도파민성으로 섬망(delirium)과 착란(confusion)의 원인일 수 있다. 정신착란은 또한 시메티딘(Tagemet)과 디지탈리스에 따른 원인이 될 수 있다.

정신착란(mental confusion)은 약물 순응도의 부족으로써 약물 투여의 악순환을 초래할 수 있다. 감소된 약물 섭취 또는 증가된 약물 섭취로 인한 약물 반응의 부작용 증가로 질환의 불완전한 조절이 될 수 있다.

골격근 약화(skeletal muscular weakness)

골격근의 약화는 비록 비활동성과 침상안정에 따른 결과이지만 심혈관계, 폐질환 또는 골격근의 질환과 같은 의학적인 문제와 관련될 수 있다. 특정 약은 또한 근육 약화의 원인으로 알려져 있다. 베타차단제(아마 골격근에서 베타 수용기를 차단함에 따라)와 이뇨제(저칼륨혈증 요인에 의해)는 근육 약화를 초래할 수 있다. 진정제 또한 근육 약화를 초래할 수 있다.

항콜린성 효과(Anticholinergic effects)

항무스카린성(antimuscarinic) 약물의 부작용은 입마름, 변비, 기억력 감소와 같은 노화와 관련된 변화처럼 보일 것이고 차츰 악화될 것이다. 노인은 중추신경계와 관련되는 항무스카린성 부작용에 보다 민감하다. 중추신경계에서 콜린성 활성의 감소는 노화와 관련되는 것의 결과로 가능할 것이다. 요폐, 변비, 흐린시력, 기립성 저혈압, 과잉진정, 정신착란의 이환율이 증가 할 수 있다. 처방전 없이 살 수 있는 감기 치료제의 항히스타민과 수면유도제는 관찰이 제대로 이루어지지 않았을 특정한 문제를 야기한다. 항정신병성 약 클로르프로마진(Thorazine)은 아미트립틸린(Elavil) 그리고 제 1a군 항부정맥제, 디소피라마이드(Norpace)등은 특히 항콜린성이다.

치매(DEMENTIA)

현재, 치매는 뇌의 퇴행성 질환의 진행과 만성적인 결과로 인한 다른 지적 기능의 손실과 기억을 하지 못하는 것으로 구성되는 임상적인 증후군으로 정의되어진다. 그것은 또한 분명히 비정상적인 행동과 성격의 변화와 관련되어진다. 치매는 다른 원인없이(알츠하이머와 노인치매) 발명할 것이다. 치매는 헌팅톤무도병(Huntington's chorea), 파킨슨병, 대뇌소뇌 퇴행, 뇌동맥경화증, 또는 뇌종양처럼 다른 신경성 질환과 관련될 수도 있다. 갑상샘저하증, 쿠싱병(Cushing's disease) 또는 홍반병(pellagra)과 같은 영양결핍증처럼 다른 의학적 비신경성 질환 치매의 원인일 것이다. 바르비투염(barbiturates), 알콜, 그리고 다른 진정제와 같은 만성 약물 중독은 치매의 분명한 원인이 된다. 알츠하이머병은 노인에서 치매의 원인으로 가장 흔하다. 비록 나이가 들어도 대뇌 피질의 신경세포성 감소가 동반되어지더라도 치매가 반드시 동반되어지는 것은 아니다. 치매의 생화학적 원인은 알려져 있지 않다. 그러나 그것은 콜린성 결함에 의한 부분으로 생각되어진다. 노화와 함께 중추신경계의 아세틸콜린의 감소와 기억력 감소가 관련되어진다. 다른 신경전달물질계 또한 관련될 것이다.

단지 치매 증상을 위해 승인된 약은 에르고로이드 메실레이트(ergolord mesylates) 합성제를 포함한 하이데르진(Hydergine)이다. 어떤 환자에게 이 약은 치매 증상을 완화시킬 것이다. 콜린성 기능부전 기전을 고려하여 콜린성 전달의 약리학 호전은 아래에 검토한다. 또한 THA로 알려져 있는 타크린(Cognex)는 아세틸콜린 분해효소 억제제이다. 이약은 알츠하이머병 치료의 효능에 관한 실험적 조사를 받는 중이다. 이 유형의 약 제한점은 질병의 자연적인 진행 단계에 기인한다는 것이다. 콜린성 신경원의 퇴화는 이 작용제들 효과가 점점 적어짐이 예상되어질 것이다. 질병의 세포적 측면을 보다 잘 연구할 때, 약리적 작용제는 보다 더 발달되어질 것이다. 무스카린성 작용제, 아세틸콜린 전구물질, 그리고 아세틸콜린 분해효소 억제제에 대한 연구가 이에 해당된다.

자세성 저혈압(POSTURAL HYPOTENSION)

자세성 또는 기립성 저혈압은 선자세에서 혈압이 감소되어지고, 대뇌의 혈류 감소 또는 심장의 혈류 감소와 관련되는 증상을 혹실하게 일으킨다. 자세성저혈압은 고령자의 상당수에게 발생하고 사망률과 이환률(morbidity)을 높게한다. 증상의 범위는 현기증 또는 머리가 어지러운 증상까지이다. 관상 동맥 관류가 감소하는 경우에는 협심증 증상이 있을 수 있다. 대뇌 순환이 떨어지면 일시적 대뇌 허혈(TIA)이 일어날 것이다. 노인에서 자율신경 기능부전의 한 부분으로 기립성 저혈압은 노화 현상과 관련되어 질것이다. 노화로 인해 혈압의 변화를 감지하는 압력 수용기의 민감성이 감소되어진다. 이와관련된 질환은 파킨슨증, 뇌혈관 병리, 당뇨병과 같은 그들의 임상 소견중 자율신경 기능부전에 해당되는 몇몇질환들이다.

특정 약물은 또한 노인에서 자세성 저혈압 발생에 좀 더 빈번하게 기여한다. 알파 차단제인 클로르프로마진(Thorazine); 항고혈압제(특히 프라조신(Minipress)), 메틸도파(Aldomet), 클로니딘(Catapres), 하이드랄라진(Apresoline), 그리고 많은 이뇨제들; 알파 활성 차단제인 아미트립틸린(Elavil); 리보도파; 항불안제들; 질산염들; 그리고 몇몇의 처방전 없이 살 수 있는 약들은 저혈압을 촉발시킬 것이다. 다른 원인의 자세성 저혈압은 장기적인 침상 안정; 체액량의 소실과 탈수; 전해질 불균형, 특히 저칼륨혈증, 그리고 심부정맥이다. 일반적으로 증상이 아침, 식후, 그리고 운동후 또는 뜨거운 목욕 시 증상이 악화된다.

비약물성 관리는 빈번하게 가능하다. 자세성 저혈압을 줄이기위해 약물의 복용량을 줄이거나 혈압의 영향이 적은 약물로 변경할 필요성이 있을 것이다. 환자가 특히 아침에 침대에서 일어날 때 천천히 자세를 변경할 것을 권고한다. 일어서기전 침대 끝에 앉은 상태에서 다리와 발을 등쪽굽힘(dorsal flexion)하는 것은 낙상 예방에 도움을 준다. 과식을 피하고 보다 자주 적게 먹는 것이 저혈압 반응을 완화할 것이다. 또한 뜨거운 목욕과 격한 운동을 피하여 혈관확장으로 야기되는 문제를 완화시킬 것이다. 증상이 더 심각한 사람은 밤에 야간의 배뇨를 최소화하기 위해 8에서 12인치의 머리의 거상이 필요할 것이다. 허리까지 오는 등급화된 압박 스타킹은 심박출과 정맥혈이 순환하는 것을 향상시킨다. 적절한 나트륨과 물 섭취에 대한 주의도 탈수 및 체적 수축 예방에 중요하다.

약물 치료는 세포외 혈장량과 노르에피네프린 혈관 수용기 반응을 증가시키는 플루드로콜티손 아세테이트(fludrocortisone acetate), 합성 전해질 부신피질호르몬을 포함할 것이다. 이 약은 특히 심장 상태의 관찰, 저혈압에 대한 고려, 울혈성 심장기능 상실과 저칼륨혈증에 주의해서 사용되어야만 한다. 인도메타신(Indocin)은 합성 프로스타글란딘의 억제제로 식후 저혈압 치료에 특히 효과적일 것이다. 그러나 이 약은 위장관을 자극하는 원인이 된다. 노인에게 처방된 약의 수를 감안해야 한다면 더 나은 선택을 위한 비약물성 개입이 효과적일 것이다. 식후 저혈압 환자에서 식전에 관리되어진 카페인(두 잔의 커피)은 효과적일 것이다. 그러나 습관적으로 커피를 자주 마셔왔다면, 그것의 효과는 오래가지 못할 것이다.

물리치료 시 약물 정보(PHYSICAL THERAPY NOTES)

노인이 약의 부작용과 활성에 보다 민감하지 않고 또한 다양한 약들을 더 복용하게 될 가능성이 있다는 것이 이 장에서 강조되었다. 노인에게 약의 부작용 발생정도가 증가되는 것은 주요한 건강 문제와 병적상태 그리고 장애로 인한 것이다. 여러 약들이 사용되는 것은 또한 의학적인 문제의 진단에 방해를 초래 될 수 있다.

정신 착란과 기억력 감소의 모든 원인은 반드시 알츠하이머병에 의한 것은 아니다. 많은 경우에서 잘못된 약물들이 주범이다.

자세성 저혈압은 가장 분명하게 방지해야한다. 단지 낙상에 대한 두려움이 독립적 보행을 하려는 시도에 방해가 되기도 한다. 비약물성 관리를 시도할 수 있다. 만약 사람들이 며칠 동안 침상안정을 가진다면 바로 선 자세를 하기에 어려움이 있을 것이다. 누운 자세에서 느리게 일어나고, 옆으로 앉고, 팔꿈치를 편하게 하고, 발의 등쪽굽힘 활동을 하면, 혈압과 뇌관류가 갑자기 감소하는 것으로부터 보호될 것이다. 경사 테이블(tilt table)은 엉덩관절 인공관절수술 후와 같은 정형외과 환자들에게 사용된다. 이러한 경사테이블은 천천히 세워가면서 중간 중간에 자주 멈추어서 혈압과 심박률을 체크한다. 혈압이 떨어지는 지점이 어디인지 확인하고 혈압이 정상화 될 때 까지 테이블을 낮출 수 있다.

학습 목표(LEARNING OBJECTIVES)

1. 노화와 관련되어 약에 대한 체내에서의 처리가 (즉, 간과 신장에서의 변화)가 어떻게 생리적으로 나타나는지를 이해한다.
2. (항콜린성 활성에 따른 민감도의 증가와 베타 수용기의 민감성 감소와 같은)약에 대한 반응이 노화와 관련되어 바뀔 수 있는 노화와 관련된 생리학적 변화를 설명한다.

3. 정신 착란과 우울증, 진정효과가 있으며 중추신경계에 부작용을 나타내는 약들을 서술한다.
4. 자세성 저혈압의 생리적 원인과 약리학적 원인을 이해한다. 자세성 저혈압을 악화시키는 약물들을 열거한다.

참고문헌(ADDITIONAL READINGS)

1. Ahmend RAS. Watson RDS: Tretment do pstural hypotension. *Drugs* 1990; 39:74-85.
2. Applegate WB, Blass JP, Williams TF: Instruments for the functional assement of older patients. *N Engl J Med* 1990; 322:1207-1214.
3. Beers MH, Ouslandar JG: Risk factors in geriatric drug prescribing. *Drugs* 1989; 37:105-112.
4. Brawn LA, Castleden CM: Adverse drug reactions: An overview of special considerations in the management of the elderly patient. *Drug Safety* 1990; 5:421-435.
5. Bressler R: Multiple drug use in an elderly man. *Hosp Pract* 1987; 22(July):111-127.
6. Lipsitz LA: Orthostatic hypotension in the elderly. *N Engl J Med* 1989; 321:952-957.
7. McCormic WC, Larson EB: Pragmatism and probabilities in dementia. *Hosp Pract* 1990; 25(Dec):93-114.
8. Plamer AM, Gershon S: Is the neuronal basis of Alzheimer's disease cholinergic or glutamatergic? *FASEB* J 1990; 4:2745-2752.
9. Peter NL: Antimuscarinic side effects of medications in the elderly. Arch intern Med 1989; 149:2414-2420.
10. Prinz PN, Vitiello MV, Raskind MA, et al: Geriatrics: Sleep disorders and aging. *N Engl J Med* 1990; 323:520-526.
11. Rowe JW, Kahn RL: Human aging: Usual and successful. *Sience* 1987; 237:143-149.
12. Steinberg JR: Prescription drug inpairment in the elderly. *Drug Therapy* 1990; 20(suppl, Aug):83-98.
13. Sudarsky L: Geriatrics: Gait disorders in the elderly. N Engl J *Med* 1990; 322:1441-1446.
14. Weber MA, Neutel JM, Cheung DG: Hypertension in the aged: A pathophysiologic basis for treatment. *Am J Cardiol* 1989; 63:25H-32H.

찾아보기

ㅈ

ㅎ

INEDX

C

D

물리치료사를 위한
약 리 학

PHYSICAL THERAPY PHARMACOLOGY

발 행 2012년 6월 28일 초판 발행
저 자 LYNNE EDDY, Ph.D., P.T.
역 자 박찬의 · 김명철
발행인 윤 진 영
발행소 도서출판 대학서림
주 소 110 - 530
서울특별시 종로구 혜화동 78 - 2
전 화 (02) 763 - 1220, 745 - 1220
F A X (02) 744 - 1210
등 록 1965. 1. 20
번 호 1 - 88

값 18,000원
ISBN 978-89-8016-966-5 93510
www.daihaks.com